高等中医药院校精品教材

推拿手法学

（供针灸推拿学等专业使用）

（第2版）

主　编　吕　明（长春中医药大学）

副主编　（以姓氏笔画为序）

马惠升（宁夏医科大学中医学院）　　井夫杰（山东中医药大学）

刘　波（黑龙江中医药大学）　　　　齐凤军（湖北中医药大学）

李守栋（南京中医药大学）　　　　　张　玮（江西中医药大学）

黄锦军（广西中医药大学）　　　　　董　桦（天津中医药大学）

窦思东（福建中医药大学）　　　　　魏玉龙（北京中医药大学）

编　委　（以姓氏笔画为序）

王　进（山东中医药大学）　　　　　王卫刚（陕西中医药大学）

甘水咏（湖北中医药大学）　　　　　田　辉（辽宁中医药大学）

纪　清（上海中医药大学）　　　　　李　武（湖南中医药大学）

李　静（山东中医药大学）　　　　　李宝岩（辽宁中医药大学）

杨云才（云南中医药大学）　　　　　杨永刚（长春中医药大学）

汪　莹（重庆医科大学中医药学院）　张玲玲（广西中医药大学）

陈红亮（河南中医药大学）　　　　　郑娟娟（上海中医药大学）

贾　蕊（河北中医学院）　　　　　　徐　飖（南京中医药大学）

翟　伟（天津中医药大学）　　　　　樊　云（湖北中医药大学）

中国健康传媒集团

中国医药科技出版社

内容提要

　　本教材由上下两篇和附篇共十一章组成。上篇为总论，主要介绍了推拿手法学发展简史，推拿手法的特点及其与推拿功法、推拿治疗的关系，推拿手法的命名与分类，推拿手法的基本技术要求与操作注意事项，推拿的介质与热敷。下篇为各论，主要介绍了成人推拿手法、小儿推拿手法、人体各部常规操作法。附篇介绍特殊推拿手法、推拿手法的现代研究、推拿手法的文献辑录。本教材立足于继承与创新相结合，与时俱进，突出中医特色，保持推拿手法学的系统性和完整性。

　　本教材主要供全国高等中医药院校针灸推拿学等专业的本科生使用，也可供其他专业选修本门课程的本科生，从事推拿教学、临床、科研的专业人员以及社会上广大推拿爱好者使用。

图书在版编目（CIP）数据

推拿手法学 / 吕明主编 . -- 2版 . -- 北京：中国医药科技出版社，2021.3
高等中医药院校精品教材
ISBN 978-7-5214-1997-9

Ⅰ.①推…　Ⅱ.①吕…　Ⅲ.①推拿—中医学院—教材　Ⅳ.①R244.1

中国版本图书馆CIP数据核字（2020）第167644号

美术编辑　陈君杞
版式设计　友全图文

出版　**中国健康传媒集团** | 中国医药科技出版社
地址　北京市海淀区文慧园北路甲22号
邮编　100082
电话　发行：010-62227427　邮购：010-62236938
网址　www.cmstp.com
规格　787×1092mm $\frac{1}{8}$
印张　14 $\frac{1}{2}$
字数　324千字
初版　2014年5月第1版
版次　2021年3月第2版
印次　2021年3月第1次印刷
印刷　北京市密东印刷有限公司
经销　全国各地新华书店
书号　ISBN 978-7-5214-1997-9
定价　**45.00元**

获取新书信息、投稿、为图书纠错，请扫码联系我们。

推拿手法学是针灸推拿学等专业的主干课程，本教材是由长春中医药大学等19所医药院校的29位推拿专家，遵循"科学、先进、实用、系统、高质量"的原则编写而成的，主要供全国高等中医药院校针灸推拿学等专业或者其他专业选修本门课程的本科生，从事推拿教学、临床、科研的专业人员以及社会上广大推拿爱好者使用。

本教材立足于继承与创新相结合，与时俱进，突出中医特色，保持推拿手法学的系统性和完整性，全面反映推拿手法学的基本知识、基础理论和临床应用，有利于老师教学，有利于学生系统掌握推拿手法学的内容；满足21世纪对高素质中医药专业人才培养的需要，充分体现科学性、先进性、实用性、系统性。

本教材由上下两篇和附篇共十一章组成。上篇为总论，包括第一章到第五章，主要介绍了推拿手法学发展简史，推拿手法的特点及其与推拿功法、推拿治疗的关系，推拿手法的命名与分类，推拿手法的基本技术要求与操作注意事项，推拿的介质与热敷。下篇为各论，包括第六章到第十一章，主要介绍了成人推拿手法、小儿推拿手法、人体各部常规操作法。附篇介绍特殊推拿手法、推拿手法的现代研究、推拿手法的文献辑录。

本教材各章节编写分工如下：绪言由汪莹编写；第一章由纪清编写；第二章、第三章由窦思东编写；第四章由井夫杰编写；第五章由井夫杰、黄锦军、张玲玲编写；第六章由马惠升、齐凤军、贾蕊、杨云才、陈红亮、甘水咏、董桦、杨永刚、李宝岩、翟伟、魏玉龙、刘波、王卫刚编写；第七章由井夫杰、王进编写；第八章由李守栋编写；第九章由黄锦军、窦思东、齐凤军、樊云、郑娟娟、李宝岩、王进、田辉、徐飈、张玲玲编写；第十章由张玮、李静、刘波、李武编写；第十一章由吕明、魏玉龙、董桦、杨永刚编写。

在编写过程中，我们注重强化"精品意识""质量意识"，精心编写，反复修改，层层把关，但由于水平和时间所限，教材中的内容难免有疏漏和不足之处，希望广大师生和推拿爱好者在使用的过程中提出宝贵意见，以便我们再版时修订提高。

编　者
2020年12月

上篇　总论

附篇

绪　言

> **要点导航**
>
> 　　**1.学习目的**　通过学习推拿手法学的定义、研究内容以及推拿手法学课程开设的必要性、推拿手法学的学习方法，使学生对推拿手法学课程有总体上的了解，为本课程的学习起到指导性的作用。
> 　　**2.学习要点**　推拿手法学的定义、研究内容、推拿手法学课程开设的必要性、推拿手法学的学习方法。

一、推拿手法学的定义

推拿学是以推拿手法作为防治疾病主要手段的一门中医临床学科。它起源于远古人类对自身伤痛的自我保护与肌肤自慰的需要，用手本能地在体表随意触摸，经过几千年不断地实践与总结，逐渐发展成为治疗学上极具特色的医学体系。

随着推拿学科的整体进步，推拿手法作为基本的核心技术，在手法的分门别类、操作技术以及训练方法、疗效水平、适用范围、经验累积、理论内涵及科研深度与广度等各方面，也都取得了长足的发展。

推拿手法，是指术者用手或肢体其他部位以及其他辅助器械按照一定的操作要求与动作技法作用于受术者的身体，从而实现保健或治疗目的的方法。推拿手法学，是研究推拿手法的发展历史、操作方法、动作原理、技能训练、作用机制、应用规律以及研究方法的一门学科。推拿手法学是针灸推拿专业的核心技能基础课程，是中医推拿学课程体系的重要组成部分。

二、推拿手法学的研究内容

推拿手法学是理论性和实践性都很强的一门应用学科。其内容以传统推拿手法理论和实用手法技术技能为主体，结合运动生物力学等现代人体科学的理论、观点、技术，采用先进的技能训练方法，应用运动生物力学实验教学模式，既保存了传统中医推拿学术特色，又创造性地吸收了近现代研究成果的新理论、新概念和新技术。所以，从整体上保证了教材的先进性、科学性与权威性，进而保证了推拿手法教学的高起点、高水平与高质量。

三、推拿手法学课程开设的必要性

开设推拿手法学课程十分必要，因其在中医推拿学中具有十分重要的地位，如同中药学、方剂学之于方脉医，刺法灸法学之于针灸学。

推拿手法是推拿医学预防、治疗疾病的主要手段，亦是推拿治疗学的核心医疗技术。这在权威的辞书、著作中对于推拿的定义中可以看出。"推拿……是指在人体一定部位上，运用各种手法和进行特定的肢体活动来防治疾病的一种方法"（《辞海》）；"推拿……是在人体一定部位上，运用各种手法和进行特定肢体活动，……以来防治疾病的方法"（《中医大辞典》）；"推拿，是在人体体表上运用各种手法以及某些特定的肢体活动来防治疾病的中医外治法"（《中国医学百科全书·推拿学》）。自有文字记载起，这种手法医学的学科称谓，就是以其主要治疗手法的名称来命名的。例如，在殷商时期，甲骨文的"拊"；在晚周时期的"案摩"；在西汉时期，《引书》中的"引"，《五十二病方》中的"安""捏""靡"；在先秦时期的"挢引""案杌""按蹻""眦搣""矫摩""抑搔""折技""摩挲"，《黄帝内经》的"按摩"，直到明朝时期成书于万历己卯年（1579年）的《幼科发挥》，方才提出"推拿"一词。这种现象直到今天仍在延续，当代各著名推拿流派依然以其特色手法的名称作为其流派称谓，如一指禅推拿、指压推拿、㨰法推拿、点穴疗法、捏脊疗法等，足以见得推拿手法的重要性。

推拿手法，还是一种推拿临床的诊断技术和确定治疗部位与应取穴位的手段。在临床诊断时，推拿医生运用其具有灵敏感知能力的手，应用触、摸、按、压等手法，在患者经穴分布区域或者病变部位的软组织上，感知诊察其弹性变化，以及是否有痛性筋索、筋结，是否有弹响感、捻发感、碾细沙样感等异常触觉，以诊断病痛性质，确定应取腧穴与部位，并以此来指导手法的操作应用。这种"经穴触诊法"或者"经穴切诊法"早在《黄帝内经》中就有记载，"欲得而验之，按其处，应在中而痛解，乃其腧也"（《灵枢·背腧》）；"以痛为腧"（《灵枢·经筋》）。

经过长期的临床实践证明，推拿手法不仅对人体有良好的养生保健作用，还具有显著的临床治疗效果。21世纪的今天，推拿已被广泛用于治疗内、外、妇、儿、五官等各科的常见疾病，具有疗效显著、操作简便、经济安全、无副作用、不受场地和设备的限制等优点，在很多方面有着其他治疗方法都无法替代的医疗作用，深受广大群众的喜爱，并为古今中外医学家所重视。

四、推拿手法学的学习方法

1.培养浓厚的兴趣　兴趣是人类积极探究认识某种事物的欲望、爱好、同情、愿望等情绪性的倾向。浓厚的学习兴趣可以使各种感官、大脑处于最活跃的状态，能够最佳地接受教学信息。兴趣是需求的内驱力，只有培养了对推拿手法的浓厚兴趣，才会积极主动地去学习。兴趣可使人全神贯注，创造性地思考，沉迷于知识海洋之中，克服重重困难与挫折，攀登上智慧的巅峰，最终摘取成功之果。

2.理论与临床相结合 要完整而系统地掌握推拿学知识，刻苦地学习手法和进行功法锻炼是关键，尤其是掌握手法的基本技能和临床应用更是重中之重。推拿手法，是一种技巧，是力的运用与技巧的完美结合。严格地说，缺乏技巧的简单动作是不能称之为推拿手法的。只有在充分理解推拿手法意义的基础上，充分理解手法操作的要领，合理掌握手法的变换技巧，突出实践环节，强调手法操作的目的性，才能真正适应临床需要。

3.注重自我调护 推拿手法在操作过程中必须具有一定的力度和功力。推拿主要是靠手法技术的运用，其效果并非与术者所施用手法力量大小、操作时间的长短呈正比。长期过量不当用力不利于术者的健康。所以，学习推拿手法，一定要注意从以下几个方面进行自我调护。

在身体自护方面，学习推拿手法同时也要研究推拿练功，其目的在于让推拿者更好地运用手法、增强体质、提高疗效。可选择"易筋经""少林内功"等功法，以增强自身的素质，并能定向提高动作肢体的特殊机能。且要准确掌握各种推拿手法技术的原理，巧妙运用各种省力原则，使手法技巧与力量运用完美地结合在一起，灵活施加适当的手法，减少自身体能的消耗。另外，还应注意发力勿泄，量力而行。在肢体自护方面，要注意运用规范的手法动作，采取正确的身体姿势，技术娴熟，双手配合。只有这样，方可避免或者减少自身的职业性损伤。在精神自护方面，要做到心平气和，精神内守，具备吃苦耐劳、坚韧不拔的敬业精神，才能在大量而繁重的临床工作中始终保持心平气和、精力集中、呼吸自然，具有较强的耐疲劳性。

综上所述，在推拿手法学习过程中，既要注意力量、耐力、柔韧性、灵活性等身体素质锻炼和手法操作技能的专门训练，又要加强心理素质的培训，保持充沛的精力和强健的体力，使手法技术得到充分的发挥，为长期的推拿工作创造条件。

4.合理运用参考书 在学习本教材的基础上，可以翻阅相关参考书，了解其他人对一些问题的看法，拓宽思路。在阅读参考书时，要本着取其精华的原则，博采众长，为我所用，形成自己独特的风格，还可以通过图书馆、网络等资源，多方面搜集资料，使学习更具有主动性。

学习小结

1.学习内容

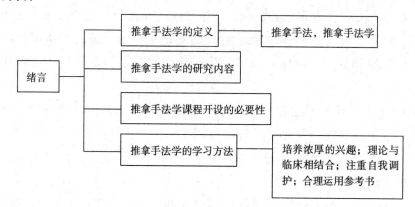

2.学习方法

结合具体的推拿手法来理解和掌握推拿手法学的定义和研究内容，熟悉推拿手法学课程开设的必要性，了解推拿手法学的学习方法。

复习思考题

1.何为推拿手法和推拿手法学？
2.推拿手法学的研究内容有哪些？

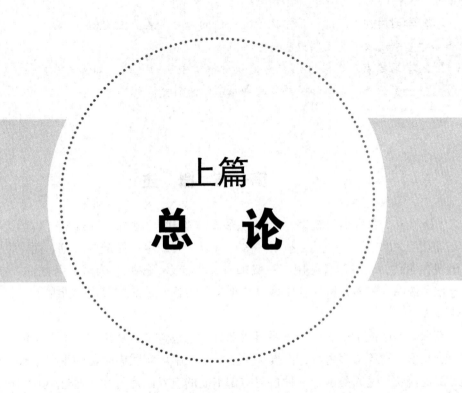

上篇

总 论

第一章　推拿手法学发展简史

要点导航

1.学习目的　通过学习中医推拿手法的历史发展源流及相关知识，为本教材后续各章推拿手法教学奠定理论基础。

2.学习要点　掌握历代重要文献对推拿手法的总结，如《黄帝内经》《千金方》《医宗金鉴》等。熟悉和了解各时期推拿学的历史沿革。

第一节　概　述

中医推拿，古称名目繁多，诸如"挢引""案扤""眦搣""按蹻""矫摩""乔摩""折枝""抑搔""摩挲""按摩""挢引"等，其以"按摩"一词最为常见。而"推拿"一词最早出现在明代，以后两者并用。一般来讲，北方称"按摩"为多，南方称"推拿"为常；保健称"按摩"较多，医疗临床多以"推拿"为称。目前一般用"推拿"一词来命名这一专业学科。

推拿学是中医学中的一个重要组成部分，它包含推拿功法学、推拿手法学、推拿治疗学、小儿推拿学等诸多内容，而推拿手法学是在临床实践中必备的重要基础技能之一，其历史源远流长，是人类出于一种自卫防御本能的自发医疗行为，通过不断积累才逐步发展成为人类早期的医学方式。它起源于古代人类的生产劳动和生活实践经验，是由我们的祖先在与疾病的抗争体验中，从极为朴实原始、简便单一的手部动作中总结归纳出既古老又实用的非药物外治疗法，并不断发展总结至今。它经历了由单纯手的运用到借助其他器械操作和肢体其他部位的运用，由纯手法治疗到借助相应药物介质的结合治疗来提高临床疗效，由广泛的推拿治疗到小儿、骨伤、内科、妇科等分科推拿治疗，并各自形成一定的体系，由流传于民间中较为零散且不成体系的实用手法到各具特色的不同推拿流派的涌现，其适用范围也相应不断地扩大。

对肌肤的抚慰是自然界哺乳动物的天性。可以这样说，自从出现了人类，就产生了推拿手法。正如原始人在肢体感受寒冷时，就知道通过摩擦来取暖，这种用摩擦取暖的方法似乎类似于后来的摩法、擦法；当受到外伤产生疼痛时，人们就会本能地去抚摩或按压受伤的部位，从而发现这样可以使疼痛得以缓解或消除。它比砭刺等借助器具进行治疗的方法要更为原始与古老。人类母婴之间的皮肤接触对婴儿的情感快乐和健康生长，以及皮肤接触对缓解人体紧张情绪与安慰焦虑心理的重要意义已为当今医学界内所公认。相互间的机体皮肤触摸能给人带来身心快感，并对人体的身心健康产生积极意义。

第二节　各时期的推拿医学发展及手法特色

一、殷商及春秋战国时期

殷商时代（公元前221年以前）是我国历史上第一个有文字可考稽的朝代，在出土的甲骨卜辞中，可看到现在写为"付"字的象形文字，即"拊"字的初文，意为"一人用手在另一人的身上抚按"。"拊"字在《说文解字》中解释为"揗"，而"揗"字又释为"摩"，而摩法则是按摩手法中最常用的一种，大多运用于腹部疾病的治疗。这是最早有文字记载的推拿手法。按摩是殷商时期主要的治病方法。"拊法"是当时推拿的主要治疗手法。另外，在此时期由于原始巫吏的盛行，平时他们经常利用包括按摩在内的一些民间疗法的效验来印证他的神力，所以巫吏在当时又被称呼为"巫医"或"神医"。

中原地区是推拿手法与导引的发源地。这从《素问·异法方宜论》"中央者，其地平以湿，天地所以生万物也众。其民食杂而不劳，故其病多痿厥寒热，其治宜导引按蹻。故导引按蹻者，亦从中央出也"这段原文中可以得到证实。

在春秋战国时期，《导引图》与《引书》等古籍充分反映了当时社会按摩与导引的成就。有关推拿手法方面的记载，还可以散见于《老子》《孟子》《荀子》《墨子》等书籍。说明在民间，推拿手法作为一种较为成熟的医疗与保健手段被广泛应用，手法日臻完善，范围日趋扩大，疗效不断提高。正如《孟子·梁惠王上》中有"为长者折枝"之说（折枝即指以四肢关节被动运动为主替年老者而做的一种手法）。

二、秦、汉、三国时期

在秦、汉、三国时期（公元前221年至公元220年），推拿开始兴起。该时期医学著作中的《黄帝岐伯按摩》10卷（已佚）与《黄帝内经》记载有大量有关推拿的文献，是对殷商以来较完整的推拿理论的总结。《黄帝内经》不但奠定了中医学的基础理论，也成为临床各科防治疾病的指导原则。名医华佗发展了导引按摩的方法，创造了"五禽戏"，此外他还善用膏摩，将膏摩广泛应用于临床，《华佗别传》记载："有人苦头眩，头不得举……使濡布拭身体……以膏摩立愈"。膏摩法的出现，同时为小儿推拿介质的使用奠定了基础，儿科学也逐渐开始得到孕育。

三、魏、晋、南北朝时期

春秋战国后，宗教与养生等方面常常将导引和按摩作为健身寿世的主要方法之一。在公元527年，天竺国达摩来到魏后，鉴于旧时的按、摩、推、拿等手法过于简单，不敷应用，就增加了搓、抖、缠、捻、滚、揉等六法，简称之为"一指禅"。此时，按摩疗法不仅在技术上有其新的发展，而且又有传至国外的传说。据近人黄厚璞等研究，大约在一千年前中国康富所著的《按摩手册》传入法国，被译成法文，后又经瑞典人林氏在动作上加以研究注释，便成为有系统的南洋按摩术。

此外，在两晋南北朝时期，膏摩术也逐步完善并得到广泛应用。由于我国传统的道家养生之风大行，自我养生按摩法也进入了一个全盛时期。推拿不仅用来养生保健和治疗慢性疾病，同时也是急救方法。

四、隋唐宋金元时期

隋唐时期（公元581年至959年），结束了数百年的南北分治局面，推拿医学也进入了又一次发展期。由于受到政府的重视，推拿教育开始走上正轨，开展了有组织的推拿手法教学工作，推拿临床与教学人员有了成系列的职称，按摩也有了明确的治疗范围，膏摩得到了更广泛的临床应用。在此期间，一是建立了推拿医学教育的太医署。"太医署"是隋代政府设立的正规宫廷医学院。据《唐六典》记载隋代还没有设置针灸科，但规模庞大的按摩已与医、药、祝禁等并驾齐驱。而根据《灵枢·官能》所述，尽管在汉代就已有医学分科与从业人员的擢拔、考核等记载，但医学教育还是处在个体单一的"得其人乃传，非其人勿言"的师徒间较为闭锁的传授模式中。因此，"太医署"的建立，为推拿医学教育的快速发展奠定了扎实的基础。在唐承隋制后，太医署在增设针灸科后，相应地裁减了过于庞大的按摩科设置。二是规范了推拿医疗体系及用名，在隋唐时期设立了按摩科，使按摩成为手法医学的法定名称，从而规范统一了以前对手法医学中按跷、跷摩、摩挲、折枝等混乱的命名。此外，按摩科培养的按摩人员，不仅要在临床上承担对"风、寒、暑、湿、饥、饱、劳、逸"等方面疾病的治疗任务，还需要负责宫廷人员的保健以及承担指导导引养生的责任。当时，"折跌损伤"等骨伤疗法归于按摩科，这种模式的建立对后来正骨推拿流派的形成以及正骨科以手法治疗为主的医疗模式的形成都具有极其重要的意义。

隋唐时期，由于当时的政治、经济、文化和交通都得到了较大的发展，对外文化交流也出现了繁荣的景象，因此，推拿手法也传到了日本、朝鲜以及阿拉伯地区，从而促进了这些国家推拿医学的发展。如日本的"大宝律令"中将推拿作为医学生的必修课程之一，这也为日本现时盛行的包括"古典按摩、西洋按摩、指压疗法"三种治疗手段的"手技三法"的形成奠定了基础。

宋金元时期（始于公元960年），比较重视对推拿手法的分析与研究，并对推拿手法的理论进行了全面阐述与总结，推拿的治疗作用也得到了更深刻地认识。由于该时期的推拿治疗方法主要是用于治疗骨伤科与儿科疾病，这就孕育了后世推拿学科向正骨推拿与小儿推拿的分化，从而促使推拿逐渐向专业化方向发展。宋代亦是儿科学发展的一个鼎盛时期。元代则是骨伤推拿这一流派发展与完善的又一重要时期。另据《宋史·职官》记载，在宋初时，太医署依然还有按摩博士，但经过后来的医疗改革，太医局取消了按摩科。在《宋史》中记载有按摩专著《按摩法》与《按摩要法》，可惜均亡而不传。

五、明清时期

明代是推拿医学再度兴盛的时期。明初按摩科重新得到了合法化，明代太医院设十三医科进行医学教育，推拿成为十三医科之一。现存的推拿医学专著是从明代开始，此时期出现了"推拿"一词，自此"按摩"改称为"推拿"已被公认。推拿手法被广泛应用于成人和小儿临床各科，使小儿推拿在辨证、手法、穴位、治疗等方面形成了一套独立的体系，并总结出了一套小儿推拿常用特定穴、手法的特点和复式操作法等。提出了小儿推拿特定穴"点""线""面"的特点与特定穴主要集中在两肘以下的理论观点，并对小儿推拿手法以及手法补泻的认识有了很大的提高。同时，为了方便记忆及临床应用，在明代时期，主要从部位、脏腑、治法及病症等方面对小儿推拿的操作手法进行归类及论述。至清代以后，小儿推拿手法论述方式在此基础上，还出现了以手法代药等归类方法。这期间是小儿推拿体系形成和发展的鼎盛时期。另外，该时期在成人推拿中的正骨推拿、保健按摩与自我养生按摩以及用器械进行推拿方面也得到进一步发展，为清代一些推拿流派的创立奠定了基础。在正骨推拿中，朱橚等人编撰的《普济方》中记载有27种正骨手法；王肯堂编撰的《证治准绳》中记载有15种骨折脱位的整复手法等。而在明代中后期按摩科又被政府取消，按摩转向民间发展，流传于当时的浴室与理发业，使保健按摩这一学科分支得到了进一步分化完善。而小儿推拿则开始在南方地区流行，从而在推拿治疗小儿疾病方面，逐步积累起了丰富的临床经验与理论知识，使治疗病种范围扩大，使用的手法逐渐增多。该时期小儿推拿专著相继问世，记载有大量小儿推拿的内容。

清代是推拿医学的发展缓慢期。该时期的推拿手法不断发展分化，治疗范围逐渐扩大。清代太医院把医学分科合并成九科，不再设置按摩科。尽管当时在正骨科还采用手法进行治疗和一些医家还能在临床医疗活动中主动地结合运用一些推拿手法外，使得推拿基本上只是在民间生存与发展，但是推拿还是在临床实践及理论总结上得到了一定的发展。而以"正骨八法"为代表的骨伤类手法在正骨科中确立了自己的地位。同时小儿推拿仍在民间得以继续发展，促进了推拿在儿科杂病临床上的应用，并有较多专著问世。

明清时期（公元1368年至1910年）还形成了许多推拿流派，包括点穴推拿流派、一指禅推拿流派、内功推拿流派等。

六、近代推拿时期

民国时期是一个对明清时期产生的诸多推拿流派起着承上启下，不断发展完善，形成新流派的最关键阶段。诸如一指禅推拿、㨰法、点穴、正骨、内功、捏筋拍打、腹诊、经穴等许多著名的推拿流派，其主要代表人物有王松山、钱福卿、丁树山、沈希圣、朱春霆、翁瑞午、郑怀贤、杜自明、曹锡珍、刘寿山、黄乐山、王纪松、王百川等。如在此期间，丁季峰老先生在继承家传一指禅推拿手法的基础上，于20世纪40年代创立了㨰法推拿流派。

随着西方医学传入中国，特别是国外的一些介绍推拿手法与理论的中译本或编译本的传入，丰富了推拿手法种类，充实了手法操作内容，对中西医手法的交流有着积极意义。而其中运动关节类手法对我国传统导引类手法的发展起到了推动作用。如1936年，紫霞居士编译的《西洋按摩术》的出版，杨则民在浙江中医专门学校任教期间（1933~1936年），编印的《推拿术新论》，是以《西洋按摩术》的内容为主。而在1940年左右天津国医函授学院编印的《新国医讲义教材——按摩科》中介绍的中西按摩术，其主要包含了中国按摩术、西洋按摩论、小儿推拿法等三部分内容。从以上两本教材中可以看到西方按摩术在此期间已经进入到中医院校的课堂教学中。1947年，薛受益与徐英达合译的《推拿法引言》再版发行。

因此，1911~1949年这一时期推拿手法的特点应该是西方按摩手法的传入与地区性各种民间推拿流派的形成。

七、现代推拿医学的发展

1949年以后，推拿学科在医疗临床、手法技能及文献挖掘与利用、科学研究及学术传承等方面都获得了全面提高。至此，推拿手法学作为一门新兴学科，开始了新的发展历程。该时期的特点是推拿正规教育的实施和推拿临床治疗的普及。各地相继开设按摩（推拿）科、推拿学校，举办推拿师资训练班。推拿临床治疗与研究除了骨伤科疾病外，其范围还扩展到内、外、妇、儿、五官等其他临床学科的疾病，如胆结石、白喉、疟疾、乳腺炎、电光性眼炎、麦粒肿等。同时，推拿（指压）麻醉也成功地应用于甲状腺的摘除、疝的修补、胃大部的切除以及剖宫产手术等。

1977年以后，推拿学科又迎来了新的发展机遇，全面开展了推拿的临床、教学与科研。推拿正式成为国家对手法医学和手法临床分科的正式名称。在各级中医医院中设置推拿科，全国各地中医学院先后开设专科、本科推拿专业，推拿学术活动空前活跃。

1987年，全国性推拿学术团体——中华全国中医学会推拿学会（后改名为中华中医药学会推拿分会）在上海成立。

1997年，上海中医药大学首次招收推拿博士生。

1999年，上海岳阳医院的全国推拿专科医疗中心获国家中医药管理局批准。

这一时期推拿手法的发展以科研实验的开展为先导。一些其他学科的科学研究者也加入到了推拿科学研究的行列，多学科渗透研究推拿的局面已经形成。推拿手法的教学工作也向更高层次发展，也在向数字化、网络化、多媒体化发展。对推拿手法的理论研究也在进行之中。国内外推拿手法的交流日趋增多，推拿的对外教学和交流亦已广泛开展。按脊、反射区按摩法、指压等国外推拿方法也陆续进入中国。

随着现代生活节奏的加快，推拿会面临着更为严峻的挑战。为了推拿事业的不断发展，需要从业人员面对挑战，在传承的基础上不断创新，逐步提高推拿手法治疗的医学实用水平，紧紧把握时代的脉搏，始终围绕着提高临床疗效这一宗旨不断探索。

随着人们对非药物与无创伤等自然疗法的期盼，推拿热方兴未艾，这无疑将会不断推动推拿医学事业的发展，推拿手法学亦将成为21世纪最具发展前途的学科分支之一。

第三节　历代重要著作中的推拿手法

一、古代代表性著作中的推拿手法

1.《**黄帝内经**》 奠定了我国推拿医学体系的基础，是推拿医学体系建立的标志。《黄帝内经》充分结合了理论与实践，为我国推拿医学体系奠定了基础，是我国推拿医学体系建立的标志。其内容涉及广泛，涵盖了推拿的起源、手法、临床应用、适应病证、治疗原理以及推拿教学等方方面面内容。它第一次提出了"按摩"一词，自《内经》以后，按摩成为我国手法医学的正式学科名加以广泛应用。《素问·血气形志篇》云："形乐志苦，病生于脉，治之以灸刺。……，治之以针石。……，治之以熨引。……，治之以百药。形数惊恐，经络不通，病生于不仁，治之以按摩醪药"。它记载了按、靡、推、打、循、切、抓、揩、弹、夹、卷等手法，把用手抑压或揉抚的疗法称作"按摩"，把让患者手足屈伸、呼吸俯仰的疗法称作"导引"及"挢引"，而将两法合并使用称作"按跷"或"跷摩"。

精辟地阐述了温经散寒、活血补血、舒筋通脉是推拿手法的作用机理。如"按之则血气散，故按之痛止""按之则热气至，热气至则痛止矣"（《素问·举痛论篇》）。"形数惊恐，筋脉不通，病生于不仁，治之以按摩醪药"（《素问·九针论》）。

提出了推拿手法的适应范围和禁忌证。认为有面瘫、形数惊恐、不仁、肿痛、发咳上气、脾风发疸（黄疸）、疝瘕、寒气客于肠胃而痛、寒气客于背俞之脉而痛、寒湿中人而痛等病证可予以推拿治疗，而对于邪入于肾反传心肺、寒气客于侠脊之脉、寒气客于脉中与炅气相薄而痛等情况则认为不宜进行推拿治疗。

手法触诊成为推拿医学中的一个重要组成部分。它根据触摸受损软组织的弹性是否正常，是否有结节压痛点、条索状物及皮下是否有捻发感、弹响感等，以帮助诊断疾病、选择穴位与治疗部位，指导临床合理运用推拿手法。如运用按压腹主动脉与颈动脉等特殊手法来治疗一些热病及将手法用于诊断与定穴。正如杨上善《太素》注《灵枢·背腧》所曰"言取输法也。纵微有不应寸数，按之痛者为正"。

同时，书中记载了当时使用的一些推拿工具，如九针中用以"揩摩分肉"的圆针、"主按脉勿陷"的锟针等。

注重个人身体先天条件在推拿人才的选拔培养上的重要性，提出"缓节柔筋而心和调者，可使导引行气……爪苦手毒，为事善伤人者，可使按积抑痹"。"爪苦手毒"一般是指医者先天所应具有的手部生理条件。

2.《**金匮要略**》 首次提到了"膏摩"一词及手法成功救治自缢。膏摩疗法具有手法和药物的双重治疗作用，它不仅能提高疗效，而且还能扩大推拿治疗疾病的范围。其将膏摩与导引、针灸等治疗方法并列，用于疾病的预防和保健，其曰"若人能养慎，不令邪风干忤经络。适中经络，未流传脏腑，即医治之。四肢才觉重滞，即导引、吐纳、针灸、膏摩，勿令九窍闭塞。更能无犯王法，禽兽灾伤，房室勿令竭之，服食节其冷热苦酸辛甘，不遗形体有衰，病则无由入其腠理"。书中还记载了一首只有附子和盐的"头风摩散"膏摩方。此外，在这一时期，创造"五禽戏"导引法的华佗也擅用膏摩治疗伤寒及驱除肌肤的浮淫。

对于"手法救治自缢"是至目前为止世界医学史上救治因自缢而死亡，且有无数次成功病例的最早文献，代表我国当时推拿医学的最高水平。其曰："徐徐抱解，不得截绳。上下安被卧之。一人以脚踏其两肩，手少挽其发，常弦弦勿纵之；一人以手按据胸上，数动之；一人摩捋臂胫屈伸之；若已僵，但渐渐强屈之，并按其腹。如此一炊顷，气从口出，呼吸眼开，而犹引按莫置，亦勿若劳之。须臾，可少桂汤及粥清含与之，令濡喉，渐渐能咽，及稍止。若向令两人以管吹其两耳，采好。此法最善，无不活也"。

3.《肘后备急方》 首次系统总结了膏摩的方、药、证、法和摩膏的制作方法，膏摩术得到逐步完善并广泛应用；拈脊骨皮法在小儿推拿中被广泛运用；治疗颞颌关节脱位的口内复位法对当代临床应用具有广泛指导意义。

膏摩法适用于内、外、妇、五官等病证，应用广泛。施术时可涂于四肢、胸腹等治疗部位，再施以摩法，要达到"摩时须极力，令作热，乃速效"的效果。

书中记载了用拈脊骨皮法治疗"卒腹痛"，这里的拈脊骨皮法即现在的捏脊法，在小儿推拿领域被广泛应用。其曰："使病人伏卧，一人跨上，两手抄举其腹，令病人自纵，重轻举抄之。令去床三尺许，便放之。如此二七度止。拈取其脊骨皮，深取痛引之，从龟尾至顶乃止。未愈更为之。"

在治疗颞颌关节脱位时则将按法、牵引法、推法等按一定顺序进行操作，其具体方法是"治疗一人以指牵其颐，次以渐推之则复入。推当疾出指，恐误啮伤人指也"。

此外，在书中还记载了摩、爪、按、抓、指按、抽掣、指弹、捻、摩捋、抑按、捌、拍、指捏等手法，可以治疗面瘫、风头、卒心痛、卒腹痛、霍乱转筋，以及脑掣痛、胃反、脚气、风热隐疹等内外各科等病。

4.《仙授理伤续断秘方》 我国现存最早的骨伤科专著，首次将推拿手法系统应用于骨伤治疗。唐代蔺道人所著《仙授理伤续断秘方》对正骨手法和骨伤推拿的发展有很大影响。唐代的骨伤治疗隶属于按摩科，但由于正骨手法与内妇疾病的治疗手法以及保健按摩类手法在操作和运用上还有较大的差异，因此，在《仙授理伤续断秘方》中就详细地介绍了治疗闭合性骨折的四大类手法——揣摸、拔伸、撙捺、捺正。其曰："凡认损处，只要揣摸，骨头平正不平正便可见。凡左右损处，只相度骨缝，仔细捻捺，忖度便知大概。凡拔伸，且要相度左右骨如何出，有正拔伸者，有斜拔伸者。若骨出向左，则向右拔入；骨向右出，则向左拔入。拔伸，当相近本骨节损处，不可别去一节骨上。拔伸不入，撙捺相近，要骨头归旧，要撙捺皮将就入骨。凡捺正，要时时转动使活"。对于拔伸又提出"有正拔伸者，有斜拔伸者"。

《仙授理伤续断秘方》还介绍了利用力学的杠杆原理治疗肩关节脱位的椅背复位法和髋关节后脱位的手牵足蹬法。

唐代沈汾在《续神仙记》中记载了唐代杭州县吏马湘以类似于后世内功推拿流派的桑

枝棒击打法的"竹杖打之"治疗"腰、脚曲"等疾病"应手便愈",这也是用器械进行拍打手法进行治疗的最早记载。

5.《圣济总录》 一部现存最早、最完整的包括推拿医学专论的著作,宋代太医院编。阐述了按与摩、按摩与导引的区别。《圣济总录》孕育了后世推拿的正骨推拿与小儿推拿的学科分化,使推拿渐渐向专业化方向发展,对推拿手法分析与理论探讨及总结。

其卷四治法篇曰:"可按可摩,时兼而用,通谓之按摩。按之弗摩,摩之弗按。按止以手,摩或兼以药。曰按曰摩,适所用也。……形数惊恐,经络不通,病生于不仁,治之以按摩,此按摩之通谓也。……其强悍者,按而收之。……痛不知所,按之不应手,乍来乍已,此按不兼以摩也。……大抵按摩法,每以开达抑遏为义。开达则壅蔽者以之发散,抑遏则剽悍者有所归宿……养生法,凡小有不安,必按摩挼捺,令百节通利,邪气得泄。然则按摩有资于外,岂小补哉!摩之别法,必与药俱。盖欲浃于肌肤,而其势骙利。若伤寒以白膏摩体,手当千遍,药力乃行,则摩之用药,又不可不知也"。其就按摩的含义及按与摩的区别进行了充分阐述。认为按只是一个单纯手法,而摩则是可通过在局部涂抹药物后,再进行手法操作,此时的摩法将会通过借助药力发挥作用,以提高疗效,并提到了"开达抑遏"是推拿手法的作用机制。

又如其曰:"世之论按摩,不知析而治之,乃合导引而解之。夫不知析而治之,固已疏矣,又合以导引,益见其不私也。"认为不应当将按摩与导引混为一谈。

提倡要灵活辨证应用推拿手法,充分掌握"按之痛止"或"按之快然"的适应证与"按之无益"或"按之痛甚"的禁忌证。

重视膏摩以及使用中指熨目法与掌心熨目法治疗眼目昏暗。

总结归纳了宋代以前历代的养生方法,编撰了共14节的"神仙导引"的养生功法,其中自我保健按摩功占据了11节,现今尚行的"八段锦"与"十二段锦"等保健功法均出之于该功法。

6.《千金方》 首次将膏摩用于小儿保健推拿。唐代孙思邈所著,包括《备急千金要方》及其补编《千金翼方》。唐代孙思邈的《备急千金要方》与《千金翼方》首次将膏摩用于小儿保健推拿,系统论述了在治疗小儿疾病时可用膏摩法来进行治疗,涉及的小儿疾病有"腹胀满""夜啼"等十几种。如孙思邈用"五物甘草生摩膏"来治疗疾病及预防保健。其曰:"治少小新生,肌肤幼弱,喜为风邪所中,身体壮热,或中大风,手足惊掣,五物甘草生摩膏方……,小儿虽无病,早起常以膏摩囟上及手足心,甚辟寒风"。

在《备急千金要方》中,孙思邈不仅首次将膏摩法用于小儿保健推拿,而且对膏摩法又进行了一次全面的总结。如在《备急千金要方》卷七集中介绍了神明白膏等8首膏摩方。在《千金翼方》卷十六中又集中介绍了丹参膏、赤膏、陈元膏和乌头膏,主治功效涉及内外妇儿五官等各科诸病。

孙思邈还重视对自我保健养生方法的总结以及手法的灵活应用。如《备急千金要方》卷二十七记载:"凡人自觉十日已上康健,即须灸三数穴以泄风气。每日须调气补泻,按摩导引为佳。勿以康健便为常然。常须安不忘危,预防诸病也。"孙氏提倡:"每食讫,以手摩面及腹。"不仅自我按摩，还可"使人以粉摩腹上数百遍"。有多处摩腹、眼、面，挽耳、发，拔耳，叩齿，押头，放腰等的自我养生按摩记载，涉及的手法有按（捺）、摩、摸、捻、掘、振、摇、拍打、扭（掜）、托、抱、顿、挽等。

由于孙思邈的大力倡导，天竺国按摩法18式和老子按摩法47式等导引养生法虽出自道家，但依然影响至今并流传于海外。

此外，书中还有不少有特色的推拿手法和诊断与定穴方法：如下颌关节复位法，提出在治疗颞下颌关节半脱位时，当手法牵引复位后"当疾出指"或在口中安放竹管，以防被患者咬伤手指。另外，还有摩腹助产法治疗难产，推纳复位法治疗子宫脱垂，仰按复位法治疗脱肛，摇转法治疗酒醉，多人牵引导引法治疗急性腰痛，踏肩捉发拔伸颈椎法治疗突然昏厥等。

在手法诊断与定穴方面记载有按背俞穴进行诊断，用手指按取腰目穴法、定阿是穴法、定膏肓俞法等。

7.《医宗金鉴》 总结了正骨手法的理论和治疗方法，对正骨推拿流派的形成具有重要意义。同时标志着伤科推拿这一学科分支的基本形成。

由清代吴谦等人集体编辑刊行的《医宗金鉴》一书，向世人展示了该时期推拿医师在伤科疾病的治疗方面取得的令人瞩目的成就，正骨科是清代推拿医学在临床学科留存的最后一席之地。

（1）手法为"正骨之首务"，确立了手法在正骨科的地位，并对手法的技术要求与施术的注意事项进行了探讨，强调推拿手法的好坏对治疗效果有直接的影响。

其曰："夫手法者，谓以两手安置所伤之筋骨，使仍复于旧也。但伤有轻重，而手法各有所宜。其痊可之迟速，乃遗留残疾与否，皆关乎手法之所施得宜，或失其宜，或未尽其法也。盖一身之骨体，既非一致，而十二经筋之罗列序属，又各不同，故必素知其体相，识其部位，一旦临证，机触于外，巧生于内，手随心转，法从手出。或拽之离而复合，或推之就而复位，或正其斜，或完其阙，则骨之截断、碎断、斜断，筋之驰纵、卷挛、翻转、离合，虽在肉里，以手扪之，自悉其情。法之所施，使患者不知其苦，方称为手法也。况所伤之处，多有关于性命者，如七窍上通脑髓，膈近心君，四末受伤，痛苦入心者。即或其人元气素壮，败血易于流散，可以克期而愈，手法亦不可乱施；若元气素弱，一旦被伤，势已难支，设手法再误，则万难挽回矣。此所以尤当审慎者也。盖正骨者，须心明手巧，既知其病情，复善用夫手法，然后治之多效。诚以手本血肉之体，其宛转运用之妙，可以一己之卷舒，高下疾徐，轻重开合，能达病者之血气凝滞，皮肉肿痛，筋骨挛折，与情志之苦欲也。较之以器具从事于拘制者，相去甚远矣。是则手法者，诚正骨之首务哉"。

（2）详细阐述了正骨八法，即摸、接、端、提、推、拿、按、摩。明确地解释了手法的定义、操作与功效。

《医宗金鉴》认为"摸法"是诊断手法，"摸者，用手细细摸其所伤之处，或骨断、骨碎、骨歪、骨整、骨软、骨硬、筋强、筋柔、筋歪、筋正、筋断、筋走、筋粗、筋翻、筋寒、筋热，以及表里虚实，并所患之新旧也。先摸其或为跌扑，或为错闪，或为打撞，然后依法治之""接、端、提法"主要是骨折整复类手法；"按摩、推拿"是软组织手法。其曰："按摩法：按者，谓以手往下抑之也。摩者，谓徐徐揉摩之也。此法盖为皮肤筋肉受伤，但肿硬麻木，而骨未断折者设也。或因跌扑闪失，以致骨缝开错，气血瘀滞，为肿为痛，宜用按摩法，按其经络，以通郁闭之气，摩其壅聚，以散瘀结之肿，其患可愈""推拿法：推者，谓以手推之，使还旧处也。拿者，或两手一手捏定患处，酌其宜轻宜重，缓缓焉以复其位也。若肿痛已除，伤痕已愈，其中或有筋急而转摇不甚便利，或有筋纵而运动不甚自如，又或有骨节间微有错落不合缝者，是伤虽平，而气血之流行未畅，不宜接、整、端、提等法，惟宜推拿，以通经络气血也。盖人身之经穴，有大经细络之分，一推一拿，视其虚实酌而用之，则有宣通补泻之法，所以患者无不愈也"。

（3）提出了"骨错缝"理论，其曰："背者，自后身大椎骨以下，腰以上之通称也。其骨一名脊骨，一名膂骨，俗呼脊梁骨。其形一条居中，共二十一节，下尽尻骨之端，上载两肩，内系脏腑，其两旁诸骨，附接横叠，而弯合于前，则为胸胁也。先受风寒，后被跌打损伤，瘀聚凝结，若脊筋陇起，骨缝必错，则成伛偻之形。"

（4）完善了治疗脊柱疾病的手法，对治疗脊柱错骨缝（后关节紊乱等），可当先手法放松周围软组织，再进行按脊复位等手法，并配以药物的内服与外敷。其曰："当先揉筋，令其和软；再按其骨，徐徐合缝，背膂始直。内服正骨紫金丹，再敷定痛散，以烧红铁器烙之，觉热去敷药，再贴混元膏"。

（5）传承与发展了独特正骨手法在临床治疗中的应用。如在治疗腰部软组织损伤时可选用坐位脊柱拔伸法。其曰："腰骨，即脊骨十四椎、十五椎、十六椎间骨也。若跌打损伤，瘀聚凝结，身必俯卧，若欲仰卧、侧卧皆不能也。疼痛难忍，腰筋僵硬，宜手法：将两旁脊筋向内归附膂骨，治者立于高处，将病人两手高举，则脊筋全舒；再令病人仰面昂胸，则膂骨正而患除矣。内服补筋丸，外贴万灵膏，灸熨止痛散"。

二、殷商、春秋战国时期其他著作中的推拿手法

1. 《导引图》 马王堆汉墓出土的帛画《导引图》是现存最早的自我按摩图谱，它描绘了各种医疗按摩与保健导引动作，如双手搓腰、揉膝等按摩手法。

2. 《五十二病方》墓葬于公元前168年，而在1973年出土的《五十二病方》是一部重要医学著作，反映了春秋战国时期中医推拿手法的医学成就。它首次记载了按压止血法。对皮肤瘙痒、冻疮、腹股沟疝、癃闭等最早提出用药摩和膏摩进行治疗，将按摩与药物外治法结合起来。而对小儿惊风抽搐则用钱匕刮法来进行有效治疗。书中还记载了许多推拿手法与辅助用的器械，手法有如安（按）、靡（摩）、揱、捏、括（刮）、蚤挈、中指蚤（搔）、操、抚、循、掊等；器具有木槌、铁锥、钱匕、羽毛、筑等。使用将帛浸在药汁中或把药物涂在布上的药巾，敷贴于身体来进行治疗。

3. 《引书》1984年出土于湖北省江陵县张家山的《引书》是一部导引术专著，其成书抄写年代据墓葬年代推算应在公元前168年前。"引"意为"导引"，充分反映了导引在春秋

时期的成果。其主要内容包括了自我按摩及肢体的主动与被动运动，其中自我按摩的手法有摩法（如摩手）、摇法（如摇指）、举法（如举颐——颈椎自我牵引）等。而被动运动类的手法有口内复位法治疗颞颌关节脱位、颈椎牵引法治疗颈项强痛、颈椎后伸扳法治疗喉痹、腰部后伸扳法治疗痢疾等。它对我国脊柱整复手法的发展具有一定的影响。

三、秦、汉、三国时期其他著作中的推拿手法

1.《黄帝岐伯按摩》 秦、汉、三国时期的《黄帝岐伯按摩》10卷（已佚）是至目前为止公认的我国第一部推拿医学专著。

2.《汉代医简》 "治千金膏药方"是在1972年甘肃省武威出土的《汉代医简》中记录的第一张现存的最完整的膏摩方，由川芎、川椒、附子、白芷等四味药物组成。分为内服与外用（外摩、外敷），当有喉痹、血府痛、咽干等症时，可用外摩治疗；当出现金创、心腹痛、齿痛、嗌痛、昏衄、头痛及妇女产后诸病等症时可选用内服或外敷治疗。膏摩的具体操作，是"薄以涂之，……，三指摩，……，摩之皆三干而止"，即将摩膏均匀薄薄涂一层在肌肤，……，然后用三指（食、中、无名指）的按摩手法缓缓进行操作，……，最后，将药物吸收至尽三次而结束。"三指摩"成为后世膏摩的一种基本手法。

3.《汉书·苏武传》 文中有用"蹈"法来救醒苏武的记载，是用足底轻叩其背使其恢复，类似于推拿手法中的踩跷法，最早记载了踩跷法的详细操作。

4.《刘涓子鬼遗方》 晋代刘涓子原撰，南齐龚庆宣编次的外科著作《刘涓子鬼遗方》最早记载了用"赤膏治百病方"结合摩法等手法治疗"妇人产乳中风及难产"，书中曰："妇人产乳中风及难产，服如枣核大，并以膏摩腹立生。""赤膏治百病方"除了在妇科上的应用外，还可广泛应用于内外各科。

此外，该书还记载了膏摩法在治疗外科等疾病中的不同的应用方法。如皮肤病及痈疽的治疗可用擦法与拓法（以布蘸药后为工具在患处反复熨擦）。提出了辨证施摩的观点，具体的膏摩手法有"摩左右""摩四边""向火摩""病上摩"等。

该书中收集的膏摩方有白芷摩膏、生肉膏、黄芪膏、丹砂膏、五毒膏、鸥脂膏、麝香膏等。

5.《养性延命录》 南北朝时期的著名医药学家、道家、炼丹家陶弘景（公元456~536年）在其养生名著《养性延命录》的"导引按摩"专卷中，详细介绍了琢齿、按目四眦、引耳、熨眼、摩面、引发、干浴、梳头、搓头顶、掣脚、伸臂股等成套导引及自我按摩法（书中称为"自按摩"），将保健按摩与导引、顺气紧密结合。其所采用手法有摇、指按、摩、揩摩、振动、推、筑、掣、接、挽、梳等，为自我推拿术的形成奠定了基础。

此外，该书还记载了一些诸如指捏、指按、指弹、捻法等检查手法，但没有介绍这些手法的具体操作方法。

陶弘景还在其编撰的《真诰》中记载了用一种道家传授的、以患者肢体关节进行屈伸等被动运动手法为主的"曲折"法来治疗"风痹不授"（中风肢体瘫痪）等病证。

6.《太清道林摄生论》 南北朝时期的自我养生按摩法进入了鼎盛期。其自我按摩的操

作手法，已从随意的一招一式向规范化的套路发展。《太清道林摄生论》中记载了许多导引与自我保健推拿等方法，现今仅存《道藏》本，在其"按摩法第四"中，载有最著名的"自按摩法"十八势（《千金要方》称其为"天竺国按摩"法）和"老子按摩法"，即导引法（结合自我按摩的肢体主动运动），所涉及的自我按摩手法有扭、捶、掔、捺、捻、折、拔、摸、捩、振、摇、按、筑、顿、掘、打、伸等。

此外，《太清道林摄生论》还提倡"蹋法"对于全身保健的积极作用。蹋法又称蹻法，相当于现代的踩跷法，多用于保健按摩，适于在背部脊柱和臀股等部位操作，可改善腰背部软组织损伤性疼痛，调整胸腰椎小关节紊乱。具体操作是以足部垂直踩踏为主，再配合拧、揉、弹压、滑推、足跟叩击等技法，但应注意控制好操作的力量。其曰："小有不好，即须按摩挼捺，令百节通利，泄其邪气也。凡人无问有事无事，恒须日别一度遣人蹋脊背，及四肢头项，若令熟蹋，即风气时行不能着人。此大要妙，不可具论"。

四、隋唐宋金元时期其他著作中的推拿手法

1.《诸病源候论》 丰富了自我按摩的内涵。在隋唐时期，太医博士巢元方的《诸病源候论》，在每卷之末都附有导引、按摩等篇章，记载了相关的"补养宣导"之法，主要是一些自我按摩的方法。其中对摩腹法的记载和论述最为详细，它在很大程度上影响了摩腹运气法、揉腹法、腹诊推拿法等方法的形成。

自我按摩的具体方法有将头、枥头、摩面目、拭目、熨目、摩目、抑目左右、捻鼻、叩齿、挽耳、振臂、振臀、撩膝、摇足、转脚、挽足、搦趾、摩腹、摩脐上下并气海、按胁、振腹、按腰脊、摩将形体、倒悬、干浴等；具体手法有掌摩、指摩、拭、捻、将、按、摇、撩、爪、振、顿、捺、搂、搦等。这些手法结合了肢体导引，既可养生，又能治病。

2.《外台秘要》 保存了许多宝贵的推拿资料。《外台秘要》系唐代王焘于公元752年所著，其从近700余种前人医学著作中收集大量资料汇编而成。

书中记载了用三指按脊法和屈指推脊法等脊柱推拿手法治疗噎症及瘰疬；用手拗脚趾（扳脚趾）法等拉伸肌肉以解痉的方法治疗霍乱转筋；用按腹通便法、提筋治噎法等治疗大小便不通；用摩小腹下死胎；用颞下颌关节爪（指掐）法治疗咽喉舌诸疾等。

该书还辑录了大量膏摩方，并标注出处，这对后世了解膏摩发展源流发挥着重要的作用。

3.《太平圣惠方》 总结与丰富了膏摩疗法。北宋王怀隐编撰的《太平圣惠方》是对唐宋时期医药成就的一次全面总结。其收集到的近百首膏摩与药摩方对推拿医学的发展发挥着极其重要的作用。它改进了以往的摩膏制备方法，出现了"生铁熨斗子"等膏摩工具，肯定了膏摩的补虚作用，将"封裹膏摩"与复位、用药并提，重视摩顶、摩腰膏的运用，首次提及眼疾治疗的膏摩，使膏摩的发展在操作上趋于更加细腻，在运用上趋向于专病、专科。

4.《儒门事亲》 丰富了推拿手法临床应用，将按摩归于"汗法"。张从正为金元四大家之一的"攻下派"代表，他将按摩等归入"汗、吐、下"三法中之"汗法"。在《儒门事亲》

中记载的推拿手法的具体应用有：伤酒、伤食可用自我揉腹催吐进行治疗；乳痈可用木梳梳乳进行治疗；目上长瘤可用揉目再配合针刺进行治疗；小儿腹内有痞块可用按摩腹部进行治疗；妇人腹中有块可外用推揉法配合内服泻下药进行治疗等。

5.《世医得效方》 首创了利用患者自身重量进行牵引整复的各种治疗方法，使骨伤推拿技术得以发展与完善。《世医得效方》为元代危亦林所著，其在继承《理伤续断方》治疗骨伤疾病的手法基础上，首创了利用患者自身的重量进行牵引整复来治疗诸如脊柱骨折、髋关节脱位、肩关节脱位等颈肩腰腿等部位的疾病。

6.《十产论》 首创了手法助产。宋代康候《十产论》（目前已佚）首创了治疗胎位异常之难产的转胎手法。

在宋代陈自明编撰的《妇人大全良方》中记载的《十产论》中有诸如因横产（肩先露）、偏产（臀先露）、倒产（足先露）、碍产（脐带攀肩）、盘肠产（产时子宫脱垂）等异常胎位而引起的各种难产的手法矫正异常胎位法的内容。

五、明清时期其他著作中的推拿手法

1.《医门秘旨》 明代医家张四维《医门秘旨》中首次记载"推拿"一词。据现有资料，当时在万全的著作中曾同时出现过诸如推法、拿掐法、拿捏、推拿等用来作为手法代称的过渡名称，而在此前不同时期的文献中，也出现过诸如挤引、按跷、矫摩、乔摩、抑搔、摩挲、按摩的名称，其中以称按摩为多。自明代以后按摩与推拿长期并用至今。目前一般用"推拿"一词来正式命名这一专业学科。

2.《保生秘要》 明末曹珩（元白）所著的《保生秘要》成书于明崇祯五年（1632年），收入于其自编的养生小丛书《道元一炁》中。该书主要论述各种疾病的自我导引，其中还介绍了一些自我按摩手法的运用。书中所涉及的手法有拿、摩、扳、搓、擦、击（弹）、擦摩、摩运、搓运、擦搓、掐、运、分、分摩、掌熨、中指熨搓、一指点、推拂、指按、指甲捻等单式及复合手法，另外，还有采用双手悬梁靠自身体重来牵引的方法。

3.《韩氏医通》 明代医家韩懋所著的《韩氏医通》中记载有"木拐按节法"，以擦摩治疗为特色，并配合推、摩、擦、拿等手法进行保健按摩。其他还记载有"以油润手按摩牵引，手舞足蹈"治疗小儿疾病；擦掌心、脐轮治疗肾虚腰痛；令人擦足心、足三里、肾俞以养病；用"外鹿髓丸"摩腰、擦肾俞；以揩擦之法等止痛。

4.《景岳全书》 明代张景岳《景岳全书》用背部刮痧法治疗痧证。《景岳全书》卷二十五记载："向予荆人，年及四旬，于八月终初寒之时，偶因暴雨后中阴寒沙毒之气，忽于二鼓时，上为呕恶，下为胸腹搅痛，势不可当。时值暮夜，药饵不及，因以盐汤探吐之，痛不为减。遂连吐数次，其气愈升，则其痛愈剧，因而上塞喉嗌，甚至声不能出，水药毫不可入，危在顷刻间矣。余忽忆先年曾得秘传括沙法，乃择一光滑细口磁碗，别用热汤一盅，入香油一二匙，却将碗口蘸油汤内，令其暖而且滑，乃两手覆执其碗，于病者背心轻轻向下刮之，以渐加重。碗干而寒，则再浸再刮。良久，觉胸中胀滞渐有下行之意，稍见宽舒，始能出声。顷之，忽腹中大响，遂大泻如倾，其痛遂减，幸而得活。"

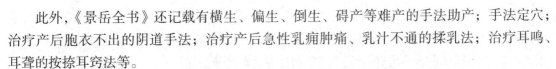

此外，《景岳全书》还记载有横生、偏生、倒生、碍产等难产的手法助产；手法定穴；治疗产后胞衣不出的阴道手法；治疗产后急性乳痈肿痛、乳汁不通的揉乳法；治疗耳鸣、耳聋的按捺耳窍法等。

5.《正体类要》　明代薛已所著的《正体类要》是一部骨伤科疾病的诊疗书籍，其重视内外治并重，总结了骨伤疾病的手法治疗，在外治法方面，介绍了正骨手法十九条。这是推拿手法治疗骨伤疾病的总结，它对后世正骨推拿的发展有一定的影响。

6.《寿世保元》　明代龚廷贤《寿世保元》卷十记载了指压麻醉止痛法，书中曰："着艾火，痛不可忍，预先以手法紧罩其穴处，更以铁物压之，即止。"

7.《针灸大成》　明代杨继州《针灸大成》卷十中曰："以上数法，乃以手代针之神术也，亦分补泻"。首现"指针"疗法。

《针灸大成》卷九中则有杨继洲亲自用"手法代针"及"以手指于肾俞穴行补泻之法"来治疗腰痛这一病症的医案。

8.《易筋经》　《易筋经》是明代托名达摩所著，它记载有用木杵、木槌、石袋拍打的治疗方法，开启了后世捏筋拍打方法治疗肢体疾病的先河，并有关于"揉法"的专论。

9.《摄生要义》　明代王廷相所撰的《摄生要义》按摩篇除了详细论述自我养生按摩之外，还论述了明代最完整的关于全身保健按摩程序——"大度关法"："凡人小有不快，即须按摩按捺，令百节通利，泄其邪气。凡人无问有事无事，须日要一度，令人自首至足，但系关节处，用手按捺，各数十次，谓之大度关。先百会，次头四周，次两眉外，次目眦，次鼻准，次两耳孔及耳后，皆按之；次风池，次项左右，皆揉之；次两肩甲，次臂骨缝，次肘骨缝，次腕，次手十指，皆捻之；次脊背，或按之，或捶震之；次腰及肾堂，皆搓之；次胸乳，次腹，皆揉之无数；次髀骨，捶之；次两膝，次小腿，次足踝，次十指，次足心，皆两手捻之；若常能行此，则风气时去，不住腠理，是谓泄气。"

10.《古今医统》　明代徐春甫所撰《古今医统》记载了用木梳梳全身和以翎扫头部这两种按摩工具的应用。

11.《石室秘录》　清代陈士铎所著《石室秘录》，在"摩治法"篇中专门论述手法，记载有以多人同时操作的手法治疗"手足疼痛""颈项强直"等疾病，在多人手法的具体操作中包含了伸、捻、捶、摇、摩、按等手法。

（1）"手足疼痛"的多人操作手法　"手足疼痛者，以一人抱住身子，以两人两腿夹住左右各足一条，轻轻捶之千数，觉两足少快；然后以手执其三里之间，少为伸之者七次；放足，执其两手，捻之者千下而后已。左右手各如是。一日之间，而手足之疼痛可已"。

（2）"颈项强直"的多人操作手法　"颈项强直，乃风也。以一人抱住下身，以一人手拳而摇之，至数千下放手。深按其风门之穴，久之，则其中酸痛乃止。病人乃自坐起，口中微微咽津，送下丹田者，七次而后已。往往一日即痊"。还用此法治疗"口眼歪斜"。

《石室秘录》在"动治法"篇中，既介绍了自我竹筒转踏法，又介绍了"反转患者之手在背后，以木槌捶之"及"将其手延拳回不已"的上肢被动运动手法。

书中还介绍了揉腹法："脏腑癥结之法，以一人按其小腹揉之。不可缓，不可急，不可重，不可轻。最难之事，总以中和为主。揉之数千下乃止。觉腹中滚热，乃自家心中注定病，口微微漱津，送下丹田气海，七次乃止。如是七日，癥结可消"。对手法提出了"不可缓，不可急，不可重，不可轻"而"以中和为主"的要求。

12.《按摩经》 成书于1664年以前的《按摩经》，作者不详，为现存较早的成人推拿著作，其理论与手法均别具一格。1817年曾有人为之给予整理与补充。该书在总论中记载有"神拿"72法，手法操作从头起始，直至胸胁、肚腹、背部和下肢为止。书中还详细记载了手法二十四则："丹凤展翅一……黄蜂出洞二……双龙投海三……催兵布阵四……；烧山火六……透心凉七……"等，包含了抓、推、掐、按、拢、摩、拿、振、揉、踩、捻、弹拨、揪等13种推拿手法。此外，还记载了一些独特的疗法。

（1）动脉按压法 书中对《内经》首创的动脉按压法作了进一步的总结。在书中还多处记载了腋动脉、股动脉、锁骨下动脉、胸肩峰动脉、腹主动脉和腘动脉按压法，认为这个手法可以发散四肢脉气与引邪热下降。

（2）踩跷法 书中记载了足踏、脚蹬法。

如一："踏破双关十三：必当令患者平伏，两大腿根有横纹，名曰承扶穴，斯为背部总络，腿处大经，此穴若闭，气血不得流通。治从承扶穴以脚踏定，右脚蹬左腿，左脚蹬右脚，踏稳不宜摇撼，觉腿足麻，将脚轻轻抬起，有热气到足。此开关破壁之法也"。

如二："金鸡独立十四：人胃脘结块，手拿不动。用脚踏住病处，觉脚下有动是也。稳稳踏定，觉气散脚足麻木，轻轻抬起，有余热行至足底。此除邪扶正之法"。

（3）小儿推拿手法 书中记载了一套相当于小儿推拿"大手法"的手法。

13.《医学衷中参西录》 清代张锡纯《医学衷中参西录》中记载有："捏结喉法……其令人喉痒作嗽之力速。欲习其法者，可先自捏其结喉，如何捏法即可作嗽，则得其法矣。然当气塞不通时，以手点天突穴，其气即通。捏结喉，必痒嗽吐痰后其气乃通。故二法宜相辅并用也"。此描述说明了可用捏结喉法和点天突法来治疗痰饮气结。

14.《修昆仑证验》 成书于1846年由天休子编著的《修昆仑证验》，主要阐述以自我按摩（"揉法"）消"积"的机制与方法。其认为很多衰老症状的根源都是因为"气血凝结"之"积"，而消"积"之法，莫过于"揉"。"凡有积滞，无不宜揉""通则无积"。

其理论认识与治疗方法在当时都属于创新之举，曾遭受到"古无其法"等非议。可是作者以为："凡百病症，皆以气血为主，通则无积，不通则积。新则积小，久则积大。不论大小内外病症，果能揉之使经络气血通畅，则病无不愈者，不必争此揉积之名分今古也"。

"揉"的部位，主要在头面部，重点是"颊车"，其次有百会、眉心、目眦、颧夹、耳门、山根等，并且非常重视海底（会阴部）。

15.《动功按摩秘诀》 较全面、系统地介绍了推拿手法治疗成书于1696年，由汪启贤（字肇开）、汪启圣（字希贤）编著的《动功按摩秘诀》较全面、系统地介绍了推拿手法治疗，全书分为三部分。

第一部分：内、外、妇、五官科等病证的成人推拿治疗。推拿手法以穴位按压与推擦为基本手法，一般是在某个穴位上"掐五、七十度，擦五、七十度"，同时指导患者兼行静功的调摄。

第二部分：包含自我按摩、肢体动功与调息在内的治疗性自我导引。自我按摩法有摩太阳、掐太阳、击天鼓、揉耳、摩脐轮、摩鼻两旁、摩腰膊、摩腿、擦胸、摩精门、捶臂、扳脚、擦脚心、摩昆仑、指按尾闾等。

第三部分：介绍小儿推拿疗法。如介绍小儿推拿复式操作法"手诀"。

16.《治眼九法》 作者不详的《治眼九法》一书，其清抄本附在《陆地仙经》书后，记载了用自我按摩手法来治疗眼疾。其曰："治眼九法：梳：将两手之指插开梳，自眉际至眼下。九次。擂：屈两大指骨，自大眼角横搽至小眼角外。九次。勒：并手指，横勒眼皮。九次。撮：插五指，撮眼皮上，如撮物之状。九次。一撮一捽。撮时闭目，捽时开目。攀：左手从项后攀右眼，右手从项后攀左眼。各九次。揉：屈两大指骨，蘸少津唾，揉大小眼角。各九次。运：搓热两手心，摩眼上，九次，如勒状。转：闭目转睛。各九次。闭：闭目良久，忽大睁开"。

17.《推拿指南》 唐元瑞在其编著的《推拿指南》中记载了作者在继承前人推拿手法的基础上，结合自己的临床实践经验总结与完善的61条治疗各种眼疾的推拿手法与操作方法，是一部眼科推拿专著。

六、近代著作中的推拿手法

1.《一指禅推拿说明书》 1913年初版由黄汉如编撰的《一指禅推拿说明书》是黄氏普及推拿知识以及介绍其推拿诊所的宣传资料，至1935年已再版了14次，再版时曾易名为《推拿说明书》。书中简明扼要地指出一指禅推拿的渊源与传统推拿法的区别，认为一指禅推拿中，除了传统的推、拿、按、摩等手法外，更以搓、抄、缠、滚、捻、揉为特色手法。强调一指禅推拿医生必须要练习内外功法。黄氏将"诊治切实、奏效神速、攻补得宜"归结成是一指禅推拿的作用特点。其编著的一指禅推拿著作还有《黄氏医话》（1935年）。

2.《证道居士医述》 1929年铅印本由袁正道（字达三，号证道居士）所撰《证道居士医述》，其主要内容是证道居士用"按导"术行医的医案，有"证道居士海上医榜记"与"证道居士医述"和"证道医廛弟子记"等内容。认为按摩应称为"按导"。

3.《按摩十法》 成书于1934年，由赵熙（字辑庵，自号遁仙）编著的《按摩十法》是近代推拿手法专著之一，阐述了摸、推、剁、敲、活、伸、抖、拿、广、意等10种推拿手法的定义、操作及补泻等，作者认为"血病宜多摸、气滞宜多剁、筋缩不舒宜多伸、行动不利宜多活、骨节屈伸不利宜多抖、癥瘕积聚诸病宜多推、油膜障碍宜多拿、气道不顺宜多广、神志误用宜多意"。

而其中的"广法"作为一个双手复合操作，是在经络上下各选一穴，并用一手推摩而另一手敲打，或一手摸而另一手推，或一手推而另一手敲，可以运气通络。"伸法"是一种被动拉伸软组织的治疗方法，"活法"则主要是一种关节被动运动类的手法。此外，作者还介绍了指针及手法补泻的用法。

4.《西洋按摩术》 日本河合杏平原著，丁福保于1910年编译的《西洋按摩术讲义》第一次系统地向中国展示了西方手法医学，本书于1928年更名为《西洋按摩术》，其系统详细地介绍了从轻、重擦法到揉捏法与叩打法等四类基本手法，以及从关节运动法与分部手法再到全身各部的按摩操作法与操作程序等。同时附有4幅人体解剖图与大量的手法插图等。

5.《华氏按摩术》 1934年杨华亭所著的《华氏按摩术》是近代东西洋医学科学知识与中国传统推拿古法相结合的推拿专著，形成了一套包括推摄头部颈项与胸前、按摩振摇腹部、摩抚胃部与大小肠部、按揉拨动上肢、抓摄与叩打背腰与下肢等部位，既可用作分部治疗，又可用于全身保健按摩的全身各部推拿操作方法。其主要手法有揉旋法与摩抚法，其他还有骨节按压法、拇指按压法和侧手叩打法等。

6.《实用按摩术与改正体操》 1932年，陈奎生与金兆均编译了由美国运动按摩专家哈特维尼逊撰写的《实用按摩术与改正体操》，全面介绍了瑞典式按摩法和瑞典式治疗体操。

7.《按脊术专刊》 1935年，在谢剑新编著的《按脊术专刊》中全面介绍了西方按脊疗法，并且谢剑新在次年用按脊术参与了章太炎的临终抢救。

七、历代小儿推拿著作中的推拿手法

1.《小儿按摩经》 是小儿推拿体系建立的重要标志之一，是第一部小儿推拿专著。《小儿按摩经》原名《保婴神术》，作者题"四明陈氏"。作为独立的第10卷，收录于明代杨继洲1601年刊行的《针灸大成》中，对小儿推拿手法做了较为全面的记载，并已有阳、阴掌图等小儿推拿特定穴图谱。推拿手法有17种单式手法：捏、揉、按、推、摩、搓、运、摇、分、合、摘、点、括、扯（抅）、捻、推、拂等；还介绍了20余种小儿复式推拿手法：黄蜂出洞、水底捞月、凤凰单展翅、飞经走气、打马过天河、按弦搓摩、天门入虎口、猿猴摘果、丹凤摇尾、赤凤摇头、二龙戏珠、黄蜂入洞、孤雁游飞、凤凰鼓翅、运土入水、运水入土、老汉扳罾、龙入虎口、斛（胂）肘走气、苍龙摆尾等。该书全面论述了小儿推拿的诊断方法，并已有明确的主治范围。

2.《补要袖珍小儿方论》 明代徐用宣的《补要袖珍小儿方论》是小儿推拿复式手法的最早记载，为小儿推拿学科的独立奠定了基础。卷十记载有现存最早的记录着小儿推拿特殊操作法的小儿推拿专篇"秘传看惊掐筋口授心法"，其记录的手法分别有掐、揉、按、推、擦等5种，另外还有"苍龙摆尾"与"龙入虎口"等2种复式手法，这种特殊操作法包括了小儿推拿手法及小儿推拿特定穴。小儿推拿的一般推拿处方格式为手法加上特定穴及操作次数，如"推脾土三百"等。

该篇第一次记载了三关、六腑等小儿推拿中特定穴的定位、操作及主治，同时也有了小儿手足推拿穴位图谱，手法以推擦为主而称作掐筋，主要可治疗小儿惊风。尽管该篇文字不足4000字，但已体现出小儿推拿的原始雏形。

3.《小儿推拿方脉活婴秘旨全书》 明代龚廷贤所著的《小儿推拿方脉活婴秘旨全书》是现存最早的推拿专著单行本，书中记载了"十二手法主病赋"和"十二手法诀"，该书首先提出了"乌龙摆双尾""老虎吞食"等组合式操作法，记载了12种重要组合式操作法的功效与操作方法。书中还新增了滚、笃、打拍、开弹、拿等5种推拿手法。

4.《小儿推拿秘诀》 明代周于蕃所著的《小儿推拿秘诀》中记载了手上推拿法、身中十二拿法、阳掌诀法、阴掌诀法、手法捷要歌、心得保婴妙法。

手上推拿法是指"天门入虎口、水里捞明月、打马过天河、黄蜂入洞、赤凤摇头、飞经走气、凤凰单展翅、猿猴摘果、双龙摆尾"。

身中十二拿法是指拿"太阳、耳后、肩井、奶旁、曲尺、肚角、百虫、皮罢、合骨、鱼肚、膀胱、三阳交"。

阳掌诀法是指15种掌面推拿操作法，如运八卦等。

阴掌诀法是指7种掌背穴位操作法，如掐揉二扇门等。

5.《万育仙书》 明代罗洪先编著的《万育仙书》又名《万寿仙书》，在其上卷"按摩目"中首次出现了"黄蜂入洞"等16幅手法的操作图，它弥补了小儿推拿著作的缺憾，有利于小儿推拿的推广应用。因为在早期的小儿推拿著作中仅有特定穴的图谱，而如何在特定穴上进行手法操作，仅仅凭借文字的描述是很难理解与掌握的。

6.《推拿广意》 清代熊应雄（字运英）所著《推拿广意》又名《小儿推拿广意》，成书约于1676年。介绍了包括推攒竹、推坎宫、运耳后高骨等法在内的9种单式操作手法、14种复式操作手法；书中还阐述了推拿在治疗小儿惊风中的作用及儿科疾病的诊断和治疗手法；书中还有45个小儿推拿手足特定穴的主治和图谱；在手法中着重介绍了推法和拿法，并首次在小儿推拿治疗中提出了应按"推拿面部次第"、"推拿手部次第"等顺序进行操作。另外，在该书中还附有"推攒竹""推坎宫""打马过天河"等21幅手法操作图。最后的"脏腑歌"，又阐述了脏腑病证的小儿推拿方法。本书丰富了小儿推拿学的内容，书中所绘的推拿手法操作图是对小儿推拿手法学的一大贡献。

7.《幼科推拿秘书》 清代骆如龙所著的《幼科推拿秘书》，成书于1691年，记载了"十三大手法"，其手法特点是提出了"起式"与"总收法"。其卷一的"歌赋论诀秘旨"，主要论述了儿科诊断法。卷二的"穴象手法"，主要论述了小儿推拿中特定穴的定位、主治与补泻，以及推拿介质在四季中运用的选择。卷三的"推拿手法"，主要论述了分阴阳等42种单式手法以及打马过天河等13种复式推拿操作法。并认为分阴阳是"诸症之要领，众法之先声"，一切推法，都要以分阴阳作为"起式"；诸症推拿结束后，又要以掐按肩井与拿食指和环指作为"总收法"。卷四、卷五主要论述了一些临床内容。其中在复式手法中新增了"揉脐与龟尾及擦七节骨"和"总收法"两种。

8.《幼科铁镜》 清代夏禹铸所著的《幼科铁镜》，成书于1695年。是儿科专著，主张以"推"代"药"，在小儿推拿手法中取"精"舍"糟"收录了较有疗效的8种手法。卷一所载的小儿推拿法，都是其家传与自己的临床亲验，其中的图穴经过两代的稽考。删除了"老汉扳罾"与"猿猴摘果"等临床疗效不佳的内容，而收录了推、拿、运、捻、掐、揉、搓、摇等8种手法。其观点为"使用推拿手法就如同取用药味"，从而作"推拿代药赋"。借助常用的药物来解释手法的功用，如"以推上三关替麻黄、肉桂；退下六腑代来滑石、羚羊"等。这就有利于当时医家对小儿推拿的理解和推广。其将"六腑"定在前臂的内侧正中，"三关"定在前臂的外侧正中；认为"脾土"不在拇指侧面，而应该在拇指正面；"肝术"的定位与大多数清代推拿著作设在食指不同，而同《小儿按摩经》设在环指中节。另外，主张男女八卦、三关、六腑等俱在左手；推三关时须推六腑，推六腑时须推三关。

9.《推拿小儿全书》 清代徐宗礼（字谦光）编著于1877年的《推拿小儿全书》起始部分的三字句歌诀体，即是后人所称的《推拿三字经》的雏形。其后又有"推拿三字经序"与四言脉诀，并附有推拿插图与操作方法，内容比三字经有所增加。认为古书所述的推拿手法都适用于小儿，因为人体的经络气血，在老幼之间没有什么本质的不同。只需根据年龄月份的大小相应地调整每次推拿治疗的次数，则小儿推拿法同样适用于成人病证的治疗。在手法操作方面其观点是4岁以下婴儿每穴推拿300次，小儿则为3000次，16岁以上的成人可高达3万次左右，同时主张独穴要多推。

10.《保赤推拿法》 成书于1855年，由清代夏云集所著的《保赤推拿法》，首先介绍了86种小儿推拿治疗的常用操作方法，简释了推、拿、摇、捻、扯、掐、搓、刮、运、分、合、揉等12种手法的操作要领，并提出了手法操作时的注意事项，如"医者己大指、食指皆不可修留爪甲……医手最宜轻稳，莫致儿皮肤疼痛"等等。其次简述了开天门、分推太阴太阳与掐天庭至承浆及揉耳摇头等四法，主张推拿治疗小儿疾病时都应该先用这四个方法来开关窍，然后进行辨证，再选择应用其他诸法。另外，还介绍了揉太阳等穴的手法操作及主治病症，主张在推拿治疗各穴结束后用掐肩井来收功。在所述86种小儿推拿常用操作方法中，以中指尖推到横门及横门刮到中指尖，掐中、大指甲，捻五指背皮及刮、揉手背等方法较有特色。

11.《厘正按摩要术》 由清代张振鋆（原名醴泉，字筱衫）编著于1888年的《厘正按摩要术》将胸腹按诊法引入了小儿推拿治疗，全面总结了明代以来流行的按、摩、掐、揉、推、运、搓、摇等8种小儿推拿治疗的基本手法，并将胸腹按诊法引入到小儿推拿治疗之中。同时，论述了十四经穴、小儿推拿的特定穴，以及推坎宫、推攒竹、分阴阳、取天河水、苍龙摆尾、双凤展翅、推三关、补脾土、推中指、退六腑、推五经、水中捞月、按弦搓摩、猿猴摘果、凤凰展翅、飞经走气、天门入虎口、二龙戏珠、赤凤摇头、运内八卦、打马过天河、运土入水、运外八卦、运水入土等复式操作手法。该书认为拿法是各种手法的统称。此外，还有其图解经络、穴位和手法操作。

12.《小儿推拿补正》 成书于1916年，由钱祖荫编著的《小儿推拿补正》简明扼要地解释了小儿推拿基本手法的定义、操作方法与机制。其中"推拿三字释义"一节，对推、拿、掐、运、揉、抎、搓、摩、摄、按、摇、分、合等小儿推拿基本手法的定义、操作方法和机制作了在以往诸多推拿专著中较少见述的简明扼要的解释。

13.《推拿捷径》 1930年江苏无锡马君淑（字玉书）编著的《推拿捷径》为小儿推拿专著，书中有对按、摩、推、运、掐、揉、搓、摇等八法的解释，以及选择运用八法治疗小儿诸症，采用歌赋体裁写成的"推拿次序歌"等，并配以图示，使推拿手法变得更易学、易记、易懂，从而使之便于推广应用。马氏根据自己的认识提出了"小儿不药比较服药似为有益"与"小儿及成年男女早夜如患急病，家人不谙推拿，不妨先用提刮"等观点，并编写了"推拿代药骈言"。

14.《**保赤推拿秘术**》　1934年，上海百新书店印行、彭慎（字蕴公）编著的《保赤推拿秘术》将小儿推拿基本手法编成了歌诀，1935年，上海中国医学书局再版时易名为《窍穴图说推拿指南》。该书对推、揉、搓、运、掐、摇、刮、拿、分、和等10种小儿推拿的基本手法进行了介绍，同时将其编成为朗朗上口的歌诀便于记忆，另外还介绍了称之为"实用手术"的154种单式手法与称之为"大手术"的33种复式手法。

学习小结

1.学习内容

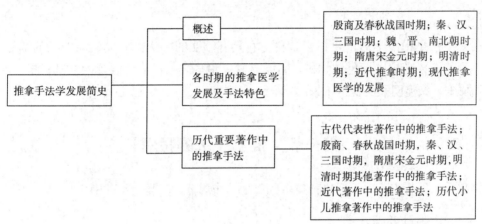

| | 概述 | 殷商及春秋战国时期；秦、汉、三国时期；魏、晋、南北朝时期；隋唐宋金元时期；明清时期；近代推拿时期；现代推拿医学的发展 |

推拿手法学发展简史
- 各时期的推拿医学发展及手法特色
- 历代重要著作中的推拿手法 —— 古代代表性著作中的推拿手法；殷商、春秋战国时期，秦、汉、三国时期，隋唐宋金元时期，明清时期其他著作中的推拿手法；近代著作中的推拿手法；历代小儿推拿著作中的推拿手法

2.学习方法

本章内容以推拿手法历史发展为主，除了学习课本上的内容，还可通过网络媒体、图书馆等多途径参阅相关历史读物及近代科研文献，进一步了解推拿手法学发展的兴衰变迁。

复习思考题

1.请列举各时期涉及推拿手法的相关著作及其意义。

2.结合相关课外阅读，谈谈明代推拿学科兴衰变迁的缘由。

第二章 推拿手法的特点及其与推拿功法、推拿治疗的关系

> **要点导航**
>
> 1.**学习目的** 通过学习本章的内容，可以对推拿手法有个整体的、全面的了解。
> 2.**学习要点** 推拿手法的特点，推拿手法与推拿功法、推拿治疗之间的关系。

推拿疗法是中医学的重要临床学科，它具有鲜明的中华民族风格和独立的治疗技术，因而也是最能体现中医特色的学科。它既有独立治病之效又有综合疗疾之功；既能解患者痛苦于顷刻，又能防顽疾发生于未然。

第一节 推拿手法的特点

推拿手法的特点：一是手法种类多，二是动作规范，三是治疗范围广。

一、手法种类多

据不完全统计，现有推拿手法已多达三百余种，治疗范围已涵盖了骨伤科、内科、外科、妇科、儿科、五官科等多种临床学科疾病。以手法治病古代多称按摩，经历史沿革又叫推拿，施术时一般多以手，也可因需要而用除手以外的腕、臂、肘、膝、足等部位进行操作，甚至借助一定的工具，延伸手的功能进行操作，因以手操作较多，故名手法。现代推拿临床有将推拿疗法称为"手法医学"者，见解十分中肯，被越来越多的业内人士所推崇。

二、规范性动作

推拿手法是以术者的手，或者借用一定的器具以达到手的功能的延伸，或者适当运用术者肢体的其他部分，在受术者的体表上作规范性的动作，以达到防病治病的目的。推拿手法的功力、技巧是影响疗效的关键因素，良好的手法必须符合"均匀、柔和、持久、有力、深透"的要求，这就需要推拿医生有一定的指力、臂力、腰腿力等身体的整体力量和手法所规定的手形、步形；同时，推拿医生必须具备良好的心理素质和身体素质，这都需要通过一定的推拿练功来实现。

这些作用于受术者肢体体表上的规范性动作，称为手法。其具体的操作形式有很多种，包括用手指、手掌、腕部、肘部以及肢体其他部分如头顶、脚踩等，甚至运用桑枝棒等器

具，直接在患者体表进行操作，通过功力作用于特定部位或经络腧穴而产生作用。这里还包含多个相关联的概念的内涵要素：①手法操作是以医学理论为指导，以防病治病为目的；②手法是操作在受术者的体表上，不需要切开肌肤后导入的手法，是一种无创伤性的自然疗法。

手法是推拿学的主体内容之一，以手法治疗疾病，其疗效的判定，在诊断、取穴及施治部位无误的情况下，关键取决于手法操作的准确性、应用熟练程度和功力的深浅。只有规范地掌握手法要领，操作娴熟并经过长期的功法训练和临床实践，才能极尽手法的运用之妙，所谓"一旦临症，机触于外，巧生于内，手随心转，法从手出"。

推拿手法的技术特性，强调其自身必须具有严格的技术规范。因为传统推拿学的实践与经验告诉我们，不同的手法动作形式及其技能的优劣，决定了手法的特异作用的性质与疗效的水平，也就是不同术式的手法其主治作用也不一样，而手法技术的功力与质量，会直接影响临床疗效。正如《医宗金鉴》指出的那样："伤有重轻，而手法各有所宜，其痊可之迟速及遗留残疾与否，皆关于手法之所施得宜，或失其宜，或未尽其法也"。但是长期以来，关于手法规范的重要性，除了经验的告诫外，还一直没有客观的衡量标准与科学的表达。

从现代科学的角度来看，推拿学是一种以力学为特征的物理疗法，所以为了正确地掌握和操作手法，推拿学十分重视现代生物力学的理论和应用。正是由于规范手法的"动力型式"的作用，决定并保证了手法特异作用的稳定发挥，而手法技术的水平，会影响其"动力型式"的构型质量，从而影响治疗效果。因此，将推拿手法技术规范的标准，建立在人体运动"动作结构"的平台上，总结、确定各种手法规范化的"动作结构"模式，并研究其对临床影响的因果关系，应该是"推拿手法"这个概念的核心内涵，动作结构是区别不同手法动作正确与否的依据，故学员在学习时，首先要在理论上逐步深入理解每种手法动作规范结构的术式及其力学原理与规律，在此基础上，在意识、意念的调控下按要求反复进行科学的技能训练，逐渐在大脑建立起正确手法动作的条件反射与神经肌肉传导通路，以最后达到操作自动化的熟练程度，现代人体运动学与传统推拿学都十分强调动作结构的规范化，这是因为建立在规范化动作结构基础上的手法技能，不但对人体可产生稳定的具有特定动力型式的作用力，从而发挥良好的医疗效果，而且因为其完全符合人体运动学与工效学原理，为推拿的手法运用提供了科学的生物学基础，所以对预防推拿专业工作者自身的职业损伤，也具有重要意义。

三、治疗范围广

推拿治疗范围广，对临床各科的病症均有效果，但并非对每一种病症推拿均有良好的治疗效果。手法所产生的治疗效果，是由手法的作用原理所决定的。当不同的疾病出现同一病理变化，手法能产生良好治疗效果时，临床症状就均得以改善和消除。可是，当同一疾病在不同时期，不同病理阶段，手法无法产生作用时，治疗就无效。因此，手法的临床应用，一定要根据不同疾病及不同的病理阶段，把握好手法能产生的主治、辅助、参与等不同作用，进行针对性的治疗；对无效及可能发生的有害结果，应该清楚知道并加以避免。

推拿作为一种自然疗法，没有药物的毒副作用，更是一种无创伤疗法。然而它毕竟是一种外力作用于人体，如果操作错误，受术者体位不当或者精神过于紧张，就可能出现一些异常情况，轻者影响推拿疗效，重者可能对人体造成严重的损害甚至危及生命。这些在临床中所产生的异常情况，称为推拿意外。对此古人早有认识，在《幼科发挥》《古今医统》等医籍中都有记载。

保健推拿是指针对健康人或处于亚健康状态的人而施行的一种推拿方法。保健古称养生、摄生等，如《素问·灵兰秘典论》中说："主明则下安，以此养生则寿。"它具有强身健体、预防疾病和辅助治疗的作用。中医学历来重视"治未病"，《素问·四气调神大论》中记载："圣人不治已病治未病。"保健推拿体现了中医学治未病的观点，包括未病先防、既病防变和病后防发。推拿和导引在古代是密切相关的防病治病的方法，我国积累了十分丰富的保健推拿（含导引）方法，如《千金方》中的"老子按摩法""婆罗门按摩法"等，保健推拿可分为他人推拿和自我推拿两种。

第二节　推拿手法与推拿功法、推拿治疗的关系

"手法"一词的本义，应释为是一种处理事件的方法，并含有技巧、功夫与作风的意义。所以，在手法医学中"推拿手法"可理解为：以医疗为目的，医者用手在体表经穴与相关部位所进行的、须经过长期训练才能获得的一种具有规范技巧，并带有流派与个人风格的操作方法。可见，一个有志于推拿事业的学员，从一无所知、一无所能开始，到成为一名合格的推拿医生，其间，除了要学习与掌握相关中西医学基础与临床医学课程的理论与技能外，在专业技能与医疗技术方面，一定要经过刻苦锻炼，熟练掌握推拿手法的操作技能及其临床应用规律，才能完成推拿临床赋予的防治疾病的医疗任务，而成为称职的推拿临床医师。

传统推拿学在培养专业人才方面的经验告诉我们，手法技能的获得必须经过练功，而练功的过程包括推拿基础功法（徒手练功）与手法技能训练（米袋练习）及相关人体练习。其目的与任务是：

1.通过较长时间的徒手练功，使练功者从一个"凡体"达到"精、气、神"三宝合一的境界，在身心素质方面，包括心理、意念的调控能力，脏腑器官的功能水平及肢体的力量、耐力、灵敏性、柔韧性等各方面的素质得到明显提升，为第二阶段的训练准备好身心方面的基本条件。所以，将此阶段的推拿练功，称为手法技能训练的基础。

2.手法技能训练阶段包括米袋练习与人体练习两部分。米袋练习在传统推拿学中又称为米袋功，是在徒手练功之后进行的手法基础练习课目，通过此阶段练习，旨在掌握各种作用于人体软组织类手法动作结构的规范操作技术，并进而练习操作时全身各环节的协调性与增强术手的臂力、指力及提高其灵敏度与柔韧性。在此基础上再进行人体操作练习，目的是进一步获得在人体上进行手法操作的技能与体验，为临床运用奠定坚实基础。

总之，从上述过程可见：练功、手法与推拿治疗学之间的内在联系，犹如建造一座高楼大厦，徒手练功是筑基打桩阶段，手法技能训练是在垒砖盖瓦，待手法练成则好比楼厦落成。然而，大厦建成的终极目标是要充分发挥其各项服务与应用功能，使之转化成明显的社会与经济效益。因此，掌握手法技能的最终目的是为了满足推拿治疗学各项医疗任务的需要，为人民的健康事业提供优质的医疗服务。这就要求推拿专业学员脚踏实地、持之以恒、刻苦锻炼、扎扎实实地完成各阶段的练功训练课目，使自己功法与手法循序渐进，最终掌握各种功法与手法的操作技能，圆满完成《推拿手法学》的学习任务。当然，要使手法操作技术具有深厚的功力并形成明显的个人风格，达到精熟的层次，绝不是一蹴而就的，而是要以"十年磨一剑"的决心，坚持不懈地在日后长期的临床实践中磨炼，才能功到自然成。

学习小结

1. 学习内容

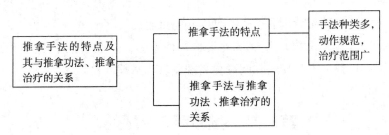

2. 学习方法

　　本章要结合具体的推拿手法来理解和掌握推拿手法的特点，要注意医疗推拿和保健推拿的区别，熟悉和了解推拿手法与推拿功法、推拿治疗的关系。

复习思考题

1. 如何理解"一旦临症，机触于外，巧生于内，手随心转，法从手出"？
2. 推拿手法、推拿功法与推拿治疗学之间的关系是怎样的？

第三章 推拿手法的命名与分类

🗺 要点导航

1.**学习目的** 通过学习手法的命名与分类的原则和方法，加深对推拿手法技术内涵的理解。

2.**学习要点** 推拿手法的命名、分类。

推拿手法的发展经历了中医漫长的历史过程，从最初的原始而简单的手部动作到如今门类繁多的手法体系，从人类本能的自发医疗行为到成为现代一种自觉的科学的医学方式，推拿手法在不断地总结、归纳、提炼、升华中逐步发展和完善。研究手法的命名与分类的原则和方法，目的在于加深对推拿手法技术内涵的理解。

由于历史沿革、地域分割以及师承关系等各种原因，造成了推拿手法的命名和分类方法较为混乱，不尽一致，同名异法和同法异名现象较为普遍。

第一节 推拿手法的命名

1.**按照手法动作的基本形式用直观描述来命名** 推拿手法大多都是由日常生活动作演化而来，所以大多数单式手法是根据施术时手法的动作形式命名的，如按、摩、推、拿、捻、搓、擦、㨰、拍、挤、点、揉、抹、振、抖、背、拧、刮、抵、揪等均属此类。

2.**按照手法动作形式及其着力部位来命名** 将手法施术时的着力部位，如指、掌、掌根、鱼际、大鱼际、肘、足等与手法的动作类型相结合命名，如指摩法、大鱼际揉法、肘揉法、拳揉法、小鱼际擦法、掌擦法、掌击法、掌根击法、小鱼际击法、拳背击法、指弹法、膊揉法、拳顶法等均属此类命名法。

3.**按照所用手法及其施术部位与操作方向命名** 将手法的施术部位，如颈椎、腰椎、骶髂关节、肩关节等，与作用力的方向，如前伸、上举、后伸、内收、外展、旋转（斜）、环转、前俯、后仰、侧屈等描述运动方位的词语，结合手法的动作类型，如扳、拔伸（牵引）、摇等进行命名，常见手法有环转摇肩法、颈椎旋转（斜）扳法、颈椎侧扳法、腰椎旋转复位法、腰椎后伸扳法、骶髂关节后伸扳法、肩关节前屈上举扳法、肩关节内收扳法、肩关节外展扳法、肩关节后伸扳法、肩关节后伸内旋扳法、肩关节上举牵引法等。

4.**按照受术者的体位和施术部位、作用方向及所用手法命名** 根据手法操作时受术者采取的体位，如仰卧位、坐位、侧卧位等，结合颈椎、腰椎等施术部位，以及手法的动作类型进行命名，常见手法有仰卧位颈椎斜扳法、坐位腰椎旋转定位扳法、侧卧位腰椎斜扳法等。

5.按照手法动作类型及其施术部位命名　手法动作的类型多种多样，包括扳、拔伸、拿、弹、摇等单式手法，结合施术部位进行命名，如拿五经法、颈椎摇法、摇肘法、摇腕法、摇腰法、摇髋法、摇膝法、上胸椎扳法、下胸椎扳法、捏脊法等。

6.按照组成手法的动作结构成分命名　对于复合手法，因为由两种或两种以上单式手法复合而成，故其命名用构成手法的两种或两种以上单式手法的名称组合而成，如推摩法、推揉法、按揉法、点揉法等。

7.按照动作形态的取类比象命名　一些推拿手法，尤其是流派手法，在某些部位操作时动作形态富于变化，美观大方，较易于与蝴蝶飞舞、双龙嬉戏等形象类比，故取名时用相应的事物作比喻，不仅形象生动、惟妙惟肖，而且易于学习和记忆。如成人推拿手法中的蝴蝶双飞式、啄法等，小儿推拿复式手法中的二龙戏珠法、凤凰展翅法、苍龙摆尾法、黄蜂入洞法、打马过天河法、水底捞月法、双凤展翅法、老汉扳罾法、猿猴摘果法、丹凤摇尾法、孤雁游飞法等。

8.按照所用手法、操作部位及操作程序命名　常见于小儿推拿复式与套路手法的命名，这些手法在特定部位操作，形成相对固定的操作术式:如运土入水、运水入土、揉耳摇头法、摇月斗肘法、按弦走搓摩法、揉脐及龟尾并擦七节骨法等。

9.按照手法的专项功用命名　手法的命名与其功效主治有关，如"总收法"意为"总收一身之气血"，一般用作推拿手法操作时的结束性动作，具有通行全身气血之功。其他如飞经走气、开璇玑法、肘肘走气法等。

10.按照手法动作形式及其辅助器械的名称命名　在推拿手法发展过程中，不仅有肢体动作的发展，而且还借助于一定的器械或其他手段来增强手法的刺激量和治疗作用，如内功推拿流派的棒击法就是手持桑枝棒在受术者身体的某一部位进行击打治疗疾病的方法，其他如腰椎器械牵引法、器械点法、膏摩法等。

11.借用历史典故结合手法的特定动作技术要领命名　如最具推拿特色的一指禅推法，一方面借用达摩面壁九年得一指禅的典故，同时以此强调要在高度意念调控下（心念的禅境），运用拇指在治疗部位上进行吸定摆动的推法的特定技术动作要领而得名。

第二节　推拿手法的分类

在推拿医学几千年的发展过程中，历代医学家在临床实践中创造、发明了许多行之有效的推拿手法，流传至今。在古今文献中可见之于文字记载的各式手法就有三、四百种之多。这些手法在动作结构、操作技巧、医疗效果、发力方式等方面都各具特点与规律。随着学科水平的不断提高，为了方便学术交流、教学推广与科学研究，学者们分别从各个不同角度将手法加以归纳、总结、分门别类。

1.依照手法动作结构的简繁分类　是根据手法动作结构的简繁，将推拿手法分成单式手法、复合手法与复式手法三类。

（1）单式手法　又称基本手法，是指以单一动作结构成分为基本单元的一类手法，如推法、拿法、按法、摩法、捏法、揉法、点法、拍法、㨰法等。

（2）复合手法　是指由两种或两种以上单式手法动作结构成分相结合而形成的一类手法，如按揉法、推摩法等。

（3）复式手法　是指由几种单式手法在一组穴位或特定部位上以约定程序操作的组合型手法，在小儿推拿中又称为"大手法"。这类手法往往根据操作方式和特点，冠以特定的名称，如打马过天河、水底捞明月、猿猴摘果、黄蜂入洞等。

这种分类法可以帮助学生了解手法运用的层次关系，在掌握单式手法的基础上，将其中动作结构相近的可以组合成复合手法应用，在学习复合手法时，可以先将其中的单式手法分解开来再组合，有利于更全面地掌握。复式操作法是经过前人的总结和积累而形成的一种约定俗成的组合型套路手法，必须在熟练掌握单式手法的基础上，按照一定的程序操作。

2. 依照手法的医疗作用分类　推拿手法在临床应用时，类似于方剂中的中药，根据治疗疾病的虚实阴阳，决定君臣佐使的顺序，手法亦是如此。夏禹铸《幼科铁镜》云："寒热温平药之四性，推拿揉掐与药同，用推即是用药，不明何可乱推。"这种按手法的医疗作用分类的方法，可以使学生在学习中分清主次，在推拿处方时明确手法的君臣关系，其中主治手法临床应用广泛，多为"君"法，须重点掌握。反之，如搓抖法等辅助手法，临床多配合主治手法应用，发挥放松肢体、减少推拿后不适感的作用，相当于"臣"法。

（1）主治手法　是指医疗效果比较明显，在推拿临床使用频率最多的一类治疗手法，又称主要手法。此类手法往往多是各推拿流派中最具代表性的特色手法，也是最具临床医疗实用价值的一类手法。如一指禅推拿流派的一指禅推法，㨰法推拿流派的㨰法，内功推拿中的掌推法，小儿推拿中的指推法，运气推拿中的振法，指针疗法中的按法、按揉法，点穴推拿中的击点法等。

（2）辅助手法　在治疗中起梳理、放松、整理等辅助作用的手法即为辅助类手法，如抖法、搓法、捻法等。

3. 依手法的作用部位分类　推拿古称"案抚（抚）"或"案杌"。案即按，是人体经穴按摩治疗手法的代表；抚，指"玩弄身体使调也"，杌是摇动的意思。可见在几千年前，就有先贤将推拿手法根据其在人体的作用部位分为按（作用于人体筋肉组织的手法）和杌（作用于人体四肢关节的被动手法）两大类。经数千年的发展，手法种类与技能有了很大的进展，但从现代推拿手法学与运动生物力学的观点来看，这种分类方法对手法作用原理及其定量化研究，至今仍有重要的学术意义。

（1）作用于软组织类手法　又称软组织类手法或松解类手法，是指以一定的压力作用于软组织的一类手法。包括摆动、摩擦、振动、按压、叩击等五类方法。

（2）作用于骨关节类手法　又称硬组织类手法或整复类手法，是以一定的技巧力作用于骨关节，并起到矫正关节错位作用的一类手法。包括摇法、扳法、拔伸法等手法。

4. 依手法的作用力维向分类　从现代力学看来，推拿手法的作用力是一个矢量，故可根据手法作用力的维相与方向将手法分为：

（1）一维力型手法 操作时只沿一个方向发力，所产生的仅是一维作用力的手法，即为一维力型手法，如按法、压法、点法、拍法、击法、振法等。

（2）二维力型手法 操作时既有垂直方向的压力，又有单向水平力，所产生的是二维作用力，故称二维力型手法。如擦法、掌或指的平推法、抹法、拨法等手法。其中，如果以手法为起始位为参照点，此类手法还可分为二维二向型手法，如指推法、抹法及二维三向力型手法，如擦法、弹拨法、搓法等。

（3）三维力型手法 其动作不但有垂直方向力，而且有纵向与横向的水平力，作用在人体的是一种由三个矢量合成的回旋或旋转力，故称为三维力型手法，如摩法、揉法、滚法等。

上述分类方法着眼于对手法施力方向的分析，它有助于学习者深入理解手法的技术内涵。当然，值得注意的是手法作用的效果不仅与力的方向有关，还与力的作用点和大小关系密切。不论何种手法，其操作的主力方向一般只有一个或两个，而且绝大多数是垂向力，此垂向力的大小即代表手法操作要求中的"深透性"。如滚法操作时，必须要求垂向力大而纵向和横向作用力小，它产生的作用合力才能主要指向下方，即向作用部位深层传导，直达病所。反之，则手法深透性差，并且容易损伤皮肤表面。认清每一种手法作用力方向，有利于学生对手法的深层理解和对动作结构的掌握。

5.根据手法的应用对象分类

（1）小儿推拿手法是指主要应用于小儿的一类手法。如凤凰展翅、二龙戏珠、双龙摆尾、猿猴摘果、分推法等。

（2）成人推拿手法是指主要应用于成人的一类手法。如滚法、一指禅推法、踩跷法、压法、扳法等。

某些手法并无严格的成人与小儿之分，只是在手法的刺激量方面存在一定差别。如揉法、掐法、推法、擦法、捏脊法等。

6.根据手法的动作形态特点分类 依据本分类原则，可将所有基本手法分成摆动类、摩擦类、振动类、按压类、叩击类及运动关节类六类。由于归属于同一类手法的各种手法之间，从动作的外形看来虽然不尽相同，但是在其运动学与动力学方面的特性有其共同的规律，故这一分类方法有利于从现代运动生物力学着手，来学习与研究手法的动作结构及其科学原理，是目前多数学者所采用的分类方法。

7. 按手法的适用范围分类 可将手法分成适合于在全身各部或多部位经穴操作应用的手法，与仅适合于在人体特殊部位操作的专用手法。前者如一指禅推法、滚法、点法、按法、擦法等，此类手法在临床上应用范围广、医疗价值大；后者如插法、捻法、扫散法等，此类手法在临床上常常应用在特定的部位上，往往具有特效的治疗功能。如插法用于肩胛胸壁间隙，可以升提胃脘治疗胃下垂；捻法用于指趾关节，可以滑利关节；扫散法用于颞枕部，可平肝潜阳。

此外，还有其他一些手法的分类方法，如根据手法流派分为一指禅推拿流派手法、滚法推拿流派手法、内功推拿流派手法；根据手法的组成成分分为单式手法、复式手法和特定操作法等。

学习小结

1.学习内容

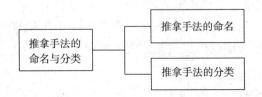

2.学习方法

通过本章的学习，熟悉和理解推拿手法分类的原则和方法，了解推拿手法的命名。

复习思考题

1.依照手法动作结构的简繁分类的手法有哪些?
2.根据手法的动作形态特点分类的手法有哪些?

第四章　推拿手法的基本技术要求和操作注意事项

📍 要点导航

1.学习目的　通过学习推拿手法的基本技术要求和推拿手法操作的注意事项，可更加有效地发挥推拿手法的作用，从而提高推拿的治疗和养生效果。

2.学习要点　作用于软组织类手法基本技术要求、作用于骨关节类手法的基本技术要求、小儿推拿手法的基本技术要求、推拿手法操作的注意事项。

第一节　推拿手法的基本技术要求

根据手法作用的对象不同，分为小儿推拿手法和成人推拿手法。而成人推拿手法依据作用于筋、骨之不同，又分为作用于软组织类手法和作用于骨关节类手法。为保证推拿手法的安全、有效、舒适，每类手法在临床应用时其基本技术要求亦是不同的，故分述如下。

一、作用于软组织类手法的基本技术要求

作用于软组织类手法是指在人体有效的感觉阈值范围内，医者用手及肢体其他部位着力，对受术人体不同层次与结构的软组织所进行的具有摆动、按压、摩擦、振动、叩击等不同动作形式的操作手法。该类手法临床应用时要遵循持久、有力、均匀、柔和及深透的操作要领。

1.持久　指手法能按其规范动作结构的要求，持续运用一定的时间，亦即在一定时间内手法的动作结构保持不变，且具有稳定的"动力型式"。

2.有力　是指手法的作用必须具有的刺激量，这种刺激量应该根据受术者的体质、病情、年龄、性别及作用部位等不同情况而增减，使之达到一定的刺激阈值，以激发机体的应答反应。

3.均匀　是指手法动作要有节律性，操作频率不要时快时慢，用力不能忽轻忽重，要保持一定的节奏。另外，如摆动类手法操作时摆动的幅度，摩擦类手法摩擦的路线长短与范围，在操作时也要注意均匀稳定。

4.柔和　是指手法的作用力要轻而不浮、重而不滞，要刚中含柔、柔中有刚、刚柔并济。用力不可生硬粗暴，手法动作变换要自然流畅，令受术者舒适畅和。正如《医宗金鉴·正骨心法要旨》曰："……使患者不知其苦，方称为手法也"。

5.深透 是指手法的作用力方向要朝向病灶，直达病所而发挥治疗作用。

由于手法种类多，故每一种具体手法的操作技术要求亦各有侧重。如一指禅推法，要求"柔和为贵、柔中寓刚"，突出一个"柔"字；叩点法则要求叩点准确，用力果敢、快速而刚强，要刚中带柔，强调一个"刚"字。所以，初学者不但要从总体上把握好手法技术的基本要求，还必须细心揣摩每种手法各自的技术特点，然后通过刻苦练习，使手法达到"手随心转，法从手出"的高度境界。

二、作用于骨关节类手法的基本技术要求

作用于骨关节类手法是指在关节正常生理活动范围内，沿受术者关节固有的运动方向所做的环转、旋转及纵向拉伸等各种无阻力被动运动的手法。此类手法操作时应遵循安全性原则、省力原则及力量与技巧的完美结合原则。

1.安全性原则

（1）关节运动方向原则　首先，要准确控制与把握手法力的作用方向，原则上对每个关节只能在其所属轴、面类型允许的维度与方向上做被动运动；禁止做大幅度无轴方向上的被动运动。如指间关节是只有额状轴的单轴关节，故只能做屈伸方向上的摇、扳或捓展法，而不能强制进行较大幅度的展收、旋转或环转。其次，关节的垂直轴一般称其为关节的纵轴或长轴，在长轴的两端施以拉伸力，可使关节的相邻关节面做分离运动，使关节间隙增宽。

（2）关节生理活动范围原则　人体的主-被动运动在自身肌力或手法作用力的驱动下，关节所连接的两个肢体骨环节之间产生空间位置的移动，这种位移除了方向外，由于受关节自身结构的限定，其沿运动轴方向的绕转运动，不可能无限制地进行下去，所以，其运动范围必须限定在关节的正常生理活动范围内。因此，所有的被动运动手法，均应在关节的生理活动范围内进行操作，达到损伤位的操作会导致关节正常结构的破坏而成为医疗事故，应当禁止。

（3）强调受术关节的毗邻安全性与动态安全性　如：在施行颈椎斜扳法时，要强调禁忌在仰头位下旋转颈椎，因为，在此体位下枕骨与寰椎侧块的后相对缘距离靠近，致使骨性椎动脉管沟的间隙变窄，在此条件下再行大幅度的颈椎旋转扳动，则行走在其间的椎动脉易被挤压、碾磨致伤而形成血栓，就有可能造成急性脑梗塞的严重后果。而正确的操作应是在头略向前倾的体位下施术，这样就可以避免以上的事故隐患，从而确保手法的安全性。

2.省力原则　传统推拿学的经验是要用"四两拨千斤"的"巧劲"来完成手法操作。具体操作时主要包括杠杆原则，力矩、力偶原则及力的替代原则三部分。

（1）杠杆原则　利用人体骨杠杆原理，巧妙地用术手的两个握点与受术关节轴心点组成省力型杠杆，使手法操作轻巧省力。如在施行肩关节外展扳法时，制动手按压固定在肩峰点，动力手则应握在肱骨远端肘关节处比较省力，如握在肱骨中段则费力。

（2）力矩、力偶原则　当医者沿关节垂直轴做各种被动旋转运动手法时，利用力矩、力

偶原理能获得省力效应。

①力矩省力原理：在关节被动运动类手法中，可利用力矩原则通过加长力臂的方法来达到省力的目的。例如，在施行以腰椎垂直轴为定轴的腰椎旋转扳法时，仰卧位腰椎旋转扳法的作用力点选择在股骨下端，而侧卧位腰椎旋转扳法的作用点则在髂骨最高点或股骨大转子，由于前者的力臂明显大于后者，故省力。

②力偶与力偶矩省力原理：两个大小相等、方向相反的平行力，其合力为零，但对其作用平面内的任何轴仍有合力矩的力系为力偶。二力间的垂直距离为力偶臂，力偶中的一个力与其力臂的乘积为力偶矩。力偶矩的大小可度量力偶对刚体的转动作用，其转动作用的大小与力的大小及力偶臂的大小成正比。可见，在此力系中加大力偶臂即可获得省力效益。因此，在施行以颈椎垂直轴为定轴的颈椎旋转扳法时，一手的握点在颏骨隆凸，而另一手的握点放在顶骨的后上角较放在枕外隆凸更轻巧省力，就是利用加长力偶臂的省力原理。

（3）力的替代原则：①外力替代内力原理　在施行被动手法时，尽量地利用"外力"替代"内力"来完成整个手法动作的操作，以取得省力的效果。如在施行低坐位颈椎拔伸法时，其对受术颈椎的牵引，向上是利用医者下肢由下蹲而直立时所产生的提升力；向下的拉伸力则来自受术者自身的重力作用，而此时医者双上肢无须主动用力，只要以较小的力保持住其对受术者头部的固定作用即可。②大力肌替代小力肌原理：在同一人体中肌力较大的肌肉称为大力肌，肌力较小的肌肉称为小力肌。在施行被动手法时，当在受术者个体重量及其受术关节周围的病理性约束力较大的场合下，有时往往受术者上肢肌力的限制不能完成操作，此时，可利用大力肌替代小力肌来完成手法操作。如在仰卧位颈椎拔伸法中，对颈椎的拉伸力由医者的大力肌——腰背肌替代上肢肌完成，而相反方向的牵引力则依靠受术者身体的重量与床面的摩擦力，从而节约了医者的臂力，并省却了助手的人力参与。

3.力量与技巧的完美结合原则　此类手法操作时应贯彻力量是基础，技巧是关键的理念，强调力量与技巧的完美结合，操作时做到稳、准、巧、快，以保证手法的安全、有效。所谓"稳"是指根据病情、病位选择相适宜的手法，手法力的作用点要吸定，切勿滑移，以确保手法的正确操作。"准"是指操作力的方向始终朝向病灶，直达病所，以确保手法有效。所谓"巧"是指手法操作时，力的大小要依据病情相机而行，运用巧力，以柔克刚，以巧制胜，即所谓"四两拨千斤"。所谓"快"是指手法发力以"扳机点"作为发力时机，要求"寸劲"发力，强调疾发疾收。

三、小儿推拿手法的基本技术要求

1.手法操作要领　轻快柔和，平稳着实，即手法用力宜轻，速度宜快，均匀着力，刚柔相济。

2.手法操作顺序　应先做轻手法，后做重手法。如掐法、捏脊等，应最后操作，以免刺激患儿哭闹，影响操作进行和治疗效果；施术穴位时，一般由上而下的顺序，如头面、上肢、胸腹、背腰、下肢、足部等。

3.手法操作时间　应根据患儿年龄的大小、病情的轻重、体质的强弱而定，一般婴幼儿治疗1次，操作5~10分钟，若年龄稍大，病变部位多，时间可适当延长，但一般不超过20分钟。

4.配合介质　手法操作时，一般配用推拿介质，如滑石粉、精油、水等。

第二节　推拿手法操作的注意事项

在推拿临床上，医者须知下列注意事项：

1.术前解释　医者对初次接受推拿治疗和精神紧张的患者，应做好解释工作。治疗前应先与患者讲解在手法治疗过程中的注意事项，以及有可能出现的某些现象或反应，争取患者的信任和配合，消除患者的精神紧张及不必要的顾虑或疑惧心理。对病情比较严重或神经衰弱者应进行解说和安慰，使患者有恢复健康的信心。

2.集中精力　医者要全神贯注，做到手随意动，功从手出，同时还要密切观察患者对手法的反应（如表情的变化、肌肉的紧张度以及对被动运动的抵抗程度等），询问患者的自我感觉，根据具体情况随时调整手法刺激的方法与强度，避免增加患者的痛苦和不必要的人为损伤。

3.体位舒适　手法操作要选择合适的体位。对患者而言，宜选择肌肉放松、呼吸自由，既能维持较长时间，又有利于医者手法操作的体位。对医者来说，宜选择一个有利于手法操作、省力的体位，同时也要做到手法操作过程中身体各部动作的协调一致。

4.手法准确　首先，医者应准确掌握每一手法的动作要领，严格按照规范化的动作结构进行操作；其次，依据辨证、辨病的结果选择相适宜的手法，且手法宜精不宜滥，宜少不宜多。

5.善用左手　推拿手法中，部分手法则要求医者必须左、右两手相互配合，动作准确、协调，所以左手操作水平的高低直接影响着手法技术的发挥。此外，医者左、右两手交替操作，避免单侧肢体因长时间操作而引起的疲劳不适、慢性劳损等。

6.力量适当　手法操作必须具备一定的力量，达到一定的刺激阈值，才能激发人体的应答机能，获得良好的治疗效果。力量太过或施用蛮力、暴力，有可能加重患者的痛苦或增加人为的损伤，亦不利于医者自身的健康；力量不及则不会产生良好的治疗作用。

7.治疗有序　手法操作有一定的顺序，一般从头面→肩背→上肢→胸腹→腰骶→下肢，自上而下，先左后右（或男左女右，即男性患者先操作左侧后操作右侧，女性患者则反之），从前到后，由浅入深，循序渐进，并可依具体病情适当调整。局部治疗，则按手法的主次进行。手法强度的控制要遵循先轻后重、由重转轻、最后结束手法的原则。

8.时间灵活　手法操作时间的长短对疗效有一定的影响。时间过短，往往达不到疗效；时间过长，局部组织有可能产生医源性损伤，或令患者疲劳。所以，操作的时间，要根据患者的病情、体质、病变部位、所应用手法的特点等因素灵活确定。每次治疗一般以10~20分钟为宜，对内科、妇科疾病可适当延长时间。

9.操作卫生 医者应注意保持个人卫生，经常修剪指甲，手上不得佩戴戒指及其他装饰品，以免擦伤患者的皮肤和影响治疗；推拿前后均应洗手，防止交叉感染。天气寒冷时，要注意双手的保暖，以免冷手触及皮肤时引起患者的不适或肌肉紧张。

学习小结

1.学习内容

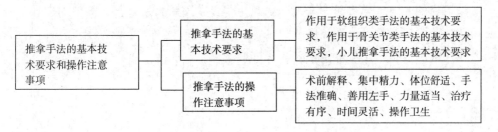

2.学习方法

本章要重点掌握和理解推拿手法的基本技术要求，熟悉和了解推拿手法的操作注意事项，要注意小儿推拿手法和成人推拿手法在应用上的不同。

复习思考题

1.作用于软组织类手法基本技术要求有哪些？

2.小儿推拿手法的操作顺序如何？

3.在推拿临床上，医者须知哪些注意事项？

第五章　推拿介质与热敷

要点导航

1.**学习目的**　通过学习推拿介质与热敷，掌握常用的推拿介质、热敷方、热敷方法，为临床推拿治疗和养生保健服务。
2.**学习要点**　推拿介质、湿热敷、常用热敷验方。

第一节　推拿介质

推拿介质是指涂搽在治疗局部并配合手法操作的药物制剂。如《景岳全书·卷四十五》曰："若发热便见腰痛者，以热麻油按痛处揉之可止"。推拿时应用介质，不仅发挥药物的治疗作用，而且增强润滑作用，保护患者的皮肤，提高治疗效果。常用的推拿介质有以下几种：

1.**滑石粉**　四季均可应用，夏季多用，有敛汗爽肤的作用。在治疗局部敷以滑石粉可保护患者和术者的皮肤，便于操作。

2.**冬青膏**　将冬青油（水杨酸甲酯）与医用凡士林混合成为冬青膏，春秋冬季多用。配合此膏应用擦法或按揉法可加强手法的透热效果，若加入少量麝香更能增强活血化瘀、搜风通络的功效。也可直接应用冬青油做介质，效果亦佳。

3.**按摩乳**　主要成分为乳香和没药，配合此药，能增强活血化瘀、通经活络的功效。四季均可应用。

4.**精油**　又称挥发油，是一种由天然植物萃取出来的浓缩液体，分子结构较小，易渗透皮肤，有其特殊的药理作用。如柴胡精油有解热止痛的作用，薄荷精油有疏肝理气解郁的作用，薰衣草精油有镇静放松的作用。精油在保健推拿中作为一种重要的介质而被普遍应用。

5.**姜汁**　将新鲜的生姜洗净切片，捣烂取汁后，加少许清水即可应用。多用于冬春季，有润滑皮肤、散寒解表、温中止痛、健脾暖胃、固肠止泻的作用。一般用于小儿外感风寒所致发热、咳嗽、腹痛、腹泻等。

6.**薄荷水**　取少量薄荷叶，用水浸泡后滤汁去渣，即可应用。多用于夏季，能够润滑皮肤、清热解表、消暑退热。一般用于小儿外感风热或暑热导致的发热、咳嗽。

7.**鸡蛋清**　取鸡蛋一个，去其蛋黄，所剩蛋清即可应用。有润滑皮肤、清热润肺作用，用于小儿肺热咳喘等。

8.**水**　即清水，能增强清凉、退热作用，并能防止手法操作时损伤皮肤。小儿做推法时常蘸水后操作，能够治疗小儿发热。

9.维生素E按摩油　即以维生素E为主要成分的一种油剂，有滋润皮肤作用。

10.其他　如红花油、松节油、舒筋活络药水等均可应用。

第二节　热　敷

热敷法是将发热的物体置于身体的患病部位或特定部位，产生温热效果，以达到防治疾病一种外治法。热敷法是一种古老的疗法，《黄帝内经》中记载的"熨"法即热敷法；《史记·扁鹊仓公列传》中记载"扁鹊，乃使子豹以五分之熨，以八减之齐和煮之，以更熨两胁下，太子起坐"，即以针熨并举之法，治疗虢国太子之"尸厥"；长沙马王堆汉墓出土的帛书中记载了用烤热的肥肉贴敷患处以治疗跌打损伤。其后，《肘后备急方》《外科大成》《医宗金鉴》等医籍中均有记载。因热敷疗法有热性和药性的双重作用，疗效显著、快捷，操作简单，取材方便，故在民间广泛应用。

【分类】

根据热敷药物的制作过程，可分为干热敷和湿热敷两种。

一、干热敷

将中药、盐等物质炒热后，用布袋包裹并趁热敷于患处，以达到解痉、镇痛、温阳目的的方法，称为干热敷。如醋盐热敷法，取大盐或食盐500g，放入铁锅内急火爆炒，加入陈醋250ml、酒100ml搅拌均匀，随即将醋盐倒入布袋内，扎紧袋口，趁热间断敷于脐部或疼痛部位皮肤，待患者可持续耐受热敷温度时，将热敷袋直接放在患处皮肤上，并予治疗巾覆盖在热敷袋上以减少热量消散。具有散寒止痛之效，主治腰腹部及四肢关节痛证。

二、湿热敷

方法1：将一些具有温经通络、祛风散寒、活血止痛作用的中草药，置于布袋内，将袋口扎紧，放入锅内，加适量清水，煮沸数分钟，趁热将毛巾浸透后绞干，并折成方形或长条形（根据治疗部位需要而定）敷于患部，待毛巾不太热时，即用另一块热毛巾换上。一般换2~3块毛巾即可。为加强治疗效果，可在患部先用擦法，使毛孔开放，随即将热毛巾敷上，并施以轻拍法，这样热量更易透入肌肤。注意：热敷时必须暴露患部。室内要保持温暖并无风，以免患者感受风寒。毛巾必须折叠平整，使热量均匀透入，避免烫伤皮肤。被热敷的部位不可再用其他手法，否则容易破皮，所以热敷均应在手法操作后使用。热敷的温度应以患者能忍受为限，要防止发生烫伤和晕厥。对于皮肤知觉迟钝的患者尤须注意。

方法2：将具有祛风散寒、温经通络、活血止痛作用的药物如乌头、天南星、皂角刺、当归、鸡血藤、桃仁、红花、防风、透骨草、千年健等，放入桶内，倒入白酒，按照药物：白酒=1：3的比例，将药物密封浸泡6个月。使用时，将药物放在布袋内，扎紧袋口拧干，放入微波炉内加热5~10分钟，趁热将其间断敷于患处皮肤，待患者可持续耐受热敷温度时，将热敷袋直接放在患处皮肤上，并予治疗巾覆盖在热敷袋上以减少热量消散。一般每日1~2次，每次不少于20分钟。注意：保持室内温暖，以防患者受凉；局部必须无皮肤损害；热敷的温度应以患者能忍受为度，以防烫伤，对局部皮肤知觉迟钝者应谨慎；热敷疗法应在手法治疗后使用，以提高疗效。

【常用热敷验方】

（1）骨碎补、威灵仙、鸡血藤各30g，川牛膝25g，透骨草、当归（酒洗）、川乌、乳香、没药、三棱、肉桂、川芎各20g，川椒15g，冰片10g。

（2）钻地风、伸筋草、威灵仙、杜仲、当归、香附、防风各20g，川芎、红花、乳香、没药各15g，艾叶100g。

（3）防风、鸡血藤、桃仁、红花、香附各20g。

（4）千年健、苏木、大黄、海风藤各30g，没药、桂枝、荆芥穗各20g。

（5）桑枝50g，豨莶草30g，虎杖根50g，生川乌30g，香樟木50g，透骨草30g，伸筋草30g。

（6）红花20g，苏木20g，归尾20g，钻地风20g，千年健20g，桂枝15g，路路通30g，刘寄奴20g，宣木瓜20g，乳香15g，没药15g，艾叶20g，香樟木50g，生川乌30g，生草乌30g，伸筋草20g。

学习小结

1.学习内容

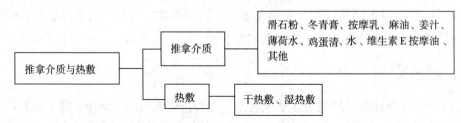

2.学习方法

本章重点理解和掌握推拿介质、热敷的概念和不同介质的作用，注意针对不同病证灵活选用不同介质，掌握热敷的方法，了解常用热敷验方。

复习思考题

1.何为推拿介质？试举出6种推拿介质？

2.何为热敷法？何为干热敷？

3.列举出一个湿热敷的方法。

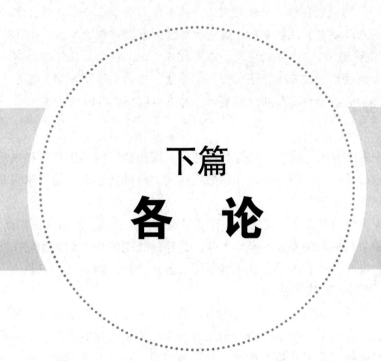

下篇

各 论

第六章　成人推拿手法

要点导航

1.**学习目的**　熟悉推拿手法的定义、基本技术要求、分类方法，掌握常用推拿手法的操作、动作要领和注意事项，熟悉常用推拿手法的应用部位、作用和适应证。

2.**学习要点**　推拿手法的定义、基本技术要求、分类方法。摆动类手法、摩擦类手法、振动类手法、挤压类手法、叩击类手法、运动关节类手法、复合类手法、小儿常用手法的操作、动作要领和注意事项、应用部位、作用和适应证。

推拿手法是医者用手或肘、足等其他部位，按照特定的操作技巧和规范化动作要求在受术者体表进行操作，以用来治疗和预防疾病的一种技巧动作，是推拿医学防治疾病的主要手段，是推拿学的主体内容之一。

推拿手法操作的准确性、应用熟练程度以及功力的深浅，可直接影响防病治病的效果。因此，学习和掌握规范化手法的操作要领，并经过长期的功法训练和临床实践，才能由生而熟，由熟而生巧，得心应手，真正极尽手法运用之妙，做到"一旦临证，机触于外，巧生于内，手随心转，法从手出。"

松解类手法应达到持久、有力、均匀、柔和、深透五项基本技术要求。持久是指手法操作能够持续一定的时间而不间断，能保持动作和力量的连贯性；有力是指手法操作要有一定力量，但这种力量不是越大越好，更不是蛮力、暴力，而是依据病情和治疗部位施加所需要的适当力量；均匀是指手法操作的频率、速度和压力等要素能够保持均匀一致，不能时轻时重，时快时慢；柔和是指手法轻而不浮，重而不滞；深透是指手法的刺激要深达机体组织的深层，能力达病所、驱邪除病。整复类手法要达到"稳、准、巧、快"四项基本技术要求。稳是指手法操作要平稳自然，因势利导，避免生硬粗暴；准是指选择手法要有针对性，定位要准；巧是指手法施术时要用巧力，以柔克刚，以巧制胜，不可使用蛮力；快是指手法操作时，用力要疾发疾收，用所谓的"巧力寸劲"，施力不可过长，发力时间不可过久。

本章主要根据手法的作用、运动形式、运动特点及小儿手法操作的特殊性，将手法分为摆动类手法、摩擦类手法、振动类手法、挤压类手法、叩击类手法、运动关节类手法、复合式手法和小儿推拿手法八大类，并精选其中常用手法予以介绍。

第一节　摆动类手法

一、一指禅推法

用拇指着力于治疗部位，前臂主动往返摆动，通过腕关节带动拇指在治疗部位施加轻重交替有节律的压力刺激，称为一指禅推法。根据临床需要可分为一指禅指端推法、一指禅偏峰推法、一指禅指腹推法和一指禅屈指推法。

【操作】

1.**一指禅指端推法**　拇指伸直，指端着力于治疗部位，余指自然屈曲，并以拇指指间关节横纹紧贴食指桡侧缘，沉肩垂肘悬腕，以肘部为支点，前臂有节律地主动摆动，通过腕关节带动拇指指间关节被动屈伸，使拇指指端在治疗部位上进行轻重交替持续不断的推动，前臂摆动频率控制在120~160次/分钟，见图6-1。

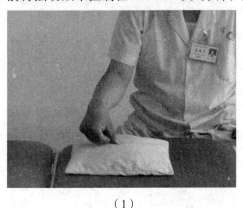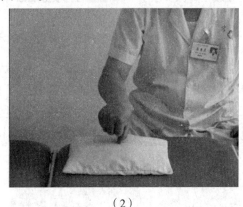

（1）　　　　　　　　　　　　　　　　（2）

图6-1　一指禅指端推法

2.**一指禅偏峰推法**　拇指自然伸直并放松，以桡侧偏峰着力于治疗部位，余指放松微屈，沉肩垂肘悬腕，以肘部为支点，前臂及腕关节有节律地主动内外轻转并摆动，带动拇指掌指关节及指间关节被动小幅度屈伸，使拇指偏峰端在治疗部位上进行轻重交替持续不断的推动，前臂及腕的旋摆频率控制在120~160次/分钟，见图6-2。

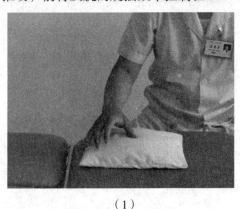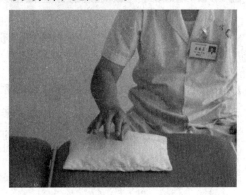

（1）　　　　　　　　　　　　　　　　（2）

图6-2　一指禅偏峰推法

3.一指禅指腹推法　又称扶持推。拇指自然伸直，张开虎口，以指腹罗纹面着力于治疗部位，其余四指并拢微屈与拇指相对放置以稳定拇指，沉肩垂肘悬腕，以肘部为支点，前臂有节律地主动摆动，通过腕关节屈伸带动拇指指间关节被动屈伸，使拇指指腹在治疗部位上进行轻重交替持续不断的推动，前臂摆动频率控制在120~160次/分钟，见图6-3。

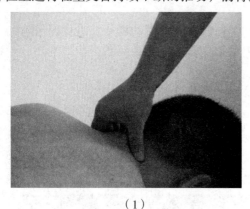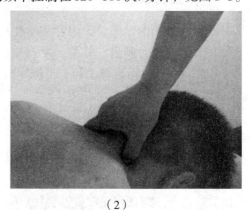

（1）　　　　　　　　　　　　　　　　（2）

图6-3　一指禅指腹推法

4.一指禅屈指推法　又称跪推法。拇指屈曲，以其指间关节背侧的桡侧缘着力于治疗部位，余指屈曲半握拳，并以拇指指腹紧压食指第一指间关节桡侧缘，沉肩垂肘悬腕，以肘部为支点，前臂有节律地主动摆动，通过腕关节带动拇指指间关节背侧的桡侧缘在治疗部位上来回滚动，前臂摆动频率控制在120~160次/分钟，见图6-4。

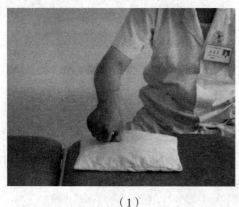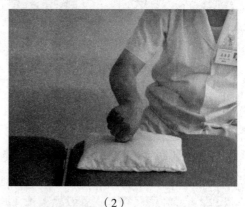

（1）　　　　　　　　　　　　　　　　（2）

图6-4　一指禅屈指推法

【要领及注意事项】

1.沉肩　肩颈部肌肉放松，肩部自然下垂，不要耸肩，肩关节略呈外展位。

2.垂肘　上臂肌肉放松，肘关节自然下垂，略低于腕部。

3.悬腕　腕关节尽可能掌屈并保留一定的松弛度，手掌呈悬垂状态。

4.指实掌虚　指实是拇指着力点要吸定，要自然着实；掌虚是四指握空拳，掌心空虚。

5.紧推慢移　在体表移动操作时，要保持手法动作要领和摆动频率不变，移动速度要慢。

6.不能推破皮肤。

7.操作中前臂摆动是主动的，是手法力的始发处，拇指指间关节屈伸是被动的，有缓冲手法力的作用，切不可故意屈伸，形成顿挫和冲击感。

8.前臂摆动带动拇指产生的压力轻重交替作用于体表，外摆和回摆时压力大小为3：1，即"推三回一"。

【手法特点】着力点接触面小，压强大，渗透力强，操作缠绵，动作细腻，柔和深透，刚柔相济，强调以柔和为贵。

【适用部位】一指禅指端推法可用于全身各部，一指禅偏峰推法多用于头面部，一指禅指腹推法多用于颈项、四肢，一指禅屈指推法多用于颈项部、胸腹部。

【临床应用】本手法临床应用广泛。主要用于全身经络、穴位及各种线状与点状部位的治疗，对临床各科疾病的治疗均有应用价值，凡经络阻滞，气血郁结及脏腑功能失调都可应用一指禅推法作为主治手法。

对于胃脘痛、腹胀、食少纳呆、吞酸、呃逆、食欲不振、腹泻、便秘，常用一指禅指端推法或一指禅指腹推法推足太阳膀胱经第一侧线，重点在脾俞、胃俞、大肠俞，或推中脘穴；对于胃下垂、肾下垂、脱肛、阴挺，常用一指禅指腹推法推百会穴；对于胸痹，常用一指禅指腹推法推肺俞、心俞、膈俞穴；对于颈项僵痛，常用一指禅指腹推法和跪推法推颈部脊柱正中、颈椎棘突两侧的肌肉；对于头痛、眩晕、失眠、多梦，常用一指禅偏峰推法从印堂穴向上推至神庭穴，从印堂穴沿两侧眉弓推至太阳穴；对于近视，常用一指禅偏峰推法推眼眶周围。

【常规操作法练习】

1.**一指禅推印堂法** 受术者取坐位或仰卧位，医者站在或坐在其身旁。医者用一指禅推法或一指禅偏峰推法推印堂穴2~3分钟。主治：健忘、感冒、目痛、近视、鼻炎等。

2.**一指禅推神庭法** 受术者取坐位或仰卧位，医者站在或坐在其身旁。医者用一指禅推法或一指禅偏峰推法推神庭穴2~3分钟。主治：头痛、目眩、惊悸、失眠、多梦、目翳、鼻渊等。

3.**一指禅推眼眶法** 受术者取仰卧位，双目微闭，医者坐在其身旁。医者用一指禅偏峰推法从一侧睛明穴开始操作，沿该侧上眼眶向外推至目外眦，再沿该侧下眼眶向内推至目内眦，然后推向对侧睛明穴，沿对侧上眼眶向外推至对侧目外眦，再沿对侧下眼眶向内推至对侧目内眦，形成"∞"字形的环形推动，反复操作6分钟左右。主治：近视、目干涩等眼病。

4.**一指禅推百会法** 受术者取坐位，医者站在其身旁。医者用一指禅推法或一指禅偏峰推法推百会穴2~3分钟。主治：痴呆、失眠、多梦、健忘、头痛、眩晕、耳鸣、胃下垂、肾下垂、脱肛、阴挺等。

5.**一指禅推风府法** 受术者取坐位或俯卧位，医者站在或坐在其身旁。医者用一指禅推法或一指禅偏峰推法推风府穴2~3分钟。主治：头痛、眩晕、目痛、失音、咽喉肿痛、颈项僵痛、癔病等。

6.**一指禅推中脘法**　受术者取仰卧位，医者坐在其身旁。医者用一指禅推法或推摩法推中脘穴3~5分钟。主治：胃脘痛、腹胀、食少纳呆、吞酸、呃逆、食欲不振、腹泻、便秘、脏躁等。

7.**一指禅推气海、关元法**　受术者取仰卧位，医者坐在其身旁。医者用一指禅推法或推摩法推气海、关元穴各2~3分钟。主治：腹痛、泄泻、便秘、遗尿、月经不调、痛经、遗精、阳痿、虚劳羸瘦等。

8.**一指禅推颈椎法**　受术者取坐位，医者站在其身旁。医者用一指禅推法从风府穴向下推至大椎穴，反复操作3~5分钟。主治：落枕、颈椎病、头痛、失眠、多梦、眩晕等。

9.**一指禅推膀胱经法**　受术者取俯卧位，下肢自然伸直，医者站在其身旁。医者用一指禅推法推患者腰背部脊柱两侧膀胱经，从大杼穴处开始，至膀胱俞穴处为止，反复操作3~5遍。主治：腰背痛，各脏腑病证。

二、滚法

以第五掌指关节背侧吸附于治疗部位上，通过前臂的旋转摆动和腕关节的屈伸运动，使小鱼际和手背尺侧部分在治疗部位上进行滚动性压力刺激的一种手法，称为滚法。

【操作】拇指自然伸直，小指、无名指的掌指关节屈曲约90°，食、中指依次自然屈曲，使手背掌横弓形成弧面。以小指掌指关节背侧为着力点，以肘关节为支点，前臂主动旋转并向前推动，使腕关节在旋推过程中逐渐屈曲，带动手背以小鱼际为边不小于二分之一扇形面为着力面，在治疗部位上形成滚动，频率120~160次/分，见图6-5。

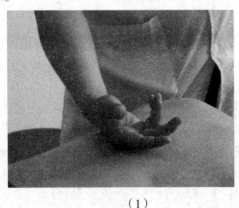 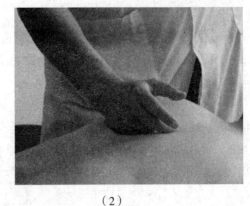

（1）　　　　　　　　　　　　　　　（2）

图6-5　滚法

掌指关节滚法、小鱼际滚法是滚法的变化应用。

掌指关节滚法　拇指放松，四指掌指关节屈曲90°，以四指掌指关节背侧着力于治疗部位，以肘关节为支点，前臂主动摆动，使腕关节做被动屈伸，带动四指掌指关节背侧在施术部位上进行来回滚动，频率120~160次/分，见图6-6。

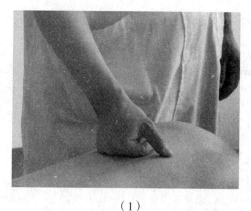
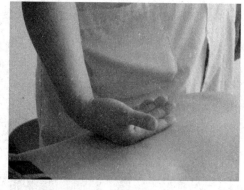

（1）　　　　　　　　　　　　　　（2）

图6-6　掌指关节滚法

　　小鱼际滚法　拇指放松，四指自然屈曲，以小鱼际着力于治疗部位，以肘关节为支点，前臂主动旋转，通过腕带动小鱼际及部分手背面在治疗部位上进行来回滚动，频率120~160次/分，见图6-7。

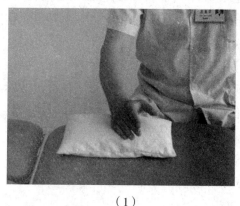
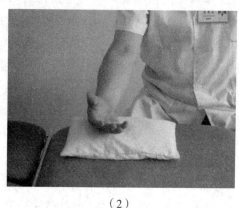

（1）　　　　　　　　　　　　　　（2）

图6-7　小鱼际滚法

【**要领及注意事项**】

　　1.肩部放松，肩关节轻度前屈外展，不能扛肩；肘关节屈曲，前臂旋转屈伸时以肘部为支点，保持稳定不能随之摆动；腕关节放松，被动协同前臂动作，不可有意屈伸。

　　2.前臂旋转并前推是动作主体，在此过程中带动腕关节被动屈伸。前臂旋前推动时被动屈腕，形成前滚，旋后回收时被动伸腕，形成回滚。前滚和回滚力轻重之比为3∶1，即"滚三回一"。

　　3.腕关节屈伸幅度控制在120°左右，即前滚时屈腕约80°，回滚时伸腕约40°。

　　4.掌背部的尺侧1/2面积依次接触被治疗的部位。

　　5.注意不能在体表"空转""滑移"，要吸定。

　　6.避免骨性相撞引起疼痛，如避免掌指关节的骨突部与体表骨突处相撞击。

　　7.避免出现折刀样的突变动作而引起跳动感，同时也可避免损伤腕关节。

　　8.要注意等速和等压。

9.滚法推拿流派主张在临床治疗时，要将滚法与关节的被动运动手法有机地结合起来。

【手法特点】接触面积大，压力也大，刺激量强，刚柔相济，舒适安全，易被接受，应用范围广。

【适用部位】掌背滚法用于颈项部、肩背部、腰臀部及四肢大关节等肌肉丰厚处，小鱼际滚法多用于头面部、颈项、四肢，掌指关节滚法多用于腰臀、下肢后侧。

【临床应用】常用于治疗颈椎病、肩关节周围炎、腰椎间盘突出症、各种运动损伤、运动后疲劳、半身不遂、截瘫、高血压、糖尿病、痛经、月经不调等多种病证，也是常用的保健推拿手法之一。

对于颈椎病，常用滚法在患侧颈肩背部操作，同时配合患者轻缓的头部前屈、后伸、侧屈、旋转的被动运动；对于肩关节周围炎，常用滚法施于肩关节周围，同时配合患者肩关节各方向的被动运动；对于腰椎间盘突出症，常用滚法在患侧腰部、臀部及下肢操作，同时配合患者腰部的被动运动；对于慢性腰肌劳损，常用较重刺激的滚法沿腰部两侧膀胱经上下往返操作；对于半身不遂，常用滚法在患侧肢体操作，同时配合患侧肢体的被动运动。

【常规操作法练习】

1.**滚颈项法**　受术者取坐位，医者站在其侧后方。医者一手扶住患者头部，另一手用滚法从肩井穴滚至该侧的颈根部，在颈根部改用拳滚法，然后从下至上用滚法滚该侧颈部肌肉，至风池穴处改用掌指关节滚法。反复操作3~5分钟。主治：落枕、颈椎病、项背痛、头痛、失眠、眩晕等。

2.**滚肩井法**　受术者取坐位，医者站在其侧后方。医者一手扶住患者肩部，另一手用滚法施于该侧肩井穴，从外向内滚动，反复操作3~5分钟。主治：肩周炎、落枕、颈椎病、项背痛、倦怠乏力、半身不遂、头目昏重。

3.**滚肩周法**　受术者取坐位，医者站在其身旁。医者一手握住患者患侧的肘部，另一手用滚法施于该侧肩前、上、外、后侧，两手互相配合，边滚动边做该侧肩关节各方位的被动运动，反复操作3~5分钟。主治：肩周炎，颈椎病，肩部疼痛、活动受限，半身不遂，上肢疲倦无力等。

4.**双滚肩背法**　受术者取俯卧位，医者站在其身旁或头端。医者双手握空拳，用小鱼际及掌背侧在肩背部反复滚动。双手可同时在双侧对称操作，也可在单侧交替操作。边滚动边从肩背部向腰骶部移动，反复操作2~3次。主治：肩周炎，项背肌筋膜炎，感冒，疲倦无力，慢性腰痛等。

5.**滚小腿后侧法**　受术者取俯卧位，下肢自然伸直，医者站在其身旁。医者用滚法施于患侧小腿后部，从委中穴处开始至跟腱处为止，上下往返操作3~5分钟。主治：小腿后侧疼痛、麻木，腓肠肌痉挛，各种腰痛等。

6.**滚股后侧法**　受术者取俯卧位，下肢自然伸直，医者站在其身旁。医者用滚法施于患侧股后部，从承扶穴处开始至委中穴处为止，上下往返操作3~5分钟。主治：股后侧疼痛、麻木，各种腰痛等。

7.揆股前侧法 受术者取仰卧位，下肢自然伸直，医者站在其身旁。医者用揆法施于患侧股前部，从髋下开始至膝关节上缘处为止，上下往返操作3~5分钟。主治：股四头肌疼痛、麻木、挛缩，半身不遂，腹胀等。

8.揆股外侧法 受术者取侧卧位，健侧下肢在下自然伸直，患侧下肢在上屈膝屈髋，医者站在其身旁。医者用揆法施于患侧股外侧部，从股外侧上部开始至膝关节上缘处为止，上下往返操作3~5分钟。主治：半身不遂，胸胁胀满，口苦等。

三、揉法

用掌、指或肢体其他部位着力于治疗部位，做轻柔灵活的上下、左右或环旋的揉动，并带动施术部位皮肤及皮下组织一起运动的手法，称之为揉法。根据临床需要常分为指揉、掌揉、前臂揉、肘揉等。

【操作】

1.指揉法 可分为拇指揉法、中指揉法、多指揉法。

（1）拇指揉法 以拇指指腹着力于治疗部位，余四指轻置于适当位置以支撑助力，腕关节微屈或伸直，拇指及前臂部主动施力做环转运动，使拇指指腹在治疗部位上做连续不断的环旋揉动，手法频率120~160次/分，见图6-8。

（2）中指揉法 中指伸直，掌指关节微屈，食指搭于中指远端指间关节背侧以助力，以中指指腹着力于治疗部位上，腕关节稍用力固定于微屈位，前臂做主动运动，通过腕关节使中指指腹在治疗部位上做轻柔灵活的小幅度的环旋或上下、左右揉动，手法频率120~160次/分钟，见图6-9。

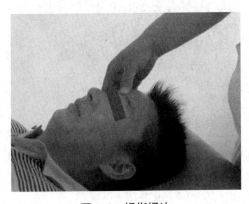

图6-8 拇指揉法

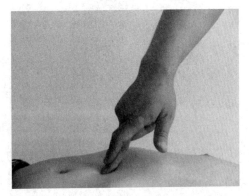

图6-9 中指揉法

（3）多指揉法 食指、中指、无名指伸直并拢，以三指指腹着力于治疗部位，其余操作术式及动作要领均同中指揉法，见图6-10。

2.掌揉法 可分为全掌揉法、大鱼际揉法、掌根揉法。

（1）全掌揉法 以整个手掌掌面着力于治疗部位，肩、肘、腕放松，前臂主动按压环转，通过腕关节带动手掌掌面在治疗部位上进行连续不断的环转揉动，手法频率120~160次/分，见图6-11。

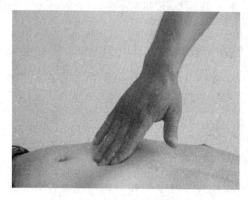

图6-10　多指揉法

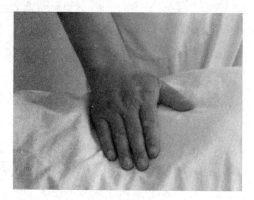

图6-11　全掌揉法

（2）大鱼际揉法　以手掌大鱼际部着力于治疗部位，肩、肘、腕放松，以肘关节为支点，前臂主动旋转并小幅度屈伸肘关节，带动腕关节左右摆动或环转揉动，使大鱼际在治疗部位上进行轻柔灵活的揉动，手法频率为160~200次/分，见图6-12。

（3）掌根揉法　以掌根部着力于治疗部位，肘关节屈曲，腕关节背伸，五指分开自然屈曲，前臂主动按压环转，通过腕关节带动掌根做环转揉动，带动治疗部位的皮肤及皮下组织一起运动，手法频率100~120次/分，见图6-13。

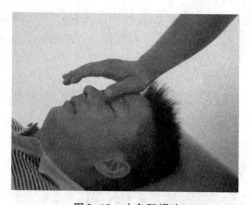

图6-12　大鱼际揉法

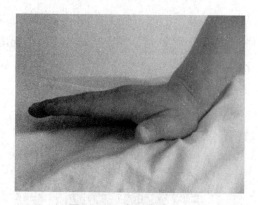

图6-13　掌根揉法

3.前臂揉法　上身前倾，以前臂中段的背侧部或尺侧部着力于治疗部位，肘关节屈曲，肩关节前屈外展，以肩关节为支点，上臂主动按压环转，前臂借力主动在治疗部位做环转揉动，手法频率80~120次/分，见图6-14。

4.肘揉法　上身前倾，以肘部的尺骨上段背侧或肘尖（尺骨鹰嘴部）着力于治疗部位，肘关节极度屈曲，肩关节前屈外展，以肩关节为支点，肩及上臂主动按压环转，使着力部在体表做环转揉动，手法频率80~120次/分，见图6-15。

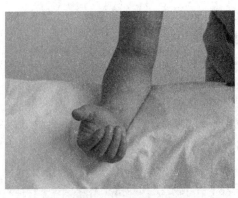
图6-14　前臂揉法

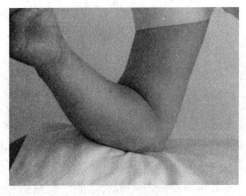
图6-15　肘揉法

【要领及注意事项】

1.压力要适中，以受术者舒适为度，须带动皮下组织一起运动。

2.可定点揉动，亦可边揉边移动。定点揉动应吸定于受术部位，移动时可在揉动中适当摩擦移动，形成环揉摩动，使手法移动更加流畅。

3.灵活掌握用力轻重和频率。如指揉法及大鱼际揉法要轻快，掌揉法要适度，臂揉法和肘揉法宜沉缓。

4.指揉法在头面部操作时可以缓慢地揉动3次，然后按一下，形成"揉三按一"的连续操作。

5.大鱼际揉法前臂有推旋动作，腕部宜放松；指揉法腕关节要保持一定的紧张度；掌根揉法则腕关节略有背伸，松紧适度。

6.拇指揉法操作时可用单手或双手，以拇指指腹进行揉动，其余四指在对侧起助动作用。

7.掌揉法操作时可用单手或双手，双手操作时两手叠放，利用上半身重量以增加揉动之力。

8.臂揉、肘揉也可用另一手助力，并利用上半身重量以增加揉动之力。

【手法特点】揉法接触面可大可小，刺激平和舒适，放松和舒缓作用极好。

【适用部位】指揉法适用于头面部及全身各部腧穴，小儿推拿也常用；大鱼际揉法主要适用于头面部、胸胁部；掌根揉法多用于背、腰、臀部；全掌揉法常用于脘腹部；臂揉法多用于背、腰、臀部；肘揉法力最重，多用于背、腰、臀及股后部。

【临床应用】常用于胃痛、便秘、泄泻、癃闭、头痛、软组织损伤、颈椎病、骨折术后康复、小儿斜颈、小儿遗尿、近视等多种病证，亦可用于保健。

对于落枕，常用拇指揉法揉患侧颈项部；对于慢性腰痛，常用全掌揉法或掌根揉法揉腰部，用指揉法揉肾俞、命门、腰阳关穴；对于胁肋胀痛，常用大鱼际揉法沿肋间隙操作。

【常规操作法练习】

1.**揉太阳法**　受术者取仰卧位或坐位，医者坐在其头前或站在其身旁。医者用两拇指指腹或两中指指腹或两手的大鱼际着力于受术者两太阳穴处，作轻柔缓和的揉动，反复操作1~3分钟。如受术者坐位，医者也可用一手扶住受术者头部，另一手用拇指指腹或中指指腹或大鱼际来进行操作。主治：各种头痛，风寒感冒，目赤肿痛等。

2.**揉前额法**　受术者取仰卧位或坐位，医者坐在其头前或站在其身旁。医者一手扶受术者头部，另一手用大鱼际着力于受术者前额部，作轻柔缓和的揉动，反复操作2~3分钟。

主治：头痛，失眠，多梦，健忘，眩晕，风寒感冒等。

3.揉面颊法 受术者取仰卧位或坐位，医者坐在其头前或站在其身旁。医者一手扶受术者头部，另一手用大鱼际着力于受术者一侧面颊部，作轻柔缓和的揉动，从上到下依次进行，做完一侧再做另一侧，反复操作3~5分钟。主治：面神经麻痹，美容防皱等。

4.揉颈项法 受术者取俯卧位或坐位，医者坐在其头前或站在其身旁。医者一手扶受术者头部，另一手用拇指指腹或大鱼际或掌根部着力于受术者一侧颈项部，作轻柔缓和的揉动，从风池穴高度到颈根部，从上到下依次进行，作完一侧再作另一侧，反复操作3~5分钟。主治：落枕，颈椎病，颈项强痛，颈部活动不利，头痛，高血压等。

5.掌揉肩背法 受术者取俯卧位或坐位，医者坐在或站在其身旁。医者用一手全掌或掌根部着力于受术者一侧颈根部，然后向外经肩井穴揉至肩峰端，再从颈根部向下沿背部膀胱经第一侧线和第二侧线揉至肩胛下角平高处，作完一侧再作另一侧，反复操作3~5分钟。主治：项背痛，颈肩综合征，心悸，咳嗽，胸闷，失眠，多梦，健忘，感冒，骨蒸潮热等。

6.指揉背部膀胱经法 受术者取俯卧位，医者站在其身旁。医者用双手拇指指腹同时揉受术者背部膀胱经第一侧线和第二侧线，从大杼穴高度开始，至膈俞穴平齐处为止，反复操作3~5分钟。主治：背肌劳损，心悸，气短，咳嗽，气喘，胸闷，嗳气，骨蒸潮热，盗汗等。

7.指揉腰部膀胱经法 患者取俯卧位，医者站在其身旁。医者用双手拇指指腹同时揉受术者腰部膀胱经第一侧线和第二侧线，从三焦俞穴高度开始，至关元俞穴平齐处为止，反复操作3~5分钟。主治：腰椎间盘突出症，急性腰肌损伤，慢性腰肌劳损，遗精，阳痿，早泄，肠鸣，腹泻等。

8.揉命门法 患者取俯卧位，医者站在其身旁。医者用一手拇指指腹或大鱼际或掌根部置于受术者腰部命门穴处，作轻柔缓和的揉动，时间2~3分钟。主治：腰脊疼痛，尿频，阳痿，早泄，月经不调，带下，脐周痛，腹胀等。

9.揉腰眼法 患者取俯卧位，医者站在其身旁。医者用一手拇指指腹或掌根部或肘尖置于患者腰部腰眼穴处，做缓和的揉动，时间2~3分钟。主治：腰痛，月经不调，带下等。

10.揉股前法 患者取仰卧位，医者坐在或站在其身旁。医者用一手全掌或掌根部着力于受术者一侧股前部，从髀关穴高度开始，至膝关节上方为止，从上到下依次进行，反复操作2~3分钟。主治：半身不遂，股四头肌损伤，下肢疲劳性酸痛等。

11.揉股后法 患者取俯卧位，医者坐在或站在其身旁。医者用一手全掌或掌根或前臂部着力于受术者一侧股后部，从承扶穴高度开始，至膝关节上方为止，从上到下依次进行，反复操作2~3分钟。主治：腰腿痛，半身不遂，下肢疲劳性酸痛等。

12.合掌揉膝法 患者取仰卧位，屈膝屈髋，医者站在其身旁。医者两手掌面相对，分别置于受术者膝关节的内、外两侧，利用双掌的合力，进行旋转的揉动，反复操作2~3分钟。主治：膝关节疼痛，膝关节侧副韧带损伤，增生性膝关节炎等。

第二节　摩擦类手法

摩擦类手法主要包括摩法、擦法、推法、搓法、抹法等，其共同特点是手法操作时在体表形成摩、擦等不同形式的位置移动。

一、摩法

用指腹或掌面在体表做环形或直线往返摩动，称为摩法。分为指摩法和掌摩法两种。

【操作】

1.指摩法 拇指外展，四指伸直并拢，以四指末节指腹着力于治疗部位，腕关节微屈，前臂主动用力，使肩、肘关节做主动环旋运动，带动四指末节指腹在体表上作环形或直线往返的摩动，不带动皮下组织，见图6-16。

2.掌摩法 手掌自然伸直，整个手掌平置于治疗部位上，轻轻着力，腕关节放松并轻度背伸，前臂主动用力，带动手掌在体表上作环形或直线往返的摩动，不带动皮下组织，见图6-17。

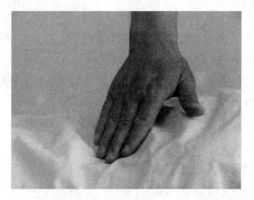

图6-16 指摩法

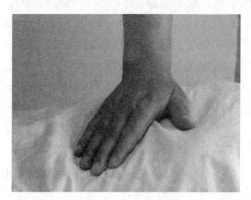

图6-17 掌摩法

【要领及注意事项】

1.指摩法操作时腕关节要微屈并保持一定的紧张度，环摩时基本不动；而掌摩法操作时腕关节要放松，环摩时顺应摩动方向做被动摆动。

2.指摩法的运动频率一般控制在每分钟120次左右，掌摩法的运动频率一般控制在每分钟100次左右。

3.摩动时，手臂应始终保持稳定的轻压力，摩动的速度宜均匀。

【手法特点】刺激柔和舒适，以腹部应用较多，对内脏功能起良性的调整作用。

【适用部位】指摩法接触面较小，适于颈项、面部、四肢等部位，掌摩法接触面大，多适用于胸腹、胁肋、背腰等部位。

【临床应用】主要用于脘腹胀满、消化不良、泄泻、便秘、咳喘、胸胁胀痛，月经不调、痛经，遗精、阳痿、早泄，外伤肿痛等病证。

对于腹胀、消化不良、泄泻、便秘、咳喘、胸胁胀痛等内科病症，常用指摩或掌摩法在胸腹部操作，可重点摩中脘、神阙、膻中、关元等穴；对于常见的妇科月经不调、痛经、带下等症可以重点摩小腹部、子宫穴及八髎穴等；对于男科遗精、阳痿、早泄等症可以重点在中极、关元、气海等穴操作。因为其手法性质轻盈缓和，刺激力度多位于皮部层面，所以，对于外伤引起的软组织肿痛等症也可起到一定的止痛效果，可以在局部轻缓施术。

【常规操作法练习】

1.摩额面法 受术者取仰卧位，医者坐在其头前。医者以指摩法在头额部及面颊部进行练习，移动性操作2~3分钟。主治：头痛、目眩、惊悸、失眠、多梦、健忘等。

2.宽胸顺气法 受术者取坐位，医者站在其身旁。医者以双手掌心分别置于胸部的璇玑穴和背部的大椎穴处，自上到下沿胸、背部的正中线直摩到胸前的中庭穴和背部的筋缩穴，反复操作2~3分钟。主治：胸闷、善太息、嗳气、气短等。

3.摩腹法 受术者取仰卧位，医者坐在其身旁。医者以掌摩法在腹部以脐为中心进行操作练习3~5分钟。主治：胃痛、腹胀、食少纳呆、吞酸、呃逆、腹泻、便秘、脏躁等。

4.摩脐旁法 受术者取仰卧位，医者坐在其身旁。医者以一手的食、中、无名、小指的指面置于腹部一侧的大横、腹结穴处，然后横摩到另一侧的大横、腹结穴处，或以一手的掌心置于腹部一侧的大横穴处，然后横摩到另一侧的大横处，反复操作3~5分钟。主治：腹胀、食少纳呆、腹泻、便秘、腹中冷等。

5.横摩腹直肌法 受术者取仰卧位，医者坐在其身旁。医者以一手的食、中、无名、小指的指面横摩腹直肌，从上脘穴高度到关元穴水平，反复横摩3~5分钟。主治：脘腹胀满、食少纳呆、腹泻、便秘、腹中冷、头昏、腰痛等。

6.摩腰背法 受术者取俯卧位，医者坐在其身旁。医者以掌摩法在腰背部进行操作练习3~5分钟。主治：腰肌急性损伤、腰背肌劳损、腰椎间盘突出症、胸闷等。

二、擦法

用指或掌着力于治疗部位，做较快速的直线往返运动，使指或掌着力面与体表肌肤反复摩擦产生热效应来治疗疾病，称为擦法。分为指擦法和掌擦法两种，掌擦法又分为全掌擦法、大鱼际擦法、小鱼际擦法。

【操作】

1.指擦法 指、掌、腕部伸直，以食、中、无名指和小指指腹着力于治疗部位，上肢主动用力做拉锯式运动，使指腹着力面在体表沿直线进行均匀往返摩擦，直至使治疗部位潮红发热为度，见图6-18。

2.掌擦法 以全手掌面或大鱼际或小鱼际着力于治疗部位，腕关节伸直，上肢主动用力做拉锯式运动，使掌面或大鱼际或小鱼际在体表沿直线进行均匀往返摩擦，直至使治疗部位潮红发热为度，见图6-19、图6-20、图6-21。

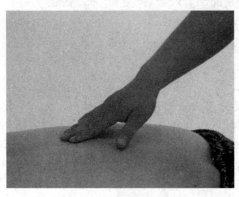

图6-18 指擦法

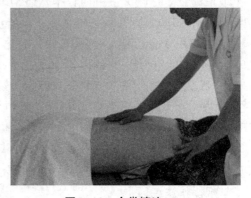

图6-19 全掌擦法

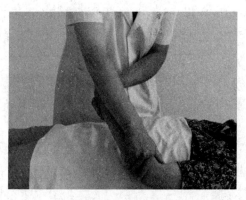

图6-20　大鱼际擦法

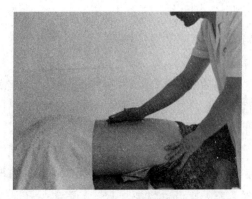

图6-21　小鱼际擦法

【要领及注意事项】

1.要直接接触皮肤操作。

2.压力要适中，不能过大或过小。压力过大，则手法重滞，且易擦破皮肤；如压力过小，则不易生热。

3.拉锯式摩擦运动必须沿同一直线往返进行，动作要连续不断。

4.擦法产生的热量应以透热为度，不可擦破皮肤。为保护皮肤，常配合使用冬青膏、红花油等介质，既有助于产热来提高疗效，又可防止擦破皮肤。

5.擦法操作时医者不可屏息，动作要连续、均匀、稳定、有节奏，频率100~120次/分。

【手法特点】擦法刺激柔和，具有较好的温经散寒止痛作用。

【适用部位】指擦法适于颈项、肋间；掌擦法适于肩背、胸腹部、两胁部、腰部及四肢部；大鱼际擦法适于四肢部，尤以上肢为常用；小鱼际擦法适于肩背、脊柱两侧及腰骶部。

【临床应用】主要用于呼吸系统、消化系统、生殖系统及运动系统疾病，如咳嗽、气喘、胸闷、慢性胃炎、消化不良，纳呆、便溏、痛经、月经不调、女子不孕、遗精、阳痿、早泄、不育、四肢伤筋、风湿痹痛等。

对于感冒、头痛、健忘、目痛、近视等症可以在头额部擦法，重点施术于印堂、攒竹、鱼腰等穴；对于咳嗽、气喘、胸闷等症重点用掌擦法施术于前胸及后背；对于慢性胃炎、消化不良、纳呆、便溏等症，用掌擦法施术于腹部，重点擦中脘、神阙、关元、气海等穴；对于寒凝胞宫而引起的痛经、月经不调、不孕等症，重点擦小腹及腰骶部，关元、气海、八髎等穴施以透热为度；对于男子遗精、阳痿、早泄、不育等症亦重擦腰骶部以腰阳关、命门等穴为中心；对于四肢伤筋、风湿痹痛等伤科病用鱼际擦法或掌擦法在其局部施术，以疼痛点透热为度。

【常规操作法练习】

1.**指擦额部法**　受术者取仰卧位，医者坐在其头前。医者以指擦法在其额部沿左右进行操作1~2分钟。主治：感冒、头痛、健忘、目痛、近视等。

2.**鱼际擦上肢法**　受术者取坐位，医者坐在其头前。医者以鱼际擦法在上肢部进行操作，双手分别操作1~2分钟。主治：上肢半身不遂、肩周炎、神经根型颈椎病、上肢的各种损伤及后期康复治疗等。

3.直擦背部法 受术者取俯卧位，医者站在其身旁。医者以掌擦法在背部沿上下直线进行操作练习，双手分别操作，以透热为度。主治：背肌劳损、感冒、胸闷、气短、咳嗽、气喘、嗳气等。

4.横擦腹部法 受术者取俯卧位，医者站在其身旁。医者以掌擦法从上到下横擦整个腹部，重点在中脘、神阙、关元、气海穴，以透热为度。主治：胃脘痛、腹胀、消化不良、纳呆、便溏等。

5.横擦腰骶法 受术者取俯卧位，医者站在其身旁。医者以掌擦法从上到下横擦腰骶部，以透热为度。主治：急性腰肌损伤、腰肌劳损、腰椎间盘突出症、腰骶痛、月经不调、痛经、不孕症、盆腔炎、遗精、阳痿、早泄、肾虚腰痛等。

6.横擦命门法 受术者取俯卧位，医者站在其身旁。医者将一手掌掌面横向贴附于其腰部，在命门穴所在平面处进行横向快速往返擦动，至局部及小腹部有微热感产生。可温肾壮阳，调经止带。主治：腰肌劳损、月经不调、痛经、不孕症、盆腔炎、遗精、阳痿、早泄、肾虚腰痛等。

三、推法

用指、掌、拳、肘等着力于治疗部位，进行单方向直线的推动，称为推法。小儿推法还可做弧线推动。推法可分为指推法、掌推法、拳推法、肘推法。

【操作】

1.指推法 分为拇指端推法、拇指平推法和三指推法。

（1）拇指端推法 虎口张开，以拇指端着力于治疗部位，余四指置于对侧相应位置固定，腕关节略屈曲、拇指主动用力，向拇指端方向呈短距离、单向直线推动。

（2）拇指平推法 虎口张开，以拇指指腹着力于治疗部位，余四指置于对侧相应位置固定，腕关节屈曲略尺偏，拇指主动做对掌运动，前臂及腕配合用力，使拇指指腹向其食指方向呈短距离、单向直线推动，见图6-22。

（3）三指推法 食指、中指、无名指伸直并拢，以三指指腹部着力于治疗部位，腕关节挺劲微屈，前臂部主动用力向前推动，使三指指腹向指端方向做单向直线推动，见图6-23。

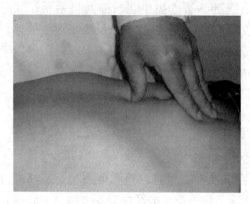

图6-22 拇指平推法

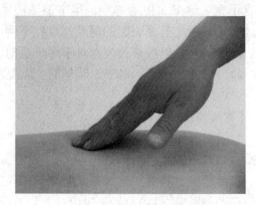

图6-23 三指推法

2.**掌推法** 以掌根部着力于治疗部位,腕关节略背伸,上肢主动用力前推,使掌根部向前方做单方向直线推动,见图6-24。

3.**拳推法** 手握实拳,以食指、中指、无名指、小指的近侧指间关节突起部着力于治疗部位,腕关节挺劲伸直,上肢主动用力前推,使拳背着力部在体表向前做单方向直线推动,见图6-25。

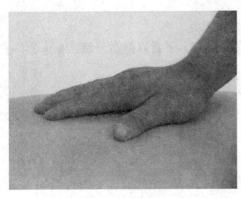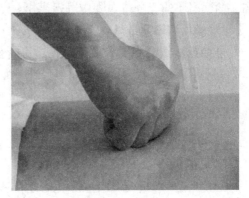

图6-24 掌推法　　　　　　　　　　　图6-25 拳推法

4.**肘推法** 肘关节屈曲,以尺骨鹰嘴突起部着力于治疗部位,上身同时下压,上肢用力,使尺骨鹰嘴突起部重压体表,做较缓慢的单方向直线推动,见图6-26。也可用另一侧的掌部扶握住屈肘侧的拳顶以帮助用力。

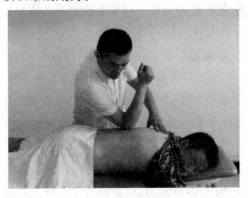

图6-26 肘推法

【要领及注意事项】

1.着力部要紧贴体表,压力平稳适中,作单向直线推动。

2.推动的速度宜均匀、缓慢。

3.避免推破皮肤。推法压力较重,与皮肤形成强烈的摩擦,易引起皮肤破损及局部组织不良反应,临床应用时可涂抹冬青膏等油类介质,保持皮肤润滑。

【手法特点】压力重,刺激强,移动速度慢。

【适用部位】指推法适于头面部、颈项部、手部和足部;掌推法适于胸腹部、背腰部和四肢部;拳推法适于背腰部及四肢部;肘推法适于背、腰部脊柱两侧。

【**临床应用**】主要用于高血压、头痛、头晕、失眠、胸闷、胁胀、烦躁易怒、腹胀、便秘、食积，腰腿痛、腰背部僵硬、风湿痹痛、感觉迟钝、软组织损伤、局部肿痛等。

对于高血压、头痛、头晕、失眠等头部症状，以拇指分推额部法、指推桥弓法为主；对于胸闷、胁胀、腹胀、便秘、食积等症，以分推胸腹部为主，重点推膻中、中脘、梁门、关元、天枢等穴；对于腰腿痛、下肢风湿痹痛等症，以掌推督脉、膀胱经为主，重点在腰阳关、命门、腰俞、环跳、委中等穴操作。

【**常规操作法练习**】

1.分推前额法　受术者取仰卧位，医者坐在其头前。医者以拇指分推法在头额部进行操作2~3分钟。主治：感冒、头痛、目眩、失眠、多梦等。

2.推正顶法　受术者取坐位，头部略向后仰起，医者站在其身旁。医者以一手的拇指推法，自鼻尖部的素髎穴，经鼻向上直推，沿头面部正中线，经印堂、神庭、百会、强间，推至哑门穴止，向上推动时，配合点按相关穴位。反复操作2~3分钟。主治：各种头痛、目眩、失眠、多梦、健忘等。

3.推桥弓法　受术者取坐位，医者站在其身旁。医者以一手扶住受术者的头顶部以固定，另一手以拇指指腹从翳风穴处向下缓慢推抹到缺盆穴为止，反复操作数次。推抹左桥弓穴用右大拇指指腹，推抹右桥弓穴用左大拇指指腹。主治：高血压、眩晕、头痛、耳鸣等。

4.两肋分推法　受术者取仰卧位，医者站在受术者身旁。医者以双手拇指分置于胸骨柄两侧的俞府穴处，余四指抱定胸部两侧，沿肋间隙由内向外分推至腋正中线为止，由上而下，分推各肋间隙至乳根穴平高处为止。对于女性则分推各肋间隙至第三肋平高处为止。主治：胸闷、气短、嗳气、善太息等。

5.推肩胛内缘法　受术者取俯卧位，医者站在其身旁。医者以掌推法从上到下推肩胛内缘，反复操作3~5分钟。主治：肩胛痛、胸闷气短、胃下垂、感冒、倦怠乏力等。

6.分推背部法　受术者取俯卧位，医者站在其身旁。医者以掌推法从上到下分推背部，从大杼穴平高处起，到胃俞穴平高处为止，反复操作3~5分钟。主治：感冒、胸闷气短、背肌劳损、肋间神经痛等。

7.推膀胱经法　受术者取俯卧位，医者站在其身旁。医者以拇指推法或掌推法或肘推法从大杼穴始沿脊柱由上而下推膀胱经，至膀胱俞为止，反复操作3~5分钟。主治：腰背肌劳损、腰椎间盘突出症、脊柱侧弯、胸胁胀闷等。

四、搓法

用双手掌夹住肢体，两臂同时用力使双掌搓动，状如搓绳，沿肢体纵轴由近到远边搓边移动，或以掌面着力于治疗部位，作往返挫动，称为搓法。临床分为夹搓法、推搓法两种。

【**操作**】

1.夹搓法　以双手掌面夹住患者治疗部位，做方向相反的快速搓动，并沿肢体纵轴由近心端向远心端边搓边移动，见图6-27。

2.**推搓法** 以单手或双手置于治疗部位，前臂部主动用力，作较快速的前推后拉的搓动，见图6-28。

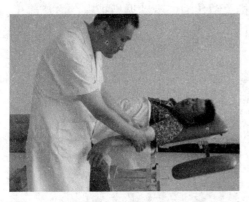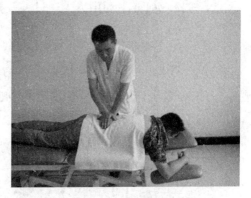

图6-27 夹搓法 　　　　　　　　　图6-28 推搓法

【要领及注意事项】

1.用力要适中，动作要连贯协调。夹搓时如夹得太紧或推搓时下压力过大，会造成手法呆滞。

2.搓动的速度宜快，而由肢体的近心端移向远心端的移动速度宜慢。

【手法特点】松解肌筋作用较好，常作为辅助治疗或结束手法应用。

【适用部位】夹搓法适于四肢部、胁肋部；推搓法适于背、腰、骶髂部及下肢后侧。

【临床应用】常用于肢体酸痛、关节活动不利及胸胁迸伤等病证。

对于肩周炎、上肢酸痛、关节活动不利等，常用掌搓法在患肩及上肢部操作，重点搓肩髃、臂臑、曲池、手三里、外关等穴；对于胸胁迸伤、胸闷等症，用掌搓法施术于胸胁两侧，重点搓章门、期门等穴。

【常规操作法练习】

1.**搓肩及上肢法** 受术者取坐位，医者站在其身旁。医者用搓法搓肩部及上肢5~10遍。主治：上肢半身不遂、肩周炎、神经根型颈椎病、上肢的各种损伤及后期康复治疗等。

2.**搓胸胁法** 受术者取仰卧位，医者站在其身旁。医者用搓法在其胸胁部自上而下往返搓动5~8遍。主治：胸闷、胁胀、腹胀、纳呆、呃逆等。

3.**搓小腿法** 受术者取俯卧位并屈曲小腿90°，医者站在其身旁。医者用搓法搓动其小腿8~10遍并上下移动。主治：腰椎间盘突出症、下肢半身不遂、小腿损伤等。

4.**搓八髎法** 受术者取俯卧位，医者站在其身旁。医者用推搓法推搓八髎穴1~2分钟。主治：腰骶部疼痛、痔疮、带下、月经不调、遗精、阳痿、早泄、大小便不利等。

五、抹法

用拇指指腹或手掌在体表做上下、左右的直线或弧线抹动，称为抹法。可分为指抹法、掌抹法。抹法实为成人推拿手法中的平推法与小儿推拿中的旋推法、分推法及合推法的综合动作。

【操作】

1.指抹法　虎口张开，以单手或双手拇指指腹轻置于治疗部位上，余指轻置于旁边，腕、指关节放松，前臂主动用力，通过腕及拇指关节传力，带动拇指指腹在治疗部位做上下、左右的直线或弧线往返抹动。根据抹动方向可分为平抹、分抹、旋抹、合抹，临床根据需要灵活选用，见图6-29。

2.掌抹法　以单手或双手掌面轻置于治疗部位上，腕关节适度放松，前臂部主动用力，使掌面在治疗部位上做上下、左右的直线或弧线往返抹动，见图6-30。

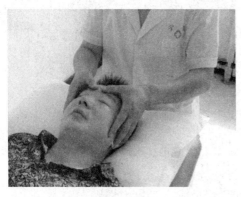

图6-29　指抹法

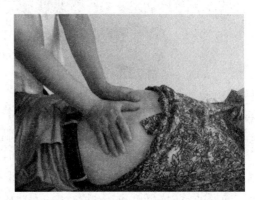

图6-30　掌抹法

【要领及注意事项】

1.抹动时要动作和缓、速度均匀。

2.注意抹法与平推法的区别。平推法的特点是单向、直线，有去无回。而抹法则是或左或右，或上或下，或双向直线往来，或弧线运转。

【手法特点】运动形式灵活。

【适用部位】指抹法适于面部、手足部；掌抹法适于胸腹部、背腰部、四肢部。

【临床应用】主要用于感冒、头痛、面瘫、失眠、多梦、目翳、近视、目眩、惊悸、胸闷、腹胀、纳呆、呃逆、便秘、手指麻木、拘挛疼痛等病症。手足保健及面部保健也常用此手法。

对于感冒、头痛、目眩、惊悸、失眠、多梦、目翳、近视等症，用指抹法在头额部进行分抹法，重点分抹印堂、上星、太阳等穴；对于胸闷、腹胀、纳呆、呃逆、便秘等症，用掌抹法在胸腹部操作，重点抹膻中、中脘、梁门、关元、天枢等穴；对于手指麻木、拘挛疼痛及手部保健等，可以分抹指背部，重点分抹阳池、合谷穴。

【常规操作法练习】

1.分抹额部及眼眶法　受术者取仰卧位，医者坐在其头前。医者以拇指抹法在头额部进行分抹操作。或沿上下眼眶分抹。亦可嘱受术者闭上眼睛，医者以拇指指腹沿目内眦向目外眦进行分抹。各2~3分钟。主治：感冒、头痛、目眩、惊悸、失眠、多梦、目翳、近视等。

2.开天门法　受术者取坐位或仰卧位，医者站立或坐在受术者头前。医者以两手拇指

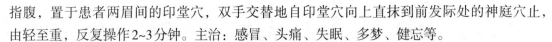

指腹，置于患者两眉间的印堂穴，双手交替地自印堂穴向上直抹到前发际处的神庭穴止，由轻至重，反复操作2~3分钟。主治：感冒、头痛、失眠、多梦、健忘等。

3.抹面颊法 受术者取仰卧位，医者坐在其头前。医者以拇指抹法从受术者鼻翼两旁的迎香穴沿上颌下缘经颧髎、下关抹至耳门穴为止，反复操作2~3分钟。主治：面瘫、感冒等。

4.掌抹胸部法 受术者取仰卧位，医者站在其身旁。医者以掌抹法自上而下沿胸正中线进行操作8~10遍。或以掌沿胸腹正中线由内向外进行分抹8~10遍。主治：胸闷、胃痛、腹胀、纳呆、呃逆、腹泻、便秘等。

5.分抹腰部法 受术者取俯卧位或坐位，医者位于受术者侧方或背后。医者以双手掌面为着力点，自腰椎棘突线开始，分别向两边分抹3~5分钟。主治：腰部疼痛、活动受限等。

6.抹手背法 医者以双手拇指抹法自上而下或由内向外在手背部进行操作3~5分钟。主治：手指麻木、拘挛疼痛及手部保健等。

六、勒法

用两个手指相对用力，共同夹持住被操作的手指或足趾，并从近端向远端做快速拉动、滑动的手法，称为勒法。

【操作】

1.食、中指勒法 医者一手扶住患者手腕（或足踝），另一侧上肢微屈肘，腕关节略背伸，手握空拳，食、中指屈曲呈钳状，用二指中节指骨相互接近的指面相对用力，夹持住被操作手指（或足趾）的近端根部，前臂带动腕部，使二指指面在夹持稳妥的前提下，快速向指端（或趾端）方向做拉动、滑动动作，直至从指端（或趾端）滑脱。

2.拇、食指勒法 医者一手扶住患者手腕（或足踝），另一侧上肢微屈肘，腕关节略背伸，手握空拳，拇指伸直，食指屈曲，用拇指的指面和食指中节指骨的桡侧面相对用力，夹持住被操作手指（或足趾）的近端根部，前臂带动腕部，使二指指面在夹持稳妥的前提下，快速向指端（或趾端）方向做拉动、滑动动作，直至从指端（或趾端）滑脱。

如夹持有力，动作轻快，在脱离指端（或趾端）瞬间，二指指面会快速接触而发出清脆的响声。每个手指或足趾反复操作3~5次。

【要领及注意事项】

1.操作前，须对手指或足趾进行捻揉放松。

2.操作过程中，二指着力面始终对称平行，夹持稳妥，力量适中，与被操作部位贴实，直至从指端或趾端滑脱。

3.拉动、滑动要轻快、灵活，没有停滞。

4.如需操作更多次数，可涂抹适量润滑介质，保护皮肤。

5.可在每个手指或足趾的内、外侧同时滑动操作；也可以在掌、背侧同时滑动操作；还可以边旋动边滑动。

6.多个手指或足趾操作时，应按照从大到小的顺序依次进行。

7.皮肤有破损，关节有明显肿胀，骨结核、骨肿瘤、骨折的手指或足趾，以及损伤24

小时之内、诊断不明者禁止操作。

8.常与捻法配合操作。

【手法特点】

刺激量中等，具有挤压、摩擦、拔伸等多种动作形态，操作时各动作应紧密配合，对手指或足趾具有明显的放松作用。

【适用部位】

适用于手指及足趾部。

【临床应用】

常用于改善指、趾部的疼痛、痉挛、肿胀、变形、麻木、发绀、感觉异常、活动不利等，是治疗指、趾部疾病的辅助手法，也可用于保健推拿，常作为四肢部操作的结束手法。

对于因外伤或中风所致的经络气血闭阻不通，以及颈椎病、臂丛神经损伤、腕管综合征、踝管综合征、腰椎间盘突出症、坐骨神经痛、末梢神经炎、类风湿关节炎等疾病所导致指、趾部的疼痛、痉挛、肿胀、变形、麻木、发绀、感觉异常、活动不利等，常用勒法在各患指或患趾处直接操作。

【常规操作法练习】

1.拇、食指勒手指法　受术者取坐位，医者站在其身旁。医者一手扶持手腕，另一手拇、食指对称用力，从拇指到小指，分别勒动每个手指的尺、桡侧及手指的掌、背侧，每个手指连续勒动3~5次。主治：手指关节侧副韧带损伤、类风湿关节炎，颈椎病、臂丛神经炎等所致手指疼痛、麻木等，并用于保健放松。

2.食、中指勒足趾法　受术者取仰卧位，医者站在其足底方向。医者一手扶持足踝，另一手食、中指对称用力，从足大趾至足小趾，分别勒动每个足趾的内、外侧或底、背侧，每个足趾连续勒动3~5次。主治：足趾关节侧副韧带损伤、类风湿关节炎、末梢神经炎、腰椎间盘突出症等所致足趾疼痛、麻木等，并用于保健放松。

七、梳法

用多个手指的指端或指面或指间关节着力，在体表做梳理动作的手法，称为梳法。又称疏法。

【操作】

1.指端梳法　五指微屈，自然分开，形成梳子状，用五指指端着力，沿体表一定方向进行缓慢地梳理，如同梳头状。也可拇指略伸直，用拇指的桡侧偏峰与其他屈曲手指的指端共同着力，进行缓慢梳动操作。

2.指面梳法　五指伸直，自然分开，用五指指面着力，可以配合掌面接触，沿体表一定方向进行缓慢梳动操作。

3.指间关节梳法　握拳，拇指自然伸直或弯曲，指腹或指端置于食指桡侧，用其他四个手指的近节指间关节背侧突起处着力，沿体表一定方向进行缓慢梳动操作。

【要领及注意事项】

1.手指间距适当，力量集中于着力部位，与被操作部位均匀接触。

2.速度缓慢，持续均匀，反复有节奏地做单方向的滑动梳理。

3.动作轻巧柔和的同时，施力要深沉，不产生跳动、击打现象，做到轻而不浮，重而不滞。

4.各种梳法可单手操作，也可双手操作。双手操作时，可以在局部并列同时操作或交替操作，还可以在肢体两侧对称性地同时或交替操作。

【手法特点】

刺激量相对较轻，操作简便，动作轻巧柔和，产生明显的舒适感、放松感，临床应用较为广泛。

【适用部位】

指端梳法多用于头部；指面梳法多用于胸腹部、胁肋部、背腰部；指间关节梳法多用于脊柱两旁、下肢肌肉丰厚部位等。

【临床应用】

常用于高血压、头痛、眩晕、失眠、健忘、目痛、耳鸣、胸痹心痛、乳痈、脊背僵痛、腰膝酸软、下肢痿痹瘫痛等。

对于高血压病、头痛、眩晕、失眠、健忘、目痛、耳鸣等病症或需要护发养颜者，常用指端梳法在头部正中及侧头部进行梳动。对于肺气不宣、胸痹心痛、胸闷、气短、胁肋胀痛、嗳气、善太息、乳痈等，常用指面梳法梳理胁肋部及胸背部。对于脊背僵痛、腰膝酸软，脏腑功能紊乱等，常用指间关节梳法在脊背部膀胱经及夹脊穴处梳动；下肢痿痹瘫痛等症，常用指间关节梳法在大腿僵硬部或肌肉萎缩处梳动。

【常规操作法练习】

1.指端梳头法　受术者取坐位、侧卧位或仰卧位，医者站在其身前或身旁。医者双手在侧头部沿手、足少阳经的循行线，单侧或双侧对称，同时或交替进行梳法操作，从耳廓边缘开始边梳动边向头顶方向缓慢移动，或从前额和枕后同时对称向头顶方向梳动，如此往返操作3~5次。主治头痛、偏头痛、失眠、健忘、脱发等。

2.指面梳肋间隙法　受术者先后采取俯卧位和仰卧位，医者站在其头顶方向。医者用指面梳法从背腰部后正中线和胸腹部前正中线沿肌肉轮廓、肋间隙、肋弓下缘等向两旁对称梳动，边梳动边从上向下移动，使背部、胸部各肌肉、肋间隙得到全面梳理，如此往返操作3~5次。主治：肺气不宣所致咳嗽、哮喘，肝郁气滞所致胸胁胀痛、乳痈，脾胃虚弱所致胃肠不和、腹结便秘等。

3.指间关节梳背法　受术者取俯卧位，医者站在其身旁。医者用指间关节梳法与后正中线平行，双手同时或交替操作，对称梳动背部两旁的夹脊穴、膀胱经循行线，边梳动边从上向下移动，如此反复操作3~5次。可清热泻火、调整脏腑。主治：腰背酸痛、脊柱强直、脏腑功能紊乱、消化不良、月经不调等。

八、搔法

五指分开，自然屈曲，用指腹在一定部位或穴位上，进行抓抚、搔动操作的手法，称为搔法。

【操作】

五指略分开，自然屈曲，五指指腹着力于治疗部位表面，腕关节自然屈伸配合，五指主动用力，从周围向中间逐渐收紧，使指腹在体表部做轻柔的抓抚、搔动动作，再逐渐分开，进行下次操作。如此一搔一放，屈伸自如，反复多次。

【要领及注意事项】

1.沉肩、垂肘、悬腕，上肢保持放松状态。

2.指腹着力，切忌指甲着力，以避免损及皮肤。

3.各关节灵活配合，动作自如，细致而轻柔，不带动皮下组织。

4.掌握一定的节奏和规律，可以边搔动边沿一定方向移动。

5.搔法可单手操作，也可双手操作。双手操作时，可同时操作，也可交替操作。

【手法特点】

细致而轻柔，微痒中带有舒适感。

【适用部位】

可以用于全身各处，常以头部作为主要施治部位。

【临床应用】

常用于肢体疲劳、麻木、伤筋，肩颈疼痛，头晕、头痛、目眩、失眠、健忘，风疹瘙痒等。搔法可单独使用，也可与其他推拿手法配合使用。常作为辅助治疗手法，也可用于保健推拿。

对于肢体疲劳、麻木、伤筋等症，常用搔法在病灶区局部进行操作；对于头晕、头痛、目眩、失眠、健忘、风疹瘙痒，肩颈疼痛等病症，可在头部及颈项、肩背部进行大范围操作。

【常规操作法练习】

1.搔头顶法 受术者取坐位或仰卧位，医者站在其身后或坐在其头顶方向。医者用搔法在其头顶正中进行轻柔地搔动，边搔动边从前向后移动，反复操作3~5分钟，可以升阳举陷，主治：失眠、健忘、头晕、头痛，还可以护发养发、防治脱发等。

2.搔颈肩法 受术者取坐位或俯卧位，医者站在其身后或身旁。医者用搔法在其颈项后方、肩背上方进行稍加用力的搔动，每处2~3分钟，可清热解表、泻火除烦、舒筋通络、解痉止痛，主治：感冒发热、头晕头痛、目赤肿痛、颈项强痛、举臂无力、上肢麻木等。

九、刮法

用手指相关部位或某些工具的边缘着力，在体表做有节奏、有规律刮拭动作的手法，

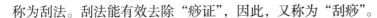

称为刮法。刮法能有效去除"痧证"，因此，又称为"刮痧"。

【操作】

1.食指刮法　握拳，拇指伸直，拇指尺侧抵按在屈曲的食指指甲背侧固定，用食指中节指骨的桡侧面着力，腕部或前臂主动发力，使着力部位在体表进行刮拭。

2.拇指刮法　握拳，拇指伸直，指面抵于食指桡侧固定，用拇指桡侧偏峰着力，前臂主动发力，带动腕部，使着力部位在体表进行刮拭。

3.二指刮法　握拳，食、中指伸直，用二指指面着力，腕部保持固定伸直，前臂主动发力，使着力部位在体表进行刮拭。

4.工具刮法　常用的工具有刮痧板、钱币、贝壳、汤匙等。将不同种类、不同形状的工具稳妥握于手中，用光滑的边缘接触皮肤表面，工具向刮拭方向倾斜一定角度，前臂主动发力，使工具边缘在体表进行刮拭。

反复刮动多次，至局部皮肤达到所需的瘀血、充血程度。

【要领及注意事项】

1.着力部位紧贴皮肤表面，压力轻重适宜，以患者能忍度为度。

2.动作轻巧快速，连贯而有节奏。

3.刮法为单方向刮拭，不可往返刮动。

4.刮法尽量保持直线不偏斜。也可与侧头部的少阳经循行线、肌肉轮廓、骨骼结构或肋间隙等相一致。

5.刮拭范围尽量拉大。也可在穴位或骨骼缝隙处进行小范围点状刮拭。

6.操作时为了保护皮肤，避免破损及提高治疗效果，常配合使用润滑介质，如清水、麻油、葱姜水、红花油等（头部操作可以不涂抹润滑介质）。

7.通常以被刮皮肤呈现紫红色、深红色瘀斑为度。而刮拭面部时，以局部产生微热感为度，不强求出现瘀斑。

8.不宜在乳头、大血管分布处进行刮法操作，对于特殊人群如下肢静脉曲张、糖尿病并发症、末梢神经炎等，要合理选择刮法的操作方向。

9.刮法多用于肌肉丰厚处，皮薄肉少处相对应用较少。

【手法特点】

刮法与皮肤表面产生的摩擦力较大，为中等刺激量手法，用力比推法有所加重。

刮法可根据"顺经为补、逆经为泻""轻刮为补、重刮为泻"等原则，以及刮拭穴位的特定属性，而发挥出更加明显的主治作用。

【适用部位】

可施用于全身各处。

【临床应用】

常用于心痛、胸闷、感冒、咳嗽、气短、胸胁胀满、脾胃失调、胃脘痛、腹痛、腹泻、高热、牙痛、咽喉肿痛、目赤肿痛、痤疮、头痛、眩晕、失眠、多梦、中风、中暑、晕厥、惊风、昏迷等。

对于心痛、胸闷、感冒、咳嗽、气短等病症，可用食指刮法在背部上胸段的督脉正中线、夹脊穴、膀胱经侧线，胸部正中线、肋间隙进行刮拭，还可在膻中、乳根、中府、肺俞、心俞、膏肓等穴进行点状刮拭。对于胸胁胀满、脾胃失调、胃脘痛、腹痛、腹泻等病症，可用拇指刮法在背部下胸段的督脉正中线、夹脊穴、膀胱经侧线、腹部正中线、肋间隙进行刮拭，还可在日月、期门、上脘、中脘、天枢、脾俞、胃俞、足三里等穴进行点状刮拭。对于高热、牙痛、咽喉肿痛、目赤肿痛、痤疮等热性病症，可用二指刮法在前臂逆肺经或颈项后方逆督脉进行刮拭，还可在曲池、大椎、鱼际等穴处进行点刮。对于头痛、眩晕、失眠、多梦等病症，以及中风、中暑、晕厥、惊风、昏迷等需要急救者，可用工具刮法在头顶部用刮板进行刮拭，还可在百会、神门、水沟、内关、涌泉、十宣等穴进行点刮。

【常规操作法练习】

1.食指刮八髎法 受术者取俯卧位，医者站在其身旁。医者从单侧的上髎经次髎、中髎刮至下髎，单侧反复刮至局部红晕，再操作对侧。主治：腰膝酸软、癃闭、肾下垂、脱肛、阴挺、月经不调、痛经等。

2.拇指刮鱼际法 受术者取坐位或仰卧位，医者站在其身旁。医者用拇指蘸凉水刮鱼际部，反复刮至局部发红微热。主治：发热、咳嗽、哮喘、鼻衄、咽喉肿痛等。

3.二指刮颈项后正中线法 受术者取坐位或俯卧位，医者站在其身旁。医者食、中指并拢，自上而下，从后发际正中刮拭颈项部后正中线，至大椎穴为止，致局部产生深红色瘀斑。主治：高热、牙痛、咽喉肿痛、痤疮等。

4.刮板刮头顶法 受术者取坐位或仰卧位，医者站在其身旁。医者用刮板以百会穴为中心向四周进行散射状刮拭，至头顶发热为止。主治：眩晕、失眠、头痛、多汗症、神经衰弱、抑郁证等。

第三节 振动类手法

振动类手法主要包括抖法、振法，其共同特点是手法操作以较高的频率持续作用于人体，使受术部位产生振动或抖动。

一、抖法

用双手或单手握住受术者肢体远端稍做牵引，在牵引状态下做上下或左右小幅度的连续抖动，称为抖法。临床一般以抖上肢、抖下肢及抖腰法常用。

【操作】

1.抖上肢 受术者取坐位或卧位，肩肘腕放松，医者双手分别握住其大、小鱼际，缓缓牵引其上肢至其抬起到前外方60°左右，然后两前臂主动用力做由慢到快、由大到小幅度的连续上下抖动，使抖动所产生的抖动波似波浪般地传递到肩部，见图

6-31。或医者用一手扶其肩部，另一手以握手方式握其手，做连续不断的小幅度的上下或左右抖动。

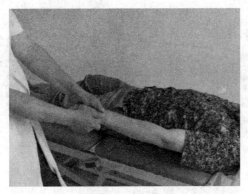

图6-31　抖上肢

2.抖下肢　受术者取仰卧位，下肢放松，医者站其足端，用双手握住其足踝部，缓缓牵引并抬起下肢离开床面约30cm左右，然后双上肢同时主动用力，做连续的小幅度上下抖动，见图6-32（1）。也可让受术者俯卧位，方法同仰卧位，唯抖动幅度可稍大些，见图6-32（2）。两下肢可同时操作，亦可单侧操作。

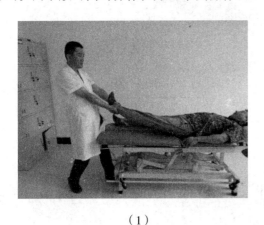　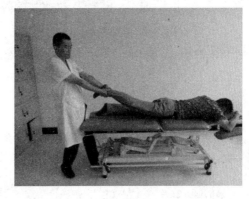

（1）　　　　　　　　　　　　　　　（2）

图6-32　抖下肢

3.抖腰法　受术者取俯卧位，两手抓住床头或由助手协助固定其两腋部。医者用两手握住其两足踝部，两臂伸直，身体后仰，用力牵引其腰部，使其腹部离开床面，见图6-33（1）。待其适应牵引并且腰部放松后，在牵引状态下，医者上身稍前倾，腰背腹部蓄力，协同双上肢用力牵拉并上下抖动，见图6-33（2）。紧接着借助牵抖惯性，连续做几次较大幅度的抖动，使腰部在抖动力作用下反复被动后伸回位，产生较大幅度的波浪状运动，见图6-33（3）。

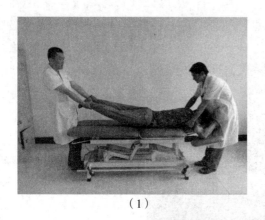

（1）

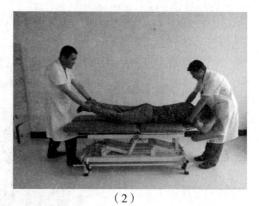

（2）

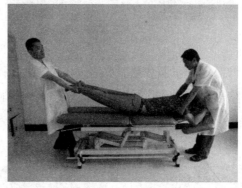

（3）

图6-33 抖腰法

【要领及注意事项】

1.被抖动的肢体要完全放松，自然伸直，不能对抗用力。

2.抖动时要注意抖动幅度由大到小，速度由慢到快，使产生的抖动波由肢体远端传向近端。

3.一般上肢抖动幅度小，频率稍快，约250次/分；下肢俯卧位抖动幅度可稍大，频率宜慢，约100次/分。

4.抖腰法属于复合手法，以拔伸牵引和较大幅度的抖动相结合，要掌握好发力时机，医者腰背腹部要蓄力，上肢借助惯性抖动。

5.受术者有习惯性肩、肘、腕关节脱位者禁用。

6.腰部疼痛较重，活动受限，肌肉不能放松者禁用。

【手法特点】使肌肉关节在抖动中得以松解。

【适用部位】上肢、下肢及腰部。

【临床应用】常用于肩周炎、颈椎病、肩峰下滑囊炎、冈上肌肌腱炎、髋部伤筋、疲劳性四肢酸痛、腰骶部疼痛、急性腰扭伤、腰椎小关节紊乱、腰椎间盘突出症、骶髂关节综合症等。

对于神经根型颈椎病、肩周炎，常用抖法抖患侧上肢；对于腰椎间盘突出症，常用抖法抖患侧下肢或双侧下肢。常作为上、下肢推拿的结束手法。

二、振法

以掌或指在体表施以振动的方法，称为振法。分为掌振法与指振法。

【操作】以全掌或食、中指指腹着力于治疗部位，注意力集中于掌部或指部，指、掌及前臂屈肌和伸肌同时作强直性收缩，以产生高频率的肌震颤，通过指、掌将振动传递到治疗部位，通常可使受术者接受手法刺激的部位产生温热感和舒适感，见图6-34。

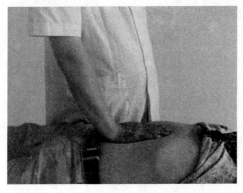
（1）掌振法

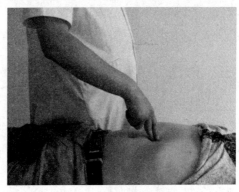
（2）指振法

图6-34　振法

【要领及注意事项】

1.指掌部在治疗部位以自然压力为准，不施加额外压力。

2.指、掌及前臂屈伸肌群须静止性用力，产生振动。所谓静止性用力，是将手部与前臂屈伸肌同时绷紧，不做主动运动，使屈伸肌在绷紧过程中快速交替收缩，从而产生不自主的快速振动。

3.要有较高的振动频率。由手臂部肌肉静止性用力产生的振动频率较高，大约在600~800次/分钟。

4.操作时不能有主动运动。即除指掌及前臂部静止性用力外，不能故意摆动或颤动，也不要向受术部位施加压力。

5.振法一般在一个部位要持续操作2分钟以上才能产生明显的感应和较好的治疗效果。操作后易使医者感到身体倦怠，疲乏无力，平时医者应坚持练功或运动，以增强身心素质，具备一定的功力。

【手法特点】静止性用力，振动频率高

【适用部位】指振法适于全身各部穴位；掌振法适于胸腹部、背部和腰部，也可用于头部。

【临床应用】主要用于胃下垂、胃脘痛、头痛失眠、咳嗽气喘、形寒肢冷、腰痛、痛经、月经不调等。

【常规操作法练习】

1.**指振中脘法**　用食、中指指腹着力于中脘穴，做持续性振动1~3分钟。主治：胃下垂、胃脘痛、食少纳呆等。

2.指振百会法 用食、中指指腹着力于百会穴，做持续性振动1~3分钟。主治：头痛、头晕、失眠、多梦、健忘等。

3.掌振腹部法 用单掌或双掌重叠按于腹部，做持续性振动1~3分钟。主治：痛经、月经不调、胃脘痛、胃下垂等。

4.掌振腰部法 用单掌或双掌重叠按于腰部，做持续性振动1~3分钟。主治：腰部酸软无力等。

5.掌振头部法 用单掌或双掌重叠按于头部，做持续性振动1~3分钟。主治：头痛、头晕、失眠、多梦、健忘等。

三、颤法

以指或掌在施术部位通过腕部做急骤而细微的颤动的方法。分为指颤法和掌颤法。

【操作】用食指、中指二指或食指、中指、无名指三指指腹或用手掌掌面置于治疗部位，手部和前臂部肌肉绷紧并做主动颤动，使治疗部位连同医者手臂一起颤动。

【要领及注意事项】

1.颤法的频率较振法低，一般为200~300次/分。

2.施术时应对治疗部位施加合适的压力。

3.操作时，医者应呼吸自然，切不可屏气。

4.颤法亦可跟推法合用，操作时手掌或手指平放于施术部位，稍加压力做急骤而细微的颤动的同时有节奏的推移，称之为颤推法。

【手法特点】手部和前臂应做主动颤动，并可移动。

【适用部位】主要适用于腹部。

【临床应用】主要用于腹痛、腹胀、便秘、腹泻、痛经、月经不调等。

【常规操作法练习】

1.指颤中脘、天枢法 以食指或食指、中指二指或食指、中指、无名指三指指腹置于腹部中脘穴、天枢穴处，做有规律的颤动1~3分钟。主治：腹痛、腹胀、腹泻等。

2.掌颤腹部法 以手掌掌面置于腹部，做有规律的颤动1~3分钟。主治：腹痛、腹胀、腹泻等。

3.颤推法 以手掌或手指平放于治疗部位，做有规律的颤动同时再做缓慢的推移，持续操作1~3分钟。主治：腹痛、腹胀、便秘、腹泻、痛经、月经不调等。

第四节　挤压类手法

通过垂直按压和捏拿挤压等操作方法，对施术部位给予不同方式的挤压之力，此类手法称为挤压类手法，包括按压和捏拿两类手法。按压类手法包括按法、压法、点法、拨法等；捏拿类手法包括捏法、拿法、捻法、掐法等。

一、按法

用指或掌在治疗部位进行由轻到重，再由重到轻，均匀而有节律性地反复按压的手法，称按法。分为指按法和掌按法。

【操作】

1.**指按法**　以拇指指腹着力于治疗部位，余四指张开，置于相应位置以支撑助力，拇指主动用力，使拇指指腹向体表垂直方向按压，按压的力量从小到大，逐渐增强，待按压力深透到肌肉深部后再逐渐减轻压力，反复重复上述按压过程，使按压之力轻重交替而有节奏性，见图6-35。

腰臀部等肌肉丰厚处施术时也可用双拇指叠加按压，以加大按压之力。腹部施术时可用单手或双手的食指、中指、无名指和小指并拢叠加着力，施以轻重交替的节律性按压。

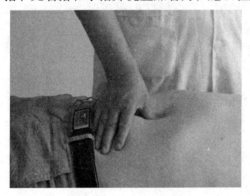

图6-35　指按法

2.**掌按法**　以单手或双手掌面着力于治疗部位，用肘部、肩部或躯干发力。肘部发力较轻、肩部发力中等，躯干部发力主要用上半身重量，发力最重。做和治疗部位成垂直方向的按压，按压方式及节律同指按法，压力刺激轻重交替，见图6-36。

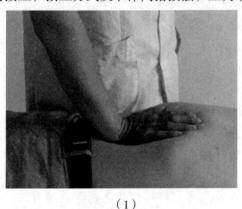

（1）

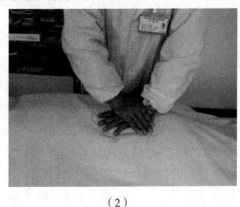

（2）

图6-36　掌按法

【要领及注意事项】

1.按压之力宜由轻到重，逐渐加大，使刺激充分达到肌体组织的深部。

2. 按压的用力方向与受力面相垂直。

3. 手法操作要按照"轻-重-轻"的节奏进行。

4. 指按法刺激较强,常在按后施以揉法,有"按一揉三"之说,即重按一下,轻揉三下,形成有规律的按后予揉的连续手法操作,一般多用于头面部。

5. 手法操作切忌以突发迅猛的暴力按压,以免造成软组织损伤或引起剧烈疼痛,导致局部保护性肌紧张,手法力反而不易深透到组织深部。

6. 手法操作前要明确患者的骨质情况,以避免造成骨折。

【手法特点】刺激强而舒适,易于被人接受,常与揉法结合运用,组成按揉复合手法。

【适用部位】

指按法适用于全身各部,尤其适用于对经穴及压痛点的刺激;掌按法适用于腹部、背部、臀部及股部等肌肉丰厚、面积较大的部位。

【临床应用】主要用于颈椎病、肩周炎、腰椎间盘突出症、腰肌劳损、各种头痛、胃脘痛等疼痛性疾患以及风寒感冒、高血压、糖尿病、偏瘫、眩晕、失眠、健忘、额窦炎、目赤肿痛、下颌关节功能紊乱、面瘫、食少纳呆,,恶心呕吐、下肢瘫痪、月经不调、痛经、闭经、阳痿、遗精、早泄、盆腔炎,附件炎等多种病症。

对于肩周炎,用拇指按法在肩髃、肩髎、肩井、肩贞、天宗穴处治疗;对于腰椎间盘突出症,用拇指按法在病变节段对应的华佗夹脊穴和背俞穴治疗。

【常规操作法练习】

1. **指按太阳法** 受术者取仰卧位,医者坐在其头端。医者以双手拇指指腹着力于太阳穴处,按轻→重→轻的用力方式,均匀而有节律性同时按压双侧太阳穴。主治:各种类型头痛、眩晕、失眠、健忘、额窦炎、风寒感冒、目赤肿痛等。

2. **指按下关法** 受术者取仰卧位,医者坐在其头端。医者用双手拇指着力于耳前下关穴处,同时做轻→重→轻交替而有节律性按压2~3分钟。主治:下颌关节功能紊乱、面瘫等。

3. **指按风池法** 受术者取坐位,医者站在其身旁。医者一手扶定其前额部,另一手以拇指指腹置于一侧风池穴处,做轻→重→轻交替而有节律性按压2~3分钟,做完一侧再做另一侧。也可用拇指和中指同时按压双侧风池穴。适应症:风寒感冒、头项强痛、颈椎病、头痛、眩晕等。

4. **指按上腹法** 受术者取仰卧位,医者站在其身旁。医者以一手或两手的食指、中指、无名指和小指并置于季肋下缘,自上而下逐步按压幽门、阴都至肓俞穴止,反复按压3~5分钟。本法操作时,按压腹部要有节奏性,轻重须适度。主治:食少纳呆、胃脘痛、恶心呕吐等。

5. **指按下腹法** 受术者取仰卧位,医者站在其身旁。医者以一手或两手食指、中指、无名指和小指指腹并置于脐旁的肓俞穴处,自上向下逐步按压,经四满、大赫至横骨穴处止,反复按压3~5分钟。主治:小腹疼痛、腰骶部疼痛、下肢瘫痪、月经不调、痛经、闭经、阳痿、遗精、早泄等。

6. **指按环跳法** 受术者取俯卧位,医者站在其身旁。医者以两手拇指叠加置于患侧环跳穴处,有节律地进行按压,反复操作3~5分钟。主治:腰椎间盘突出症、梨状肌损伤综合征、脑血栓后遗症等。

7. **掌按肩胛法** 受术者取俯卧位,医者站在其身旁。医者以单手掌根部置于肩胛骨内缘上角处，自上而下，轻重交替有节律地进行按压，至肩胛下角处止，反复操作1~3分钟。本法操作时，要将身体上半部的重量倾注到手臂上，不可单以手臂之力按压。主治：肩胛背痛等。

8.叠掌按腰法　受术者俯卧位，医者站在其身旁。医者两掌相叠，置于患者腰部脊柱正中的腰阳关穴处，按照轻→重→轻的按压节律，反复按压3~5分钟。主治：腰以下冷痛、腰椎间盘突出症、腰肌劳损、阳痿、早泄、遗精、月经不调、痛经、闭经、盆腔炎、附件炎等。

二、压法

用拇指指腹、掌或肘关节尺骨鹰嘴突起部着力于治疗部位，进行持续按压，称压法。压法可分为指压法、掌压法和肘压法。

【操作】

1.指压法　以拇指指腹着力于治疗部位，余四指张开，置于相应位置以支撑助力，拇指主动用力，将拇指指腹向治疗部位体表垂直方向持续按压，见图6-37。

2.掌压法　以单手或双手掌面置于施术部位，以肩关节为支点，利用身体上半部的重量，通过上肢传递至手掌部，垂直向下持续按压，见图6-38。

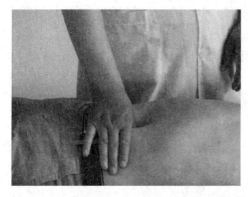

图6-37　指压法

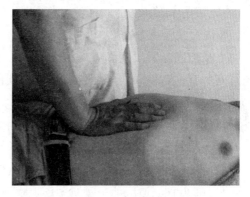

图6-38　掌压法

3.肘压法　肘关节屈曲，以肘关节尺骨鹰嘴突起部着力于治疗部位，以肩关节为支点，身体下坠，将上半身重量及躯干施加的压力通过上臂传递，垂直持续按压于治疗部位，见图6-39。

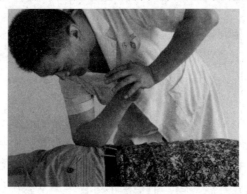

图6-39　肘压法

【要领及注意事项】

1.指压法与掌压法的手法形态与准备动作同指按法与掌按法，但用力方式不同。

2.肘压法应以肩关节为支点，操作时可以巧用身体上半部的重量，使操作者不易疲惫。肘压的力量，以受术者能忍受为度。

3.要持续用力。持续施力是压法区别于按法的根本点，按法动作偏动，带有缓慢的节奏性，而压法动作偏静，压而不动。

4.压法用力的方向一般多与受力面相垂直。用力须由轻而重，结束时再由重而轻。不可突施暴力，以免造成骨折。

5.肘压法因刺激较强，可间歇性施用，且在肘压法结束操作时，要逐渐减力，注意不可突然终止压力。

【手法特点】压力较大，刺激强烈，临床一般以肘压法常用。

【适用部位】

指压法适用于全身各部经穴及压痛点；掌压法适用于腹部、背部、腰臀部及股部；肘压法适用于腰臀部、下肢后侧以及背部等肌肉发达厚实的部位。

【临床应用】指压法、掌压法与指按法、掌按法的作用相同，肘压法主要用于腰肌高度僵硬，顽固性腰腿痛等疾患。

对于腰椎间盘突出症患者，若患者体质健壮，术者可以用肘压法在病变节段对应的华佗夹脊穴和背俞穴治疗，可配合㨰法滚腰腿部、掌根按揉腰腿部、拳推下肢部，腰部斜扳法；顽固性腰腿痛，用肘压法压环跳、承扶、殷门。

【常规操作法练习】

1.肘压腰眼法　受术者取俯卧位，医者站在其身旁。医者以一肘尺骨鹰嘴突起部着力于左或右侧腰部的腰眼处，屈肘弯腰，将身体上半部的重量集中于肘尖部，由轻而重地持续压腰眼1~3分钟。适应证：腰肌劳损、腰椎间盘突出症等。

2.肘压环跳法　受术者取俯卧位，医者站在其身旁。医者以肘尖部置于一侧环跳穴处，持续按压1~3分钟。适应证：腰椎间盘突出症、梨状肌损伤综合征、偏瘫等。

三、点法

以拇指指端或屈曲的指间关节突起部持续点压治疗部位或穴位，称点法。点法是一种着力点较小的特殊压法，主要包括拇指端点法、屈拇指点法、屈食指点法等。临床以拇指端点法常用。

【操作】

1.拇指端点法　手握空拳，拇指伸直并紧靠于食指中节，露出拇指端，以拇指端着力于治疗部位，前臂与拇指主动用力，使拇指端持续垂直点压治疗部位，见图6-40。亦可采用拇指按法的手法形态、用拇指端进行持续点压。

2.屈拇指点法　半握拳，屈拇指，拇指端抵于食指中节桡侧缘以助力，以拇指指间关节桡侧着力于治疗部位或穴位上，前臂与拇指主动用力，使拇指指间关节桡侧持续垂直点压治疗部位，见图6-41。

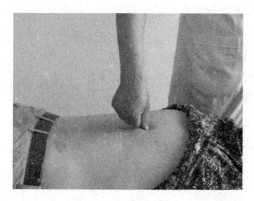

图6-40　拇指端点法

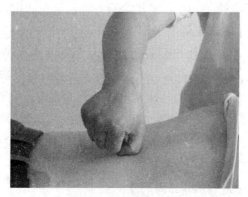

图6-41　屈拇指点法

3.屈食指点法　食指指间关节屈曲，其他手指相握，食指指端抵在拇指的指腹上以固定屈曲的食指，以食指第一指间关节背侧突起部着力于治疗部位，前臂与食指主动用力，使着力部持续垂直点压治疗部位，见图6-42。本法也可用屈曲的中指指间关节背侧着力操作，加力方式相同，见图6-43。

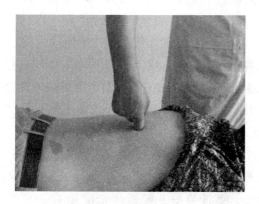

图6-42　屈食指点法

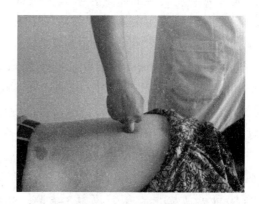

图6-43　屈中指点法

【要领及注意事项】

1.取穴宜准，用力宜稳。点法有"指针"之称，准确取穴是关键，平稳加力，直至"得气"，再持续刺激达到应有的治疗效果。

2.点法开始时不可施猛力或蛮力，结束时也要逐渐减力，不可突然撤力。否则会给患者造成不适和痛苦。

3.点法刺激强，点后宜用揉法缓解。点后揉法可避免和缓解可能出现的瘀斑及点法所施部位不适之感。

4.对年老体弱、久病虚衰的患者慎用点法，对心脏病患者忌用点法。

5.点法与压法的区别点主要在于压法的着力面积较大，而点法着力面积较小。

【手法特点】着力点小、刺激强，善治疼痛性疾病。

【适用部位】

拇指指端点法适于全身各部穴位；屈指点法主要用于四肢关节缝隙处。

【临床应用】

点法主要用于各种疼痛及感觉麻木迟钝的病证，其疗效一般情况下优于按法和压法。对一般手法不易深入的关节骨缝处操作尤为方便。

点法对一些临床常见病效果非常好。如胃脘痛点脾俞、胃俞；腹痛点足三里、上巨虚；头痛点鱼腰、头维、百会、太阳、风池等；牙痛点合谷、下关、颊车等；落枕点天宗、落枕穴；腰腿痛点肾俞、气海俞、大肠俞、关元俞、八髎、环跳、承扶、委中、阳陵泉、承山等。

【常规操作法练习】

1.点颈夹脊法　受术者取坐位，医者站在其身旁。医者以一手拇指指端置于第二颈椎棘突下旁开0.5寸处，沿颈椎各棘突旁夹脊穴，自上而下进行点按，至第七颈椎棘突下旁开0.5寸处止，每穴点按3秒钟，反复操作5~7遍。主治：颈椎病、颈项痛、头痛、头晕、心悸、失眠、颈椎小关节紊乱等。

2.点脊中法　受术者取俯卧位，医者站在其身旁。医者以一手拇指指端或双拇指叠加，从大椎穴开始自上而下，对每一个棘突间隙进行点按，每一棘突间隙点按3秒钟，至腰阳关穴处止，反复操作5~7遍。主治：头痛、头晕、心悸、失眠、颈项痛、背腰痛等。

3.点背腰部夹脊法　受术者取俯卧位，医者站在其身旁。医者以双手拇指指端或食指第一指间关节背侧突起部着力，分别从第一胸椎棘突下旁开0.5寸处，沿背腰部棘旁夹脊穴下行，至第五腰椎棘旁处止，自上而下进行点按，每穴点按3秒，反复操作3~5遍。主治：腰背疼痛、脊柱屈伸不利、强直性脊柱炎、各脏腑所属诸症等。

4.双点肾俞法　受术者取俯卧位，医者站在其身旁。医者以双手拇指指端分置于腰部两侧的肾俞穴处，同时着力点压，且双拇指端用力方向宜向内上方倾斜，持续点压8~10秒，放松再点压，反复3~5遍。主治：腰肌劳损、腰椎间盘突出症、肾虚腰痛等。

四、捏法

用拇指和其他手指指腹在治疗部位相对用力合捏，做一松一紧有节律性的捏挤，称为捏法。拇指与食、中指相合捏为三指捏法，拇指与其余四指合捏为五指捏法。捏法可单手操作，亦可双手同时操作。

【操作】

五指自然伸直，用拇指和食指、中指指腹或拇指与其余四指指腹相对捏住治疗部位肢体或肌肤，做指腹对合的捏挤，然后放松，反复捏挤、放松，边捏挤边循序移动，见图6-44。

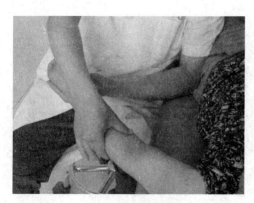
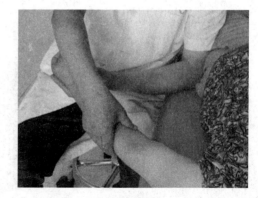

（1）三指捏　　　　　　　　　　　　　　　　（2）五指捏

图6-44　捏法

【要领及注意事项】

1.用力时拇指与其余手指的对合力要对称、柔和，动作要连贯、均匀而有节奏性。

2.要用五指指腹着力，而不可用指端着力。

【手法特点】手法刺激舒适自然，舒松肌筋的效果较好。

【适用部位】常用于颈项部、四肢部。

【临床应用】主要用于颈椎病、四肢酸痛等病症。

颈椎病，用捏法从两侧风池穴向下捏至颈根部；肩周炎，用捏法捏肩部；疲劳性四肢酸痛，用捏法捏四肢肌肉。

【常规操作法练习】

1.捏颈项法　受术者取坐位，医者站在其身旁。医者一手扶住受术者前额，另一手拇指与其余四指分置于项部两侧，自风池穴始，自上而下均匀而有节律性捏颈后肌，直至颈根部，反复操作5~7遍。主治：高血压病，感冒，头痛，颈椎病，落枕等。

2.捏上肢法　受术者取仰卧位，患侧上肢略外展，医者坐在其身旁。医者以一手拇指掌侧置于上臂外侧，其余四指置于上臂内侧，自上而下，节律性对捏至腕部，反复操作5~7遍。主治：上肢麻木疼痛，肩周炎，颈椎病等。

五、拿法

用拇指与其余手指相对用力，对治疗部位进行捏提或捏揉，称为拿法。有"捏而提起谓之拿"的说法。拇指与食、中指合力的拿法为三指拿法，拇指与其余四指合力的拿法为五指拿法。拿法临床极为常用，可单手操作，亦可双手同时操作。

【操作】虎口尽可能张开，以单手或双手的拇指指腹与其他手指指腹满把对捏于治疗部位，肘、腕关节适度放松，用拇指和其余手指逐渐合力捏紧治疗部位的同时，前臂用力上提，将施术部位肌肉连同皮肤、皮下组织一起向上提起，再逐渐放开，使肌肤从手指间滑出。如此一松一紧连续不断边提捏边移动，使手法刺激逐步扩展，见图6-45。

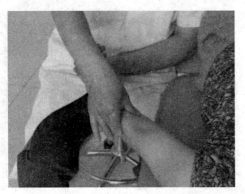
（1）三指拿法

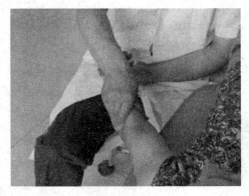
（2）五指拿法

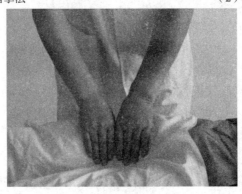
（3）双手拿法

图6-45　拿法

【要领及注意事项】

1.拿法中含有捏、提并略有揉的动作，其中以捏法为基础，其余二法为辅助，宜将三者有机地结合在一起进行操作。

2.拿法的力量远较捏法要大，刺激强度也较高，容易引起疼痛感。操作时不能以指端捏拿肌肤，而应以指腹着力于肌肤捏提。

3.操作时拇指与其余手指合力提捏要对称、柔和，动作要连贯均匀而有节奏性。

4.操作时还应注意将腕关节放松，提捏用力则由轻到重再由重到轻交替变化，动作连绵不断，相互衔接，不要出现明显的动作中断现象。

【手法特点】刺激强而舒适，手法力度可深透到肌肉深层，是放松类手法的典型代表。

【适用部位】常用于颈项部、肩部、四肢部和头部等。

【临床应用】临床应用广泛，可用于颈椎病、肩周炎、腰椎间盘突出症、退行性关节炎、偏瘫、截瘫等病证。因松解作用较好，保健推拿也常用此法。

颈背痛者，用五指拿法拿颈椎棘突两侧的肌肉，自上而下操作，从风池穴的高度到大椎穴水平，反复操作；落枕，用拿法拿颈项部、肩背部；肩周炎，用拿法在肩部治疗；神经根型颈椎病，用拿法拿患侧上肢；交感型颈椎病，用拿法拿头部；肱二头肌长头腱鞘炎，用柔和的拿法在肩部沿三角肌向下经上臂到肘部治疗，重点在三角肌前部、肱二头肌、肘部桡骨粗隆部；冈上肌肌腱炎，用拿法在肩井及肩关节周围应用；肱骨外上髁炎，用轻快的拿法沿桡侧伸腕肌往返操作。

【常规操作法练习】

1.拿颈项法　受术者取坐位，医者站在其后侧。医者一手扶住患者前额，另一手拇指与其余四指分置于颈项两侧，自风池穴开始，自上而下沿颈椎两侧提拿颈后肌，边拿边移，直至颈根部，反复操作5~7遍。主治：颈椎病、落枕、感冒、头痛、眩晕、失眠等。

2.提拿夹脊法　受术者取俯卧位，医者站在其身旁。医者以双手拇指和大鱼际与其他四指相对用力，将背腰部夹脊穴处肌肤捏而提起，自上而下，边捏边提边移，反复操作3~5遍。施用本法时，不宜抓拧，不可损伤皮肤。主治：腰背酸痛、强直性脊柱炎、各脏腑所属诸证。

3.拿侧腰法　受术者取俯卧位，医者站在其身旁。医者双手虎口分开，分置于两季肋下侧腰处，反复提拿腰部两侧肌肉1~3分钟。也可单侧操作，做完一侧再做另一侧。主治：胁肋胀痛、腰痛、腹胀痛、腹泻等。

4.拿肩井法　受术者取坐位，医者站在其身后。医者以双手拇指掌侧置于两侧肩井穴处，余四指置于肩前，双手同时提拿，或交替提拿，反复操作3~5分钟。主治：颈椎病、肩周炎、颈部扭伤、头目昏重、四肢倦怠乏力、偏瘫等。

5.拿肩法　受术者取坐位，医者站在其身后。医者以双手拇指掌侧并置于肩后部，其他手指并置于肩前部，反复拿患侧肩部3~5分钟。主治：肩周炎等。

6.拿上肢法　受术者取坐位或仰卧位，医者站在其身旁。医者一手握住其腕部或手部，另一手自肩外侧从上而下拿至腕部，换手再拿上肢内侧，反复操作3~5分钟。主治：颈椎病、肩周炎、上肢疼痛麻木等。

7.拿下肢后侧法　受术者取俯卧位，两下肢伸直，医者站在其身旁。医者双手拇指和其他四指相对，自上而下提拿下肢后侧肌肉，至跟腱处为止，反复操作3~5分钟。主治：腰椎间盘突出症、坐骨神经痛、腰背痛、小腿腓肠肌痉挛、偏瘫等。

六、捻法

用拇指指腹与食指桡侧缘夹住手指或足趾，做快速上下捻揉，称为捻法。

【操作】用拇指指腹与食指桡侧缘或食指指腹夹持捏住受术者手指或足趾，拇指与食指主动用力，做较快速的捻揉，状如捻线，见图6-46。有时也可用拇、食、中三指捻揉。

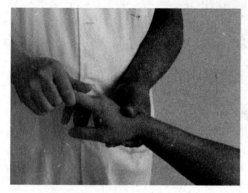
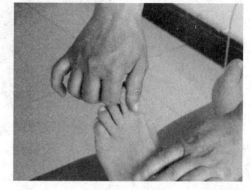

（1）捻手指　　　　　　　　　　　（2）捻足趾

图6-46　捻法

【要领及注意事项】

1.捻揉时拇指与食指运动方向相反，可同时用力，也可食指主动用力，拇指辅助用力。

2.捻动的速度宜稍快，而移动速度宜慢。

3.操作时动作要灵活连贯、柔和有力，不要僵硬、呆滞。

【手法特点】 动作较小，主要用于手足小关节治疗。

【适用部位】 手指关节、足趾关节。

【临床应用】 用于指间关节扭伤、屈指肌腱腱鞘炎、类风湿关节炎等疾病。

神经根型颈椎病，用捻法捻患侧手指；指间关节扭挫伤，用轻柔而缓和的捻法在损伤的关节两侧治疗；类风湿关节炎、四肢小关节肿胀疼痛者，用捻法捻四肢小关节；屈指肌腱腱鞘炎，用捻法捻患处。常配合拇指按揉法。

【常规操作法练习】

1.捻手五指 受术者取坐位，医者坐在其身旁。医者一手托患侧腕掌部，另一手以拇指指腹与食指桡侧或指腹部握住患侧手的指根部，从指根部起捻动，边捻边移，直至指端。按拇指、食指、中指、无名指、小指的顺序依次操作。主治：指间关节扭挫伤、屈指肌腱腱鞘炎、类风湿关节炎等。

2.捻足五趾 受术者取仰卧位，医者坐在其足前。医者用拇指指腹与食指桡侧或指腹部握住患者足趾根部，从足趾根部起捻动，边捻边移，直至足趾端。五个足趾依次操作。主治：足趾关节扭伤、类风湿关节炎等。

七、拨法

用拇指深按于治疗部位，然后进行单向或往返方向的拨动，称为拨法。又称为"指拨法""拨络法"等。

【操作】 拇指伸直，以拇指端着力于治疗部位，垂直向下按压到一定深度后，做与肌纤维或肌腱或韧带成垂直方向的单向或往返拨动，其他四指扶在旁边以助力。若单手指力不足，可双手拇指并列或重叠或另外一手掌根按压在拇指背侧施术，见图6-47。

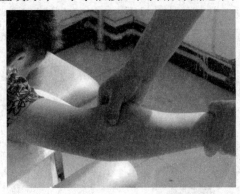

（1）单拇指拨法

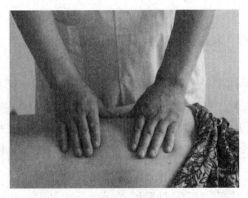
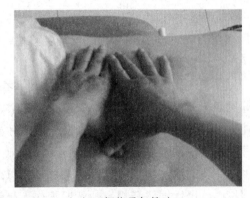

（2）双拇指并列拨法　　　　　　　　　　　（3）双拇指叠加拨法

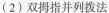
图6-47　拇指拨法

　　此外，近年来还有应用三指拨法和肘拨法。三指拨法的手法操作是：食指、中指、无名指微屈，可相互并拢或稍分开，用三个手指的指端着力，向下深按至相应深度后，掌指关节、腕关节保持固定屈伸状态，以肩关节或肘关节为支点，带动上臂及前臂适当屈伸，力量传递至三个手指指端，使其垂直于肌肉、肌腱、韧带或其他软组织，做单方向或往返方向的拨动。

　　肘拨法的手法操作是：单侧上肢握拳、屈肘，用肘尖部着力，对侧上肢的手掌可握扶在其拳顶部以助力，向下深按至所需深度，以肩关节为支点，肩部适当屈伸，带动上臂，使肘尖垂直于肌肉、肌腱、韧带或其他软组织，做单方向或往返方向的拨动。

【要领及注意事项】

　　1.动作要灵活。

　　2.按压力与拨动力方向要互相垂直。

　　3.用力要由轻而重，用力大小以患者能够忍受为度。

　　4.拨动的手指不能在施术部位的皮肤表面有摩擦移动，应带动该处的肌纤维或肌腱、韧带一起拨动。拨动力量作用于皮下深层，不可过于轻浮。

　　5.以痛为腧，不痛用力。即在患处先找到最疼痛点，以拇指端或三指端按住此点不放，然后活动患部肢体，边活动边寻找指下由痛变为不痛的新体位，随后施以拨法。

　　6.拨法刺激量较大，应在操作前为患者选择合理体位，便于接受长时间较重的手法操作。

　　7.拨动的力量要与肌肉、肌腱、韧带相垂直。可单方向拨动，也可往返方向拨动。

　　8.拨动过程中或拨动完成后，可配合揉法、摩法等放松相应部位的软组织，有利于损伤处的恢复。

　　9.先从周围病变较轻处开始操作，由远及近，逐渐接近病灶区中心。

　　10.单手在关节局部操作时，可由另外一侧上肢配合引导患者肢体运动，有利于操作，减轻疼痛，并且提高治疗效果。

　　11.伤痛严重的局部，或诊断不明确时，禁止使用拨法。

【手法特点】拨法沉实有力，止痛和解除粘连的效果好。

【适用部位】指拨法多用于颈项部、背腰部、四肢部；肘拨法多用于腰部、臀部、大腿部等肌肉丰厚处。

【临床应用】常用于局部酸痛、落枕、颈椎病、肩周炎、项背肌筋膜炎、腰椎间盘突出症、第三腰椎横突综合征等。

拨法在伤科疾病治疗中应用十分广泛。各种韧带拉伤、肌腱炎、筋膜炎、囊肿、粘连等疾病，可以用拨法作为主要治疗手法。对于落枕、颈椎病等常用拨法拨动斜方肌、胸锁乳突肌、肩胛提肌等肌肉的肌腹、肌腱附着点以及出现拉伤后的炎症聚集处。对于肩周炎，可用拨法拨动肩髃、肩髎等穴位局部，以及肩关节周围的阿是穴。对于肱骨外上髁炎，可用拨法拨动曲池、手三里等穴位局部，以及肘关节外侧周围的阿是穴或粘连处。对于急性腰扭伤、慢性腰肌劳损、梨状肌损伤、坐骨神经痛等，可用肘拨法在肾俞、大肠俞、环跳穴处及肌肉出现痉挛、条索状处进行拨动。对于上肢麻木，可用拨法在锁骨上窝处拨动臂丛神经干。

【常规操作法练习】

1.拨颈项法　受术者取坐位，医者站在其身旁。医者以一手扶住受术者的前额部以固定，另一手以拇指端按于一侧项韧带旁，然后自上而下缓慢拨动，做完一侧后再做另一侧，反复操作5~7遍。主治：颈椎病、落枕、颈项强痛等。

2.拨曲池法　受术者取坐位或仰卧位，上肢搭在桌面或床面上，医者站在其身旁。医者用拨法拨动曲池穴3~5分钟。主治：肱骨外上髁炎、半身不遂、头痛、面瘫、牙痛等。

3.拨背俞穴法　受术者取俯卧位，医者站在其身旁。医者用拨法拨动膀胱经背部背俞穴，并在骶棘肌上有明显结节、条索状物的局部进行重点操作，力量由浅入深，单手力量不够时，用另外一手掌根按压在拇指背侧，在深层次拨动，边拨动边沿肌肉走向缓慢移动，每个穴位拨动1~2分钟。主治：各脏腑疾患，尤其在腰部拨动对于急性腰扭伤、腰椎间盘突出症、第三腰椎横突综合征等有明显效果。

4.三指拨胸锁乳突肌法　受术者取坐位，医者站在其后侧。医者用一手扶持对侧颞部固定，另一手用食指、中指、无名指三指拨法拨动胸锁乳突肌肌腹紧张的局部3~5分钟，边拨动边沿肌肉走行缓慢移动。主治：颈椎病、落枕、肌性斜颈等。

5.肘拨梨状肌法　受术者取俯卧位，医者站在其身旁，身体略前俯。医者用肘拨法拨动梨状肌肌腹处5~8分钟。主治：坐骨神经痛、梨状肌综合征等。

八、掐法

用拇指指甲着力于治疗部位，垂直向深部按压，称为掐法。本法又被称为"爪法""切法"等。

【操作】

1.单指掐法　拇指屈曲，以指甲着力于治疗部位，拇指主动用力垂直按压治疗部位，直至患者出现疼痛反应后再松手，见图6-48。

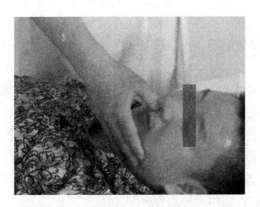

图6-48　掐法

2.对指掐法　用单手的拇指与食指或中指的指甲边缘着力，两个手指微屈，分别贴紧肢体两侧被操作部位皮肤的表面，其他手指放松。两手指指甲边缘同时从被操作部位两侧逐渐进行对称性发力，由轻到重，掐按至皮下深层。持续掐按一定时间后，以局部产生明显的酸胀"得气"感或微痛感为度，再逐渐减轻力量。并可以沿肌肉、肌腱的分布方向或经脉的循行方向，进行边掐按边缓慢移动。

【**要领及注意事项**】

1.手指指甲边缘修剪光滑平整，防止损伤皮肤。

2.垂直用力按压，不能偏斜，更不能在发力过程中出现滑移，防止掐破皮肤。

3.用力平稳，由轻到重，逐渐加力，以达深透效果。

4.因指甲较尖锐，容易损伤皮肤，掐法操作时不可伴有抠动动作。

5.掐后按揉局部，以缓和刺激，减轻不适感。

6.操作时，在患者能够忍受的程度范围内，以局部产生明显的酸胀"得气"感或微痛感为度。不可用力过重，防止皮下产生出血、瘀血现象。

7.掐法如用于急救过程中，力度、深度、速度可略有增加，以使患者清醒为度。

8.如需多次数操作，其间力量转换要平稳而有节奏。

【**手法特点**】掐法是比指按法和点法更为尖锐而强烈的刺激，刺激量大，刺激穴位较为精准。

【**适用部位**】单指掐法主要用于人中、中冲、老龙等开窍醒脑、镇惊解痉的急救穴位。对指掐法多用于四肢和肢体末端的两侧。

【**临床应用**】常用于治疗晕厥、惊风、中风等危急重症。

对于中风、中暑、晕厥、惊风、昏迷等需要急救者，常用单指掐法，在水沟、神门、内关、十宣、涌泉等穴进行掐按。对于高热晕厥、热而无汗者，常用单指掐法，在二间、曲池、大椎等穴位向深层骨骼凹陷处或关节缝隙处掐按。对于外感风邪造成的头晕、头痛、鼻塞等，常用单指掐法，双手分别在两侧迎香、风池穴进行操作。对于腕踝关节炎症、腱鞘囊肿等，常用对指掐法，在腕踝关节两侧同时进行掐按。对于心律不齐、心力衰竭需要急救时，常用对指掐法，掐内关、外关、神门、阳池等穴。对于上肢偏瘫，常用对指掐法在肱二头肌内侧、外侧掐按,并沿肌肉肌腹进行上下移动。对于腓肠肌痉挛,常用对指掐法在腓肠肌内侧、外侧同时掐按,并沿肌肉肌腹进行上下移动。

【常规操作法练习】

1.单指掐涌泉法　受术者取仰卧位,医者站在其足端。医者用单指掐法掐按涌泉穴,至局部产生明显酸胀感或微痛。主治:晕厥、昏迷、抽搐、癫狂等。

2.单指掐水沟法　受术者取仰卧位,医者站在其头端。医者用单指掐法掐按水沟穴,至局部产生明显酸胀感或微痛。主治:晕厥、昏迷、抽搐、惊风、中暑、休克等。

3.单指掐大椎法　受术者取俯卧位,医者站在其身旁。医者用单指掐法掐大椎穴,至局部微胀或微痛感。主治:高热、神志昏迷等。

4.双指掐内、外关法　受术者取仰卧位,上臂平置于床面,肘关节屈曲,医者站在或坐在其身旁。医者用双指掐法,拇指和中指指甲边缘分别掐内关、外关穴,至局部有微胀感。主治:晕车、晕船、中风、心律不齐、心肌梗塞等。

5.双指掐太溪、昆仑法　受术者取仰卧位,患侧下肢屈髋屈膝,医者站在或坐在其足端。医者用双指掐法,用拇、食指指甲边缘分别掐按太溪、昆仑穴,至局部有微胀感。主治:下肢瘫痪、痉挛抽搐、跟痛症等。

九、理法

在肢体相应部位按照一定方向,进行有节律性、有次序性地握捏的手法,称为理法。

【操作】

患者坐位或卧位,医者站于其体旁一侧。医者单手的拇指与其他四指分开,用手指指面着力,或用掌根与除拇指外的其他四指弯曲后形成的指面着力,在肢体上相对用力握捏,握捏稳妥后,稍作停留,再逐渐撤力,反复有节律性、有次序性地操作,并沿着肢体由近及远有方向性地缓慢移动,使肢体充分放松,反复3~5次。此外,可将双手平行并列,按照上述方法进行同时操作。

【要领及注意事项】

1.用指面、掌面等大面积部位着力,尽量大范围接触被操作的肢体,切忌指端内扣或指甲边缘着力。

2.单手操作时,另一手可扶持肢体远端,有利于患者保持肢体放松,也有利于医者合理操作。

3.充分发挥"握"和"捏"两种力量的结合。注意与拿法区别,即不加"提""揉"等动作。

4.理法操作时,捏动要轻快自然,灵活有节奏感,动作平稳连贯,产生明显舒适感。

5.理法从上向下单方向移动,速度缓慢,不必来回操作。

【手法特点】

理法具有理顺经脉、行气活血、舒筋解痉、调畅气机等作用,使肢体得到彻底放松。

【适用部位】

理法多用于四肢部,也可用于颈项部,可以减缓其他过重手法的刺激量,达到疏通气

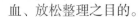

血、放松整理之目的。

【临床应用】

理法为推拿辅助手法，临床上常在四肢部、颈项部操作结束时使用。主治四肢酸楚、倦怠无力、麻木不仁等。

【常规操作法练习】

1.理上肢法　受术者取坐位或仰卧位，医者站于其身旁。医者一手握住上肢远端手腕或前臂下段，另一手用理法，从肩向下至肘部，再从肘部至腕部进行操作。主治：臂丛神经炎、颈椎病引起上肢麻木，偏瘫上肢肌肉萎缩等，或作为上肢其他手法操作后的结束整理动作。

2.理下肢法　受术者取仰卧位或俯卧位，医者站于其身旁。医者双手并拢同时进行理法操作，分别在下肢前方、后方进行。主治：腰椎间盘突出症引起的下肢活动不利、颈椎病引起下肢感觉障碍、坐骨神经痛、梨状肌综合征，或作为下肢其他手法操作后的结束整理动作。

十、插法

用手指插入相应关节、骨骼间缝隙的手法，称为插法。

【操作】

患者取坐位或俯卧位，肩部放松，医者坐于其身后或站于其身旁。医者一手扶持住受术者的同侧肩前，并向后带动肩部。另一手将除拇指外的其他四指伸直并拢，使掌面平直，掌背贴近肩胛骨内侧的背部，略向前推动胸廓，双手同时用力，使肩胛骨内侧缘与胸廓后方之间形成明显的缝隙。置于背侧四个手指的指端对准缝隙，逐渐用力，向缝隙深处缓慢插入，以受术者能够忍受为度，插入达到约5~10cm的深度后，进行约1~2分钟的持续停留，之后缓慢撤力，将手指从缝隙中退出，再将肩前带动的力量逐渐撤掉，如此反复操作2~5次。

单侧反复操作完毕后，再进行对侧操作。

【要领及注意事项】

1.指甲修剪光滑平整，防止戳破皮肤。

2.两手协同操作，先使肩胛骨与胸廓之间形成明显缝隙，再进行插入的手法操作。

3.插入动作要缓和、轻柔而有连贯性，用力要由轻到重，再由重到轻，不可突然用力插入或突然放松退回。

4.插入方向、深度可根据患者体质、病情适当调整，尽量向外上方缝隙较深处发力。

5.通常在皮肤直接裸露状态下进行操作。如患者皮肤薄弱可衬垫细软棉布，或穿着棉质衬衣进行操作。

【手法特点】

操作时，受术者常觉胃或腹中产生微微上提的感觉。

【适用部位】

适用于背部肩胛骨与胸廓间的缝隙处。

【临床应用】

插法具有升阳举陷、通调血脉作用，是治疗胃下垂的特殊手法，主要用于治疗胃下垂及其他内脏下垂等病症。

治疗胃下垂，常配合一指禅推法推脾俞、胃俞、三焦俞、大肠俞，拇指按揉中脘、天枢、气海、百会、合谷、足三里穴，掌摩腹部，提拿两侧腹肌，腹部的托法，拿承山穴。

十一、挤法

用手指或手掌，在相应部位进行对称性挤压的手法，称为挤法。

【操作】

1.双指对挤法 医者双手拇指指端相对，置于穴位或其他被操作部位两旁，保持一定距离，用指腹着力，稍向下按压后，对称性用力，带动皮肤及皮下组织，从两侧向中间逐渐推挤，直至被两拇指指端挤压稳妥，无明显移动后，停留片刻，再缓慢撤力。也可单手食指屈曲，用食指中节或远节指骨的桡侧面与拇指指腹着力，置于穴位或其他被操作部位的两旁，然后两指对称性用力，带动皮肤及皮下组织，从两旁向正中进行挤压，挤压到相应程度后，稍停留片刻，再缓慢撤力。还可单手的食指、中指屈曲，用两指中节指骨接近的手指侧面着力，置于穴位或其他被操作部位两旁，再按照拇指、食指挤法操作。

双指对挤法可根据实际治疗需要，在局部反复操作数次，直至皮肤及皮下组织产生微红、深红或紫色的痕迹。

2.四指对挤法 医者双手拇指与食指的指腹适当接近，置于穴位或其他被操作部位的四周，然后从四周同时向中央挤压，对被操作部位挤压达到所需程度时，停留片刻，之后缓慢撤力。根据需要可反复操作数次，直至局部皮肤及皮下组织产生方形或菱形的微红、深红或紫色痕迹。

3.双掌对挤法 医者双手掌面分别置于受术部位的两侧，从两侧同时逐渐加力，向中间对称性挤压，当挤压到所需程度后，稍作停留之后，再缓慢撤力。进行紧松交替变化的挤压动作，并可沿肢体进行上下移动。当对更深层次或需要更大力量挤压的部位进行操作时，可将双手手指微屈，以双手掌根部着力。反复操作数次，直至局部产生气血通畅感，或有温热、发胀、发麻等感觉。

4.指与骨对挤法 医者单手或双手拇指的指端或指腹着力，其他手指在肢体相应部位扶持固定助力，拇指指端或指腹探触到筋结、滑液囊等病变组织后，向下缓慢深按，与深处骨面之间将其固定，当固定稳妥后，逐渐加力，进行挤压，直至将筋结或滑液囊挤压破裂。

单手操作时，可用另外一只手配合引导肢体做合适方向的运动，以加大挤压力度。

【要领及注意事项】

1.操作时，要从两侧或周围向中心部位同时发出力量，进行对称性用力挤压。

2.发力要轻重适宜，动作和缓，逐渐加大到所需程度，不可过大或过急。

3.双指对挤法、四指对挤法操作时，肩部放松，以前臂和手指发力为主；双掌对挤法以

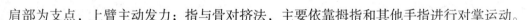

肩部为支点，上臂主动发力；指与骨对挤法，主要依靠拇指和其他手指进行对掌运动。

4.挤压时要有节奏感，松紧交替进行。

5.指与骨对挤法挤压滑液囊、筋结时，以破散为度，但对于长期形成坚固的滑液囊、筋结等，不要强行挤破。

6.挤压力量过重，产生明显疼痛时，可配合揉法、摩法等缓解紧张疼痛。

【手法特点】

双指对挤法、四指对挤法刺激量较大，刺激部位精准，对皮下气血形成短暂阻滞后，有利于气血疏通。双掌对挤法刺激量较轻，操作范围较大。指与骨对挤法刺激深入，操作针对性明显。

【适用部位】

双指对挤法多用于四肢、颈项部的穴位或经脉循行处；四指对挤法多用于头面等皮肤浅薄处的穴位；双掌对挤法多用于胸背、四肢主干等处；指与骨对挤法多用于肌腱附着处的筋结，或拉伤后形成的滑液囊处。

【临床应用】

常用于治疗头晕、头痛、胃痛、腹痛、腹泻、咽喉肿痛、咳喘、咽干、痛经、月经不调、坐骨神经痛、肢体瘫痪、半身不遂、肱二头肌长头肌腱炎、肱骨外上髁炎、跟痛症、腱鞘囊肿等。

对于头晕、头痛可用四指对挤法，在头部印堂、太阳等穴进行挤按；对于胃痛、腹痛、腹泻等病证，可用双指对挤法，用拇、食二指在上脘、中脘、天枢、脾俞、胃俞、足三里等穴进行挤按；对于咽喉肿痛、咳喘、咽干等病症，可用双指对挤法的食、中指在廉泉、膻中及颈前任脉循行线上进行挤按；对于女性痛经、月经不调等可用双指对挤法，用两拇指在腰骶部夹脊穴、八髎穴进行挤按；对于坐骨神经痛、肢体瘫痪、半身不遂等用双掌对挤法在瘫痪肢体部位挤按，并上下挤动；对于肱二头肌长肌头腱炎、肱骨外上髁炎、跟痛症、腱鞘囊肿等疾病，可用指与骨对挤法，在伤痛局部进行操作，挤破滑液囊或筋结。

【常规操作法练习】

1.**双指对挤外关法** 受术者取坐位，上肢置于床面或桌面上，医者站在其身旁。医者双手拇指指端对挤外关穴1~2分钟。主治：失眠、偏头痛、耳鸣、视力模糊、目赤肿痛等。

2.**四指对挤印堂、太阳法** 受术者取坐位或仰卧位，医者站在其身前或身旁。医者用四指对挤法，挤压印堂、太阳穴各1~2分钟，使局部产生轻微痕迹。主治：头晕、头痛、外感风寒等。

3.**双掌对挤肩关节法** 受术者取坐位，医者站在其身旁，身体略前俯。医者双掌分别置于肩前、后方，用双掌对挤法挤压肩关节局部，并沿上肢依次挤压上臂、肘关节、前臂的内外侧，反复操作3~5分钟。主治：肩周炎、颈椎病、臂丛神经炎等。

4.**指与骨对挤肱骨外上髁法** 受术者取坐位或仰卧位，医者站在其身前或身旁。医者一手托扶肘部的同时，用拇指指端按压在肱骨外上髁局部，进行指与骨对挤法1~2分钟。主治：肱骨外上髁炎等。

十二、踩跷法

利用足部着力，凭借自身重力，在人体相应部位进行有节奏、有规律性合理踩踏操作的方法，称为踩跷法。通常根据踩踏方式不同，分为弹跳式踩跷法、踏步式踩跷法和外八字踩跷法。

【操作】

1.**弹跳式踩跷法** 受术者取俯卧位，在其胸部、大腿前上方各衬垫2~3个枕头，使腰部略悬起。医者面朝向受术者头部方向，双手抓紧治疗床上方的固定栏杆或扶手，控制自身重量和踩踏时的力量。双足足尖朝前，足底踩踏于受术者腰部。嘱受术者吸气，同时提起足跟，足尖与皮肤表面保持相对固定的位置。随后，嘱受术者呼气，双足足掌和足跟同时下落，呈弹跳式踩踏于腰骶部。可根据受术者体质及病情需要，由医者灵活控制自身体重而产生相应的刺激量。逐渐加强踩踏力量和弹跳幅度，如此反复踩踏3~5次，可根据实际需要增减操作次数。

2.**踏步式踩跷法** 受术者取俯卧位，医者双手抓紧治疗床上方的固定栏杆或扶手，控制自身重量和踩踏时的力量。双足平行，与后正中线呈垂直的方向踩踏于腰骶部，双足进行一起一落类似走步样有节律性地交替踩踏。踩踏的频率不可过快，也不可过慢，约为每分钟60次。踩踏过程中，可在脊背部至腰骶部之间进行反复缓慢移动。施用于脊柱正上方，缓慢从上向下再从下向上返回为1次，如此反复踩踏3~5次。

3.**外八字踩跷法** 受术者取俯卧位，医者面朝向受术者头部方向，双手抓紧治疗床上方的固定栏杆或扶手，控制自身重量和踩踏时的力量。双足足跟接近，足尖向外分开呈外八字型，分别踩踏于两侧臀部后下方的承扶穴处，双足内足弓与臀横纹一致。依次向左右两侧小幅度调整身体重心，当向左移动时重心转向左足，向右移动时重心转向右足，如此交替操作。踩踏的频率不可过快，也不可过慢，约为60次/分。边踩踏边向下移动，逐渐移动到腘窝上方，再向上逐渐踩踏返回臀部下方，反复操作3~5次。

【要领及注意事项】

1.有必需的固定栏杆、扶手等工具为踩踏的前提。操作时，双手不能离开扶持工具，必须要准确控制自身重量。

2.患有骨质疏松、脊柱骨折、脊柱结核及其他各种骨病，或诊断不明确者，禁用此法。

3.体质虚弱，或有心、肝、肾等脏腑疾患者，禁用此法。

4.踩踏要均匀而有节奏。

5.根据踩跷部位及患者体质、病情等情况，选择适当的力度、次数和时间，禁止暴力踩踏。

6.禁止在同一部位操作过多次数或过长时间。

7.弹跳式踩跷法操作时，足尖不可离开患者体表，利于医者明确判断足跟提起高度及踩踏力量的大小。

8.弹跳式踩跷法，踩跷幅度由小到大，弹跳力量由轻到重。

9.弹跳式踩跷时要与患者呼吸相配合，切忌屏气。

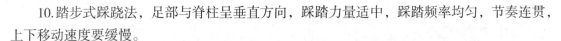

10.踏步式踩跷法，足部与脊柱呈垂直方向，踩踏力量适中，踩踏频率均匀，节奏连贯，上下移动速度要缓慢。

11.外八字踩跷法双足与臀横纹略呈平行方向，踩踏连贯有节奏，移动缓慢。

12.医者体重过重者应慎用踩跷法，一般以50~75kg的体重为宜。

【手法特点】

踩跷法可充分利用自身体重产生较强的作用力，刺激性较强，适用于较深厚部位的操作，且不易产生疲劳。具有省力、易持续、渗透力强等特点。

【适用部位】

多用于腰骶部、肩背部、股后部。

【临床应用】

本法多用于体质强壮者和肥胖者。常用于治疗腰椎间盘突出症、慢性腰肌劳损、急性腰扭伤、腰脊柱功能性侧弯、菱形肌劳损、梨状肌综合征等。

对于腰椎间盘突出症、慢性腰肌劳损、急性腰扭伤等腰部疾患引起腿部不适等，可用踏步式踩跷法，踩踏背腰部，配合外八字踩跷法在下肢后方踩踏放松。对于颈椎病、菱形肌劳损等病证，可用踏步式踩跷法踩踏肩背部肌肉。对于腰椎间盘突出、腰脊柱功能性侧弯、后凸畸形等病证，需要整理复位时，可用弹跳式踩跷法踩踏脊柱发生病变部位，促进椎体间位置恢复。对于胸闷、胃脘痛、腹痛、神经性腹泻等腹腔内脏疾病，可用踏步式踩跷法，踩踏胸背部、腰骶部。

【常规操作法练习】

1.弹跳式踩腰骶法　受术者取俯卧位，医者双手扶持栏杆，双足置于受术者腰骶部。医者用弹跳式踩跷法有节奏地踩踏腰骶部，反复3~5次，可根据实际需要适当增减次数。主治：腰椎间盘突出症、慢性腰肌劳损、腰脊柱功能性侧弯等腰部疾患。

2.踏步式踩腰骶法　受术者取俯卧位，医者双手扶持栏杆，双足置于受术者腰骶部。医者用踏步式踩跷法，依次踩踏腰部、骶部，反复上下移动，连续操作5~6分钟。主治：慢性腰肌劳损、腹痛、腹泻、月经不调等。

3.踏步式踩胸椎法　受术者取俯卧位，医者双手扶持栏杆，双足置于受术者腰骶部。医者用踏步式踩跷法，踩踏背（胸椎）部，反复上下移动，连续操作3~5分钟。主治：胸闷气短、胃脘痛等。

4.外八字踩股后法　受术者取俯卧位，医者双手扶持栏杆，双足置于受术者臀部后下方的承扶穴处。医者用外八字踩跷法，在股后侧反复上下踩踏3~5遍。主治：坐骨神经痛、腰椎间盘突出症等。

第五节　叩击类手法

叩击类手法主要包括拍法、击法、叩法、叩点法，其共同特点是有节奏地叩击拍打体表。本类手法操作虽简单，但技巧性较强，叩击时必须做到收放自如、刚柔相济。

一、拍法

用虚掌拍打体表，称拍法。拍法可单手操作，亦可双手同时操作。

【操作】五指并拢，掌指关节微屈，使掌心空虚。腕关节放松，前臂主动用力，使虚掌平稳而有节奏地拍打治疗部位。用双掌拍打时，宜交替操作，见图6-49。

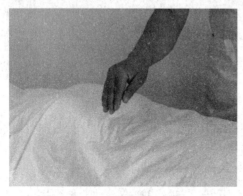
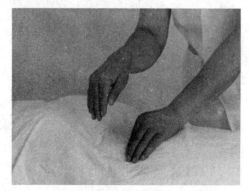

（1）单手拍法　　　　　　　　　　　　　（2）双手拍法

图6-49　拍法

【要领及注意事项】

1.操作时一定要用虚掌，使整个掌、指周边同时接触体表，拍打的声音宜清脆而不疼。

2.腕部要适度放松，上下挥臂时，力量通过有一定放松度的腕关节传递到掌部，使刚劲化为柔和。

3.拍打动作要平稳、有节奏，不能无序乱拍，更不能抽拍。

4.直接拍打皮肤时，以皮肤轻度充血发红为度。

5.结核、严重的骨质疏松、骨肿瘤、冠心病等病证禁用拍法。

【手法特点】虚掌拍打，舒适不痛，易被人接受。

【适用部位】常用于肩背部、腰骶部和下肢后侧。

【临床应用】主要用于腰背筋膜劳损及腰椎间盘突出症。常作为推拿结束手法和保健手法使用。

对于颈背痛者，用拍法拍颈背部；对于落枕，用拍法在颈项部、肩背部治疗；对于腰椎间盘突出症者，用拍法在腰部和下肢部治疗；对于四肢肌肉酸痛，用拍法拍四肢部。具有舒筋通络、行气活血的作用，常作为推拿结束手法和保健手法。

【常规操作练习】

1. **拍肩背法**　受术者取坐位或俯卧位，医者站在或坐在其身旁。医者以双掌拍法在肩背部操作。主治：项背肌筋膜炎、颈椎病、肩背痛等。

2. **拍腰背法**　受术者取俯卧位，医者站在其身旁。医者在腰背脊柱正中及两侧用拍法操作4~5遍。在脊柱，以单掌拍法自上而下重拍2~3遍。单掌拍法力量集中而较强。在腰骶部掌拍20~30次。主治：腰扭伤、腰椎间盘突出症、腰背筋膜劳损、腰椎骨质增生症、风湿痹痛等。

3. **拍下肢法**　受术者取仰卧位，医者站在其身旁。医者以双手拍法在下肢前侧和外侧操作。患者俯卧位，医者站在其身旁。医者以双手拍法在臀部、下肢后侧操作。主治：坐骨神经痛、腰椎间盘突出症、下肢麻木不仁、肌肉萎缩、风湿痹痛等。

二、击法

用拳背或掌根、掌侧小鱼际、指尖及桑枝棒等击打体表治疗部位，称为击法。分为拳击法、掌根击法、侧击法、指尖击法、棒击法。

【操作】

1.拳击法 手握空拳，以拳背、拳盖或拳底为击打面，以肘关节为支点，前臂主动用力挥打，使击打面有节律的击打治疗部位，见图6-50。

用拳背击时，腕关节伸直，保持拳背平整，用拳背平整部分快速、短促、有节奏地击打患者体表。拳盖击是以拳的腹侧面，包括食、中、无名和小指第二节指背与掌根部为击打面，操作时腕部要放松；拳底击是以拳的底部（小鱼际与屈曲小指的尺侧）为着力面，操作时腕关节宜背伸。用拳盖击或拳底击时，两手一般同时交替操作。

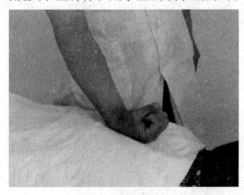

（1）拳背击法

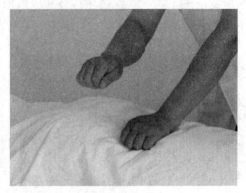

（2）拳盖击法

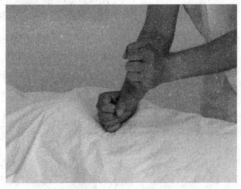

（3）拳底击法

图6-50 拳击法

2.掌根击法 腕关节放松自然微屈，指掌部伸直，以掌根部为击打面，前臂主动用力进行击打，使掌根部击打治疗部位，在击打前瞬间腕关节主动背伸，使前臂挥打力与腕关节主动背伸力合二为一，形成掌根击打面的快速冲击力击打治疗部位，然后迅速抬起，腕关节呈自然微屈位，接着进行下一次击打，如此反复在治疗部位进行有节律的击打，见图6-51。

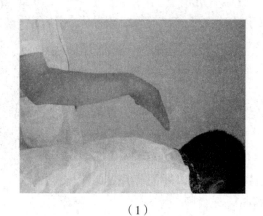

（1）   （2）

图6-51　掌根击法

3.**侧击法**　指掌部伸直，腕关节略背伸，以双手小鱼际部尺侧为击打面，双上肢前臂交替主动用力挥打，使两手的击打面有节律的交替击打治疗部位，见图6-52。

4.**指尖击法**　双手五指微屈，分开成爪形，以五指指端或指腹为击打面，腕关节放松，前臂主动用力，使击打面有节律性的击打治疗部位，见图6-53。

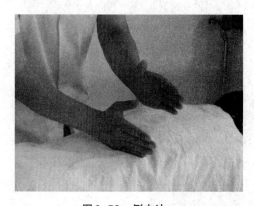
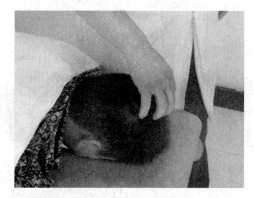

图6-52　侧击法　　　　　　　　　　　图6-53　指尖击法

5.**棒击法**　手握柔软而有弹性的桑枝棒的一端，以棒体的另一端为击打面，前臂主动用力挥打，使棒体击打面短促而有节律性的击打治疗部位，见图6-54。

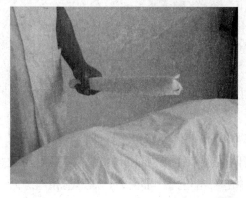
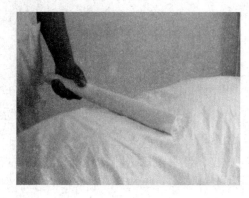

图6-54　棒击法

【要领及注意事项】

1.击打时，要用力适中，收发自如，不同的部位使用不同的力度，因人因病而异，避免暴力击打。

2.动作要连续而有节奏，快慢适中。

3.击打时要有反弹感，即击后迅速弹起，不要停顿或拖拉。

4.须严格掌握各种击法的适应部位和适应证。

【手法特点】击法力量集中，刺激量强，多用于痛证治疗。拳击法力沉而实，掌击法透力较强，侧击法力较舒缓，指击法力浅而急，棒击法刚劲有力。

【适用部位】拳击法适于大椎、腰骶部，掌根击法适于腰臀部、下肢肌肉丰厚处，侧击法适于肩背部、腰臀部、四肢部，指击法适于头部，棒击法适于背腰部、下肢部。

【临床应用】常用于头痛，失眠，多梦，颈椎病，项背肌筋膜炎，肢体疼痛、麻木，肌肉萎缩，风湿痹痛，疲劳酸痛等病症。

对于颈椎病引起的上肢麻木酸痛，用拳背击法击大椎穴，在拳背击大椎穴时，患者宜取坐位，颈腰部挺直，医者用拳背做竖直击打，也就是医者前臂与患者脊柱呈平行方向击打，切不可在颈前倾位时击打；对于退行性脊柱炎、腰腿风湿痹痛，用拳背击法击腰骶部，拳背击腰骶部时，患者宜取坐位或站立位，腰部挺直，医者用拳背进行横向击打。内功推拿流派认为，拳击大椎穴能通调一身之阳气、祛散风寒，拳击腰骶部可以引火归原、壮肾阳。对于头痛、眩晕，用掌根击法击百会穴，掌击百会时，患者宜取坐位，颈腰部挺直，这样可以使叩击力量沿脊柱纵轴传递，同时患者要闭口，上下齿略抵住，避免因振动而损伤舌齿；对于腰臀部软组织劳损，用掌根击法击腰臀部；对于坐骨神经痛、下肢酸麻，用掌根击法击环跳穴、下肢部。对于风湿痹痛、肢体麻木，用侧击法击打患病肢体的肌肉丰厚处；对于腰椎间盘突出症，用侧击法击打腰臀部、下肢后侧。对于头痛、失眠、多梦、健忘，用指尖击法击前额部和头顶部；对于胸胁胀满，用指尖击法击胁肋部。

【常规操作法练习】

1.指尖击头法 受术者取坐位，医者站在其身旁。医者以两手的五指指端均匀而有节奏地叩击头部，两手交替叩击，如雨点下落，并保持垂直方向，边叩击边移动，反复操作3~5分钟，包括头顶部、侧头部、枕部。主治：头痛、失眠、多梦等。

2.击肩背法 受术者取坐位，医者站在其身旁。医者以拳背、拳盖、拳底击法击肩背部1~3分钟。对颈椎病引起的上肢麻木疼痛，可拳击大椎3~4次。医者在肩井部、脊柱两侧以侧击法击打1~3分钟。医者在背部以棒击法操作约1分钟。主治：颈椎病、项背肌筋膜炎、项背部疲劳酸痛等。心脏病患者慎用。

3.侧击肩背法 受术者取坐位，医者站在其身旁。医者以侧击法在肩背部击打2~3分钟。主治：颈椎病、项背肌筋膜炎、项背部疲劳酸痛、胸闷等。心脏病患者慎用。

4.击下肢后侧法 受术者取俯卧位，医者站在其身旁。医者以掌击法击患侧臀部、股后部1~3分钟，以侧击法击整个患侧下肢1~3分钟。主治：腰椎间盘突出症、半身不遂、下肢肌肉萎缩、痹证等。

三、叩法

以小指侧或空拳的底部轻轻击打体表治疗部位，称为叩法。叩法刺激程度较击法为轻，有"轻击为叩"之说。可分为小指叩法、空拳叩法。

【操作】

1.**小指叩法**　手指自然分开，用小指尺侧面为叩击面，腕关节略背伸，前臂主动用力，使小指尺侧节律性叩击治疗部位，可发出"哒哒"声响，可双手交替操作，也可双手合并操作，见图6-55。

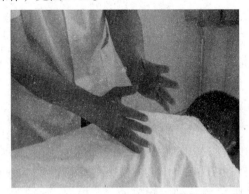
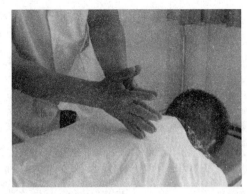

（1）双手交替叩　　　　　　　　　　　　（2）双手合并叩

图6-55　小指叩法

2.**空拳叩法**　手握空拳，以拳的小鱼际部和小指部为叩击面，前臂主动用力，使空拳尺侧叩击面节律性叩击治疗部位，叩击时可发出清脆的响声，一般双拳交替操作，见图6-56。

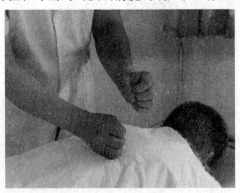

图6-56　空拳叩法

【要领及注意事项】

1.叩击力要轻柔，重力叩击则失去了叩法的作用。

2.叩击要有节奏感。一般两手要同时操作，左右交替，如击鼓状。

【手法特点】是一种较轻快的击法。

【适用部位】常用于肩背、腰及四肢部。

【临床应用】主要用于头痛、头晕、颈椎病、局部酸痛、倦怠疲劳等病症。合掌指击法力量缓和舒适，常作为推拿的结束手法和保健手法应用。

对于背肌劳损，用叩法叩背部；对于顽固性腰腿痛，用叩法叩腰腿部；对于四指肌肉疲劳酸痛，用叩法叩四肢部。

【常规操作法练习】

1. **叩头项部法**　受术者取坐位，医者站在其头前或身后。医者以小指叩法轻轻有节律性叩击头项部，力浅而急，可在前头部、巅顶部、颈项部操作2~3分钟。主治：头痛、失眠、头晕、项背肌筋膜炎、颈椎病等。

2. **叩肩背部法（吉庆有余法）**　受术者取正坐位或俯卧位，医者站在其身后或身旁。医者双手握空拳，腕关节略背伸，用尺侧的拳底部着力；或手掌放松，手指略分开，用双手小指尺侧着力。以肘关节为支点，前臂发力，带动腕关节上下起落，使着力部位在肩背部进行叩击，操作1~3分钟。使局部产生放松舒适感。主治：肩背酸痛、项背肌筋膜炎、颈椎病、倦怠疲劳等。

3. **腰背部叩法**　受术者取俯卧位，医者站在其身旁。医者以小指叩法和空拳叩法叩击腰背部2~3分钟。主治：腰背酸痛、倦怠疲劳、腰肌劳损等。

4. **叩四肢法**　受术者取俯卧位和仰卧位，医者站在其身旁。医者以小指叩法和空拳叩法叩击四肢部3~5分钟。主治：四肢酸痛、倦怠疲劳等。

四、叩点法

用指端叩点治疗部位或穴位，称为叩点法。分为单指叩点法、五指叩点法。

【操作】

1. **单指叩点法**　中指指间关节和掌指关节微屈，食指按于中指的指背上，拇指指腹抵于中指远端指间关节的掌侧，无名指和小指屈曲握紧，以中指指端为着力点，前臂主动用力，肘关节做屈伸运动，带动腕关节屈伸甩腕，使中指端着力点叩点治疗部位或穴位，见图6-57。

2. **五指叩点法**　五指指间关节和掌指关节自然屈曲，五指指端对齐靠拢成梅花状，以五指指端为着力点，前臂主动用力，肘关节做屈伸运动，带动腕关节屈伸甩腕，使五指指端着力点叩点治疗部位或穴位，见图6-58。

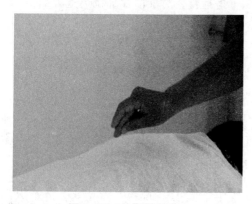

图6-57　单指叩点法

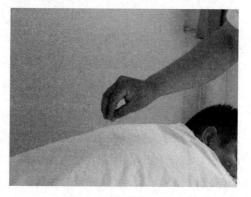

图6-58　五指叩点法

【要领及注意事项】叩点时腕指状如鸡啄米，要求肘、腕要放松，前臂主动用力使肘关节弹性屈伸，腕关节灵活甩腕，而指端要指力坚实，整个动作刚中有柔，柔中有刚，刚柔相济。

【手法特点】刺激柔和而有力。

【适用部位】全身各个部位，特别是穴位及痛点处。

【临床应用】主要用于气血瘀滞所致的各种疼痛、麻木、失眠、精神不振等病证。本法作用力着实刚劲而轻快柔和，为推拿的一种辅助治疗手法。

对于失眠心脾两虚证者，用单指叩点法叩点足三里穴，配合指按揉三阴交、神门、天枢以及擦背部督脉；对于慢性胆囊炎，用单指叩点法叩点太冲穴，配合点按背部膈俞、肝俞、胆俞、压痛点处以及擦背部膀胱经，指按揉章门、期门穴，搓两胁；对于呃逆气郁痰阻证，用五指叩点法叩点丰隆、足三里，配合指按揉中府、云门、膻中、章门、期门、肝俞、膈俞、胃俞；对于痛经气滞血瘀证，用五指叩点法叩点血海穴，常配合指按揉章门、期门、肝俞、膈俞以及拿三阴交穴。

【常规操作法练习】

1.叩点百会、四神聪法 受术者取坐位，医者站在其身旁。医者以单指叩点法叩点百会、四神聪、印堂穴2~3分钟。主治：头痛、头晕、失眠、精神不振等。

2.叩点背俞穴法 受术者取坐位或俯卧位，医者站在其身旁。医者以单指叩点法叩点背俞穴3~5分钟。主治：失眠、精神不振、背部疼痛、胃肠神经官能症等。

3.叩点下肢胆经、膀胱经法 受术者取俯卧位，医者站在其身旁。医者以五指叩点法叩点下肢胆经、膀胱经3~5分钟。主治：股外侧皮神经炎、下肢麻木、坐骨神经痛、腰椎间盘突出症等。

五、弹法

用食、中指的指腹、背侧指甲部弹击体表的手法，称弹法。

【操作】

用拇指指腹紧压食指指甲或用食指指腹压住中指指背，对准治疗部位迅速弹出。

【要领及注意事项】

1.持续弹击时，力量要突发而均匀。

2.弹击的强度以不引起疼痛为度。

【手法特点】动作轻快、灵活、自如的手法。

【适用部位】适用于全身各部，以头面、颈项部等最为常用。

【临床应用】本法具有舒筋通络、行气活血、祛风散寒之功效。弹法为推拿的一种辅助治疗手法，常配合其他手法治疗头痛、颈项强痛等病证。

【常规操作法练习】

1.弹头项部法 受术者取坐位，医者站在其身后。医者用拇指指腹紧压食指指甲或用食指指腹压住中指指背，对准头部或颈项部迅速弹出。反复操作1~2分钟。主治：头痛、头晕、失眠、多梦、颈项强痛等。

2.鸣天鼓法　受术者取坐位，医者站在其身后。医者以两掌心遮盖双耳，用食指指腹压住中指指背，对准后枕部迅速弹出，反复操作1~2分钟。主治：耳聋、耳鸣、头痛、头晕等。

第六节　运动关节类手法

运动关节类手法主要包括摇法、扳法、拔伸法，其共同特点是使关节在生理活动范围内进行被动运动。

一、摇法

使骨与关节在其生理活动范围内做被动环转运动，称摇法。包括颈项部、腰部和四肢关节摇法。

【操作】

1.颈部摇法　受术者取坐位，颈项部中立位放松，医者立于其背后或侧后方。医者以一手扶按其枕后部，另一手托扶下颌骨，两手作相反方向协调用力环形摇转头颈，使头颈部分别做顺时针和逆时针方向的环形摇转被动运动。可反复摇转数圈，顺时针、逆时针摇动无先后顺序，摇动圈数尽可能相同，见图6-59。

对颈椎活动不利者，可用掌托颈部摇法。受术者端坐，颈项部中立位放松，医者马步微蹲于其背后或侧后方。医者两手虎口张开，用一手拇指、虎口、食指桡侧缘托扶固定其颈枕部及耳后乳突，另一手用手掌托扶其下颌骨，两臂及上半身躯干共同协调用力向上托起头颈，同时两腿用力起身以助上托之力，使头颈处于拔伸状态下，再进行头颈部环形摇转被动运动，见图6-60。此法摇动速度要慢。

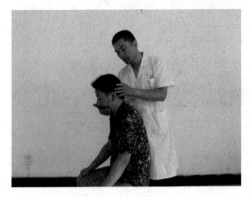

图6-59　颈部摇法

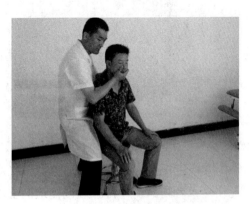

图6-60　掌托颈部摇法

2.肩关节摇法　可分为托肘摇肩法、握腕摇肩法、拉手摇肩法、大幅度摇肩法。

（1）托肘摇肩法　受术者取坐位，医者立于其侧方。医者用一手握其肩关节上方以固定，另一手托握肘部，使其前臂搭放于医者前臂上，上肢主动用力，使其肩关节做环形摇转被动运动，见图6-61。

本法也可卧位操作。受术者取仰卧位，医者立于床边。医者用一手握其肘部，另一手握其腕或手，上肢主动用力，使其肩关节做环形摇转被动运动，见图6-62。

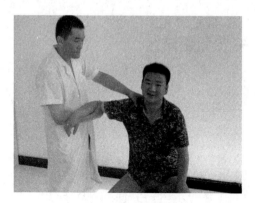

图6-61　坐位托肘摇肩法

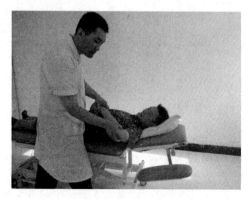

图6-62　仰卧位托肘摇肩法

（2）握腕摇肩法　受术者取坐位，医者立于其后侧方。医者以一手扶按肩部以固定，另一手握腕部，使上肢外展，做肩关节环形摇转被动运动，见图6-63。

（3）拉手摇肩法　受术者取坐位，医者立于其侧方。嘱受术者握住医者的手，医者上肢主动用力，做环形摇转运动，以此带动受术者上肢运动，使其肩关节做环转摇动的被动运动，如果摇动中受术者疼痛不能忍受时，则会自行松开医者的手而终止运动，见图6-64。

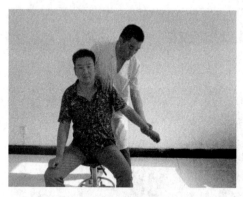

图6-63　握腕摇肩法

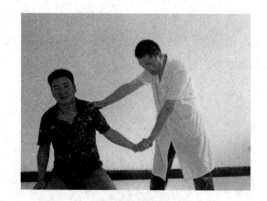

图6-64　拉手摇肩法

（4）大幅度摇肩法　受术者取坐位，患肢自然下垂，医者站在其侧面。医者两手掌相对，托住受术者腕部，先将患肢慢慢地向上向前托起，然后位于下方的手逐渐翻掌，当患肢前上举至160°左右时，虎口向下握住腕部，另一手由腕部向下滑移到肩关节上部，此时按于肩部之手将肩部略向下向前按，握腕之手则略上提，使该侧上肢充分伸展，随即使肩关节向后做大幅度的摇转，向后摇转时两手动作正相反。

3.**肘关节摇法** 受术者取坐位。医者以一手托住其肘后部，另一手握住腕部，上肢主动用力，使受术者做肘关节环转摇动的被动运动，见图6-65。

4.**腕关节摇法** 分为插指摇腕法、拔伸摇腕法。

（1）插指摇腕法 受术者取坐位。医者一手握其腕关节上部，另一手与其五指交叉扣握，通过腕关节的灵活摇转带动其做腕关节的摇转被动运动，见图6-66。

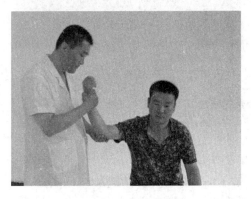

图6-65 肘关节摇法

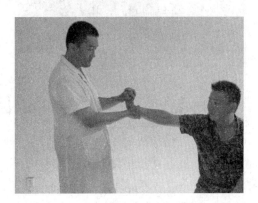

图6-66 插指摇腕法

（2）拔伸摇腕法 受术者取坐位，掌心朝下。医者双手合握其大小鱼际，用两手食指托住腕掌部，两手拇指分按于腕背侧，余指端扣于大小鱼际部。两手臂协调用力，在稍牵引情况下做腕关节的环形摇转被动运动，见图6-67。

5.**指关节摇法** 受术者取坐位，掌心朝下。医者一手握住其手掌，另一手用拇指和食指指间关节部捏住其末节指端，做环形摇转被动运动，见图6-68。

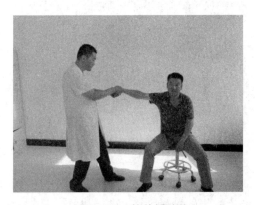

图6-67 拔伸摇腕法

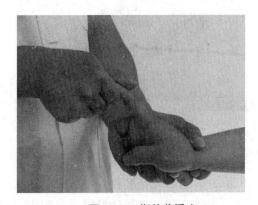

图6-68 指关节摇法

6.**腰部摇法** 包括仰卧位摇腰法、俯卧位摇腰法、坐位摇腰法和站位摇腰法。

（1）仰卧位摇腰法 受术者仰卧位，双下肢并拢，屈髋屈膝，医者立于床边。医者双手分别扶按其双膝部，或用一手和前臂同时扶按其双膝前下部，另一手同时扶按其足踝部，两臂及身体协调用力，以使其双膝做环形摇转被动运动，从而带动腰部摇动，见图6-69。摇动范围要大，速度要慢。

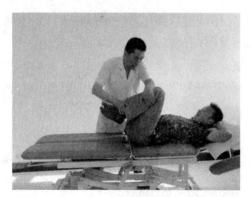
（1）扶膝按踝

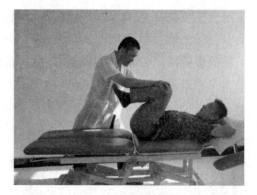
（2）双手扶膝

图6-69　仰卧位摇腰法

（2）俯卧位摇腰法　受术者取俯卧位，两下肢伸直，医者立于床边。医者一手按压其腰部，另一手及前臂托抱住其双下肢膝关节上方，向上用力抬起下肢使其腰部后伸，手臂及身体协调用力，做腰部环形摇转的被动运动，见图6-70。摇动速度要慢。

7.髋关节摇法　受术者取仰卧位，下肢伸直放松，医者立于床边。医者一手扶按屈曲的膝部，另一手握其踝关节上方部，两手同时用力，先使其屈膝屈髋至90°左右，然后两手臂协调用力，以髋关节为活动轴心，做髋关节环形摇转的被动运动，见图6-71。

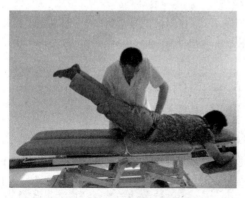

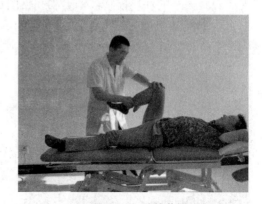

图6-70　俯卧位摇腰法　　　　　　　图6-71　髋关节摇法

8.膝关节摇法　受术者取俯卧位，下肢伸直放松，医者立于床边。医者一手扶按其腘窝上缘以固定，另一手握住足跟或足踝部，以膝关节为活动轴心，做膝关节环形摇转被动运动，见图6-72（1）。本法亦可在仰卧位操作，即受术者仰卧位，两腿伸直、放松，医者立于床边。医者以一手扶其膝部，另一手握其足踝部，先使被摇下肢屈髋屈膝，以膝关节为活动轴心，做膝关节环形摇转的被动运动，见图6-72（2）。

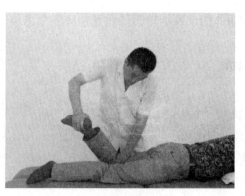
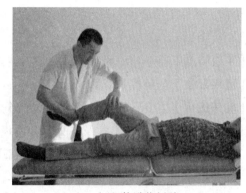

（1）俯卧位摇膝　　　　　　　　　　（2）仰卧位摇膝

图6-72　膝关节摇法

9.踝关节摇法　受术者取仰卧位，下肢自然伸直，医者立于床边。医者一手托握起足跟部以固定，另一手握其足趾掌部，两手协调用力，做踝关节的环转摇动被动运动，见图6-73（1）。本法亦可在俯卧位操作，即受术者俯卧位，被操作下肢屈膝约90°，医者立于床边。医者一手扶握其足跟以固定，另一手握其足趾掌部，两手协调施力，做踝关节的环转摇动被动运动，见图6-73（2）。本法俯卧位较仰卧位容易操作，且摇转幅度较大。

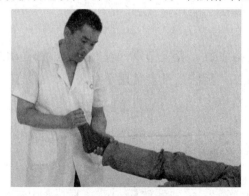
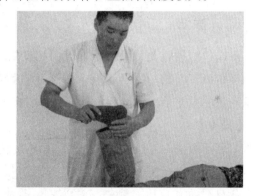

（1）仰卧位摇踝　　　　　　　　　　（2）俯卧位摇踝

图6-73　踝关节摇法

【要领及注意事项】

1.摇转的幅度要由小到大逐渐增加，最大范围控制在人体关节的生理活动范围内。

2.摇转的速度宜缓慢，尤其是在开始操作时要缓缓摇动，待受术者适应后可逐渐增快并匀速摇动。

3.摇动时先顺时针方向或先逆时针方向均可，无先后顺序，且一般情况下顺时针和逆时针方向摇动圈数相同。

4.操作中要注意固定或稳定被摇关节的近端，除被摇的关节运动外，其他部位应尽量保持稳定。

5.摇法操作时用力要协调，要根据关节的病变程度及患者关节运动对病变组织的刺激程度适当用力。任何粗暴的动作及超出生理活动范围的关节运动都是绝对禁忌的。

6.对习惯性关节脱位、椎动脉型颈椎病、颈部外伤、颈椎骨折等病证禁止使用患处关节摇法。

【手法特点】 通过被动环转摇动关节，伸展挛缩。

【适用部位】 全身各关节部。

【临床应用】 主要适用于各种软组织损伤性疾病及运动功能障碍性疾病。如肩关节周围炎、颈椎病、腰椎间盘突出症及各关节酸困疼痛、外伤术后关节功能障碍等。

对于落枕，用颈部摇法，常配合拿捏和按揉患侧颈项部，滚法滚颈项和肩背部，擦颈项及肩背部；对于颈椎病神经根型，用颈部摇法，常配合拿捏患侧上肢、搓患侧上肢、抖患侧上肢、勒手指；对于肩周炎，用肩关节摇法，常配合肩关节各方向的被动运动，拿肩井、曲池、合谷，指按揉肩内陵、肩贞、天宗，滚法滚肩关节周围；对于肱二头肌短头损伤非急性期，用肩关节摇法，常配合拇指按揉、弹拨喙突部肱二头肌短头，拇指从喙突部沿肱二头肌短头用抹法；对于冈上肌肌腱炎非急性期，用肩关节摇法，常配合滚法滚冈上肌部位，拿肩井、曲池，指按揉肩髃。对于踝关节扭伤、踝关节酸痛、活动不利，用踝关节摇法，常配合拇指按揉踝部，重点按揉丘墟、绝骨、阳陵泉，以酸胀为度；用一指禅推法推患处，从局部向周围扩展；擦足背。

二、扳法

对错位或脱位关节两端施加方向相反的"巧力寸劲"，使关节瞬间突然受力，做被动的小幅度的瞬间旋转、屈伸、展收等运动，称为扳法。扳法为推拿常用手法之一，也是正骨推拿流派的主要手法，包括全身各关节的多种扳法。

【操作】

1.颈部扳法 包括颈椎斜扳法、颈椎旋转定位扳法、寰枢关节旋转扳法。

（1）颈椎斜扳法

①坐位操作：以右侧斜扳法为例。受术者取坐位，颈项部放松，头略前倾或中立位，医者立于其右侧后方。医以左手扶按其头枕或头顶部，右手掌心托扶其下颏，两手协同施力，使其头部向右侧旋转，当旋转至有阻力时，以右手向右后上方扳动，左手协同向左前方旋推，两手同时用"巧力寸劲"前推后扳，引导颈椎快速向右后方旋转，常可听到"咯"的小声弹响，手法结束，见图6-74（1）。

②仰卧位操作：以右侧斜扳法为例。受术者仰卧，医者坐于其头端床头。医者以右手手掌托扶其下颌部，四指扶于其左侧下颌角助力；左手托付其枕后部，两手协调用力，先缓慢地牵引其颈椎使其放松，再将其头转向右侧，当旋转至有阻力时，以右手向右上方扳动，左手协同向左旋转，两手同时用"巧力寸劲"，引导颈椎快速向右上方旋转，常可听到"咯"的小声弹响，手法结束，见图6-74（2）。

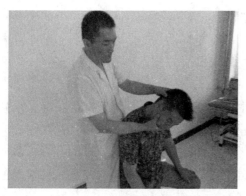

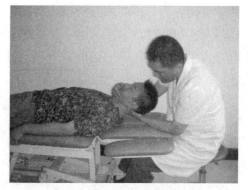

（1）坐位颈椎斜扳　　　　　　　　　　　　（2）仰卧位颈椎斜扳

图6-74　颈部斜扳法

（2）颈椎旋转定位扳法　以右侧旋转定位扳法为例。受术者取坐位，颈项部放松，医者站于其右后方。医者用左手拇指顶按在病变颈椎棘突旁，其余四指置于下颈部对侧助力；右手掌心托扶下颌，四指扶于左侧下颌角以助力。先使头部前屈45°，左侧屈45°，再慢慢向右后方旋转，当旋转到有阻力时，随即瞬间稍加大用力，左拇指同时用力向左侧轻推，做一个有控制的增大幅度的快速扳动，常可听到"咯"的小声弹响，同时左拇指下会有棘突弹跳感，手法结束，见图6-75。

（3）寰枢关节旋转扳法　以左侧寰枢关节旋转扳法为例。受术者坐于低凳上，颈略屈，医者立于其侧后方。医者用右手拇指顶住第二颈椎左侧横突，其余四指置于上颈部对侧助力；左臂肘弯套住其下颌部，左手扶于右侧头部，身体向上同时肘臂部协调用力，缓慢地将颈椎向上拔伸并向左侧旋转，当旋转到阻力位时，随即瞬间稍加大用力，做一快速向左上方拔伸旋转的扳动，而顶住横突的右手拇指同时推顶，常可听到"咯"的小声弹响，手法结束，见图6-76。

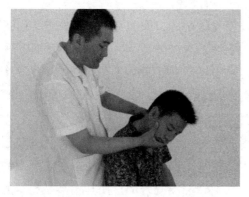

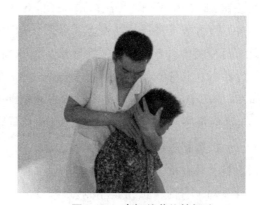

图6-75　颈椎旋转定位扳法　　　　　　　　**图6-76　寰枢关节旋转扳法**

2.胸背部扳法　包括扩胸牵引扳法、胸椎对抗复位法、扳肩式胸椎扳法、俯卧胸椎冲压法。

（1）扩胸牵引扳法　受术者取坐位，两手十指交叉扣抱于颈枕后部，医者立于其后方。

医者两手分别握住其两肘部，并用膝部抵住其背部胸椎病变处，令其做上半身前俯后仰运动，并配合前俯时呼气、后仰时吸气的呼吸运动，反复活动数遍后，待其身体后仰至最大限度时，两手同时将其两肘部向后方快速扳动，膝部同时向前抵住错位椎体棘突，常可听到"咯"的小声弹响，手法结束，见图6-77。

（2）胸椎对抗复位法　受术者取坐位，两手十指交叉扣抱于颈枕后部，医者立于其后方。医者两手臂自其腋下伸入后向上绕出并握住其两腕上部，用膝部抵住其背部胸椎病变处，握其两腕之手用力下压，两前臂夹紧并用力上抬，使其颈椎前屈并被动扩胸，顶推胸椎的膝部也同时向前用力推顶，如此两手、两臂与膝部同时加大用力，使病变胸椎产生瞬间有控制的快速扳动，常可听到"咯"的小声弹响，手法结束，见图6-78。

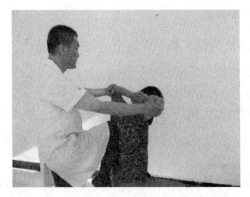

图6-77　扩胸牵引扳法

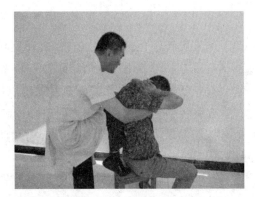

图6-78　胸椎对抗复位法

（3）扳肩式胸椎扳法　受术者俯卧位，全身放松，医者立于其健侧。医者用一手扳住其对侧肩部，用另一手掌根部按压在病变胸椎的同侧棘突旁，两手缓缓用力推下扳上，至阻力位时，两手同时瞬间加大推按扳动之力，使病变胸椎做一快速的有控制的扳动，常可听到"咯"的小声弹响，手法结束，见图6-79。

（4）俯卧胸椎冲压法　受术者俯卧，双手放于身体两侧，胸前平卧于薄枕上，医者站于受术者右侧。医者单手或双手重叠，掌根置于隆起的胸椎棘突上，嘱其做深呼吸。呼气末，医者将上半身体重集中于手掌根部，用有限度的冲压力向下冲压，可重复2~4次，多数可闻及"咯"的弹响声以及体会到掌根下错动感。

3. **腰部扳法**　包括腰椎斜扳法、腰椎旋转定位扳法、腰椎后伸扳法。

（1）腰部斜扳法　以左侧斜扳为例。受术者右侧卧位，右下肢自然伸直，左下肢屈髋屈膝，右上肢在前，左上肢在后，医者面对受术者站立。医者以左手按扶其肩前部以固定上半身不动，右前臂按压其左侧臀外上部，先用右前臂晃动其臀部，使其腰部做连续的小幅度扭转来放松腰椎。待其放松后，用力使其腰部扭转至阻力位，此时做一个瞬间增大幅度的有控制的快速扳动，同时加大左手推按之力固定上身不随腰椎旋转，常可听到"咯"的弹响声，手法结束，见图6-80。

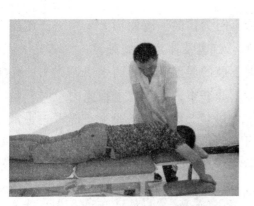

图6-79 扳肩式胸椎扳法

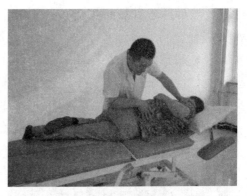

图6-80 腰部斜扳法

（2）腰椎旋转定位扳法 又称为腰椎旋转复位法。以左侧旋转复位法为例。受术者跨骑于治疗床，用两下肢夹住床沿，背对床头，双手扶在床上，腰部放松，医者立于其左侧后方。医者以右手拇指指腹顶按于病变腰椎棘突左侧以定位，令其两手十指交叉扣抱于颈枕后部，医者左手臂从其左腋下伸入绕胸前以左掌按于颈后项部，同时医者身体紧贴其左侧身后，与左手臂协调用力使其上身前屈左旋至阻力位时，瞬间加大左旋，右手拇指同时用力向右侧顶推棘突，使病变腰椎做一快速有控制的旋转扳动，常可听到"咯"的弹响声，手法结束，见图6-81。本手法也可让受术者跨骑于木凳上，医者让一助手扶按其股上部以固定，其他动作同上。

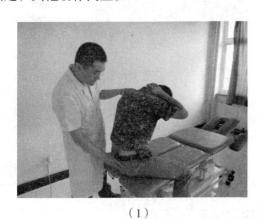

（1）

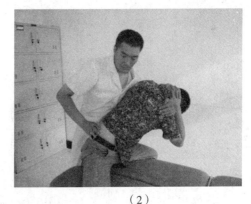

（2）

图6-81 腰椎旋转定位扳法

（3）腰部后伸扳法 受术者取俯卧位，两下肢并拢，医者立于其身旁。医者一手按压于其腰部病变部位，另一手臂托抱于两下肢膝关节上方并缓缓抬起，使其腰部后伸，当后伸至阻力位时，两手协调用力，瞬间增大腰部按压和下肢上抬力，使病变腰椎做快速有控制的后伸扳动，偶尔可听到"咯"的弹响声，手法结束，见图6-82（1）。

腰部后伸扳法，另有以下三种操作方法。一是受术者取俯卧位，医者骑坐于其腰部。医者两手托抱住其两下肢或单侧下肢，先做数次小幅度的下肢上抬动作以使其腰部适应，然后两手臂缓缓用力使其下肢上抬至阻力位时，瞬间加大上抬力，使病变腰椎做快速有控制的后伸扳动，见图6-82（2）。二是受术者取俯卧位，医者站其身旁。医者一手按压其腰部，另一手臂托抱其单侧下肢的股前下部。两手协调施力，先缓缓摇运数次，待腰部放松后，下压腰部与上抬下肢并举，至下肢上抬阻力位时，瞬间加力快速扳动，见图6-82（3）。三是受术者取侧卧位，医者站其身旁。医者一手抵住其腰骶部，另一手握住其足踝部。两手协调施力，向前抵按腰骶部和缓慢向后牵拉足踝部，至阻力位时，瞬间加力快速扳动，见图6-82（4）。

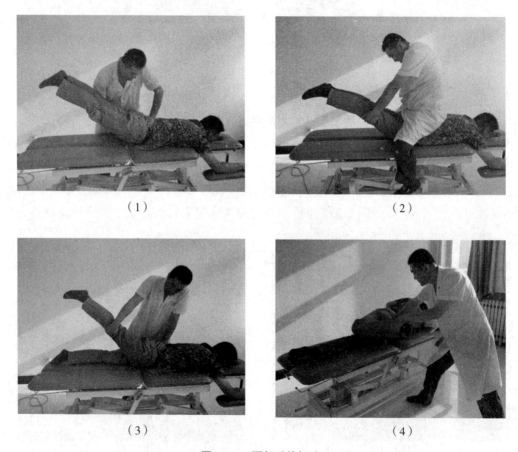

（1）　　　　　　　　　　　　　（2）

（3）　　　　　　　　　　　　　（4）

图6-82　腰部后伸扳法

4.肩关节扳法　包括肩关节外展扳法、前屈扳法、内收扳法、旋内扳法、上举扳法。

（1）肩关节外展扳法　以左肩为例。受术者取仰卧位，左上肢外展位。医者右腿在前，弓步站于其左侧。医者右手握其左腕部稍用力牵引使其上肢伸直，左手掌根缓缓按压其左肩肩前以固定，先外展其左肩至阻力位时，医者弓步前移使腹部紧贴其前臂，下肢蓄力使身体前移，腹部推动其前臂使肩关节做加大外展的扳动，见图6-83（1）。本法也可取坐位操作，见图6-83（2）。

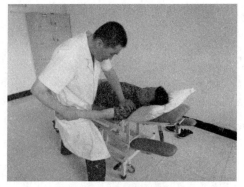

（1）仰卧位操作

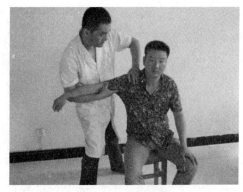

（2）坐位操作

图6-83　肩关节外展扳法

（2）肩关节前屈扳法　以左肩为例。受术者取仰卧位，左上肢前屈位，医者立于其左侧。医者右手握其左腕部稍用力牵引使其上肢伸直，并用胸腹部紧贴其上肢；左手掌根缓缓按压其左肩肩前以固定，先前屈其左肩至阻力位时，医者下肢蓄力使身体前移，在右手牵引状态下用胸腹部推动其左前臂使肩关节做增大前屈幅度的扳动，见图6-84（1）。本法也可取坐位操作，见图6-84（2）。

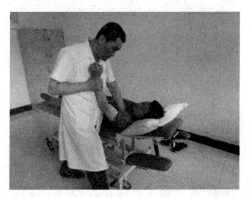

（1）仰卧位操作

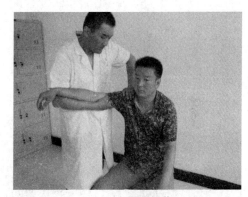

（2）坐位操作

图6-84　肩关节前屈扳法

（3）肩关节内收扳法　以右肩为例。受术者取坐位，右侧手臂屈肘置于胸前，医者立于其身体后侧。医者用右手扶按于其右肩部以固定，左手托握其肘部并缓慢地向对侧胸前上托，至阻力位时，瞬间加大上托之力做一增大内收幅度的快速扳动，见图6-85（1）。本法也可取仰卧位操作，见图6-85（2）。

（4）肩关节后伸旋内扳法　以右肩为例。受术者取坐位，右侧肩关节旋内，使右上肢置于身后并屈肘，医者立于其左后方。医者以左手扶按其右肩部以固定肩部和上身使其不动，右手握其腕部将小臂沿其腰背部缓缓上抬，使其肩关节内旋至阻力位时，右手瞬间加大上抬之力，做一快速的、有控制的上抬其小臂动作，使其肩关节产生被动内旋的快速扳动，见图6-86（1）。本法也可取俯卧位操作，见图6-86（2）。

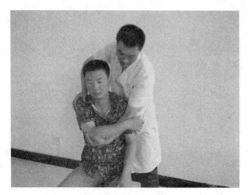
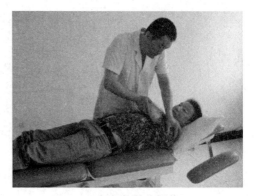

（1）坐位操作 　　　　　　　　　　　（2）仰卧位操作

图6-85　肩关节内收扳法

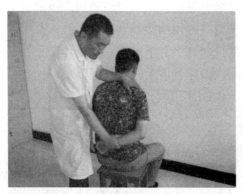
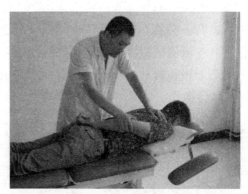

（1）坐位操作 　　　　　　　　　　　（2）仰卧位操作

图6-86　肩关节后伸旋内扳法

（5）肩关节上举扳法　以左肩为例。受术者取仰卧位，左上肢自前屈位上举到120°~140°，医者立于其左前方。医者以左手握其前臂，右手握其上臂，向头端方向牵引，至阻力位时，两手同时加力，做一较快速的、有控制的向上牵拉，使肩关节产生瞬间上举扳动，见图6-87（1）。

肩关节上举扳法取坐位也可操作，以右肩为例。受术者取坐位，医者立于其右后方。用左手握其右上肢上臂下段，自前屈位或外展位缓缓向上抬起至120°~140°时，用右手握住其前臂近腕关节处，两手协调施力，向上逐渐拔伸牵引，至有阻力时，两手同时加力，做一较快速的、有控制的向上牵拉，使肩关节产生瞬间上举扳动，见图6-87（2）。

5.肘关节扳法　以左侧为例。受术者取仰卧位，左上肢平放于床面，医者立于其身旁。医者用左手托握其肘关节，右手握其腕部，先使肘关节做缓慢的屈伸活动，以观察其肘关节的功能障碍状况。如果肘关节屈曲功能受限，则在其屈伸活动后，将肘关节置于屈曲位，缓慢地施加压力，使其进一步屈曲，向功能位靠近，当遇到明显阻力时，右手稍做瞬间加力，使其肘关节做短促的、有控制的屈曲加压扳动，见图6-88（1）。如为肘关节伸直功能受限，则向反方向扳动，见图6-88（2）。

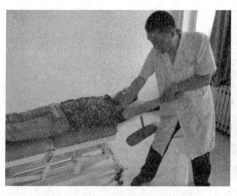
（1）仰卧位操作

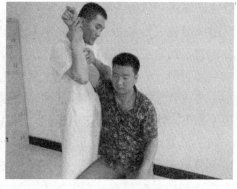
（2）坐位操作

图6-87　肩关节上举扳法

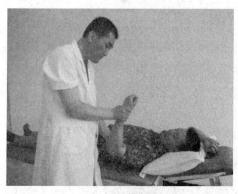
（1）屈曲扳法

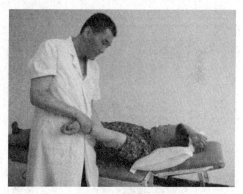
（2）伸直扳法

图6-88　肘关节扳法

6.腕关节扳法　可分为屈腕扳法、伸腕扳法。

（1）屈腕扳法　以左侧为例。受术者取仰卧位或坐位。医者左手握住其腕关节上部以固定，右手握其指掌部，先做腕关节反复屈伸活动，再将腕关节屈曲位加压至阻力位时，瞬间增大压力做一增大幅度的快速扳动，可反复操作几次，见图6-89。

（2）伸腕扳法　以左侧为例。受术者取仰卧位或坐位。医者以两手握住其大小鱼际，两拇指按于腕关节背侧，先做拔伸摇转数次，然后将腕关节置于背伸位，不断加压背伸，至阻力位时，瞬间加力背伸，做一稍增大幅度的扳动，可反复操作几次，见图6-90。

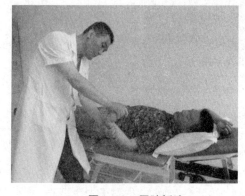
图6-89　屈腕扳法

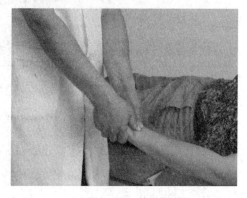
图6-90　伸腕扳法

7.髋关节扳法　分为屈髋屈膝扳法、"4"字扳法、后伸扳法、直腿抬高扳法。

（1）髋关节屈髋屈膝扳法　以左侧为例。受术者取仰卧位，左侧下肢屈髋屈膝，右侧下肢自然伸直，医者立于其左侧。医者用右前臂扶按屈曲的左膝部及胫骨前上方，身体前移使前胸部贴近其小腿部以助力，左手握其左踝上方，两手及身体协调用力，将屈曲的左下肢向前下方按压，使髋关节极度屈曲，大腿靠近其胸腹部，至阻力位时，两手及身体协同一起快速加力，使髋关节超越阻力位做一稍增大幅度的加压扳动，见图6-91。

（2）髋关节"4"字扳法　以左侧为例。受术者取仰卧位，医者立于其左侧。医者先将其左侧下肢屈膝、髋关节外旋，外踝置于右膝关节上部，使其左下肢摆成"4"字形，医者用右手按于屈曲的左膝部，左手按于右侧的髂前上棘处，两手协调用力，缓慢下压，至阻力位时，两手同时稍加大压力，使髋关节在"4"字位做一稍增大幅度的外旋外展下压扳动，见图6-92。

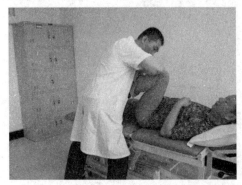

图6-91　髋关节屈髋屈膝扳法

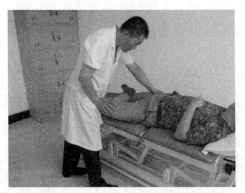

图6-92　"4"字扳法

（3）髋关节后伸扳法　以右侧为例。受术者取俯卧位，医者立于其左侧。医者以左手按压于其左侧骶髂部以固定，右手托住其右膝关节上部，向上用力托起使髋关节后伸，至阻力位时，两手同时加力，使髋关节做一增大后伸幅度的快速过伸扳动，见图6-93。

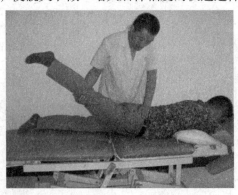

图6-93　髋关节后伸扳法

（4）髋关节直腿抬高扳法　以右侧为例。受术者取仰卧位，双下肢自然伸直，医者立于其右侧。医者用右手托其跟腱上部，用左手按其膝前部，在保持其膝关节伸直的情况下，使其右下肢缓缓抬起，至阻力位时，以右上肢扶持抱推其小腿后部，左手绕前握住其足掌趾部使其固定于背伸位，身体前移协同助力，右手按扶于膝部保持伸膝状态，左右手及身体协同同时加力，使阻力位屈髋伸直的下肢超越阻力位，做增大屈髋幅度的快速扳动，见图6-94。

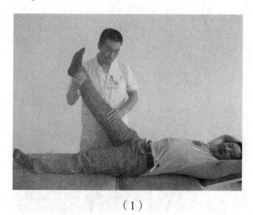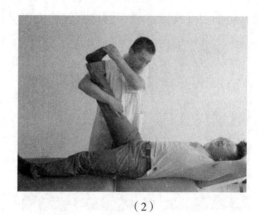

（1）　　　　　　　　　　　　　　（2）

图6-94　髋关节直腿抬高扳法

8.膝关节扳法　分为屈膝扳法、伸膝扳法。

（1）膝关节屈膝扳法　以左侧为例。受术者取仰卧位，左膝屈曲，医者立于其左侧。医者用右前臂垫于腘窝，左手紧握其踝上，左手先稍用力按压使其膝关节过屈数次，待其适应后，缓缓加力至过屈阻力位，快速加力，使其膝关节在右前臂支垫下做增大幅度的屈曲扳动，见图6-95（1）。

仰卧位操作法适用于膝关节屈曲受限明显者，轻度受限者可俯卧位操作。

以右侧为例。受术者取俯卧位，医者立于其左侧。医者用左手按扶于腘窝后上部以固定，右手握其足踝部，使其膝关节屈曲，至阻力位时，稍加大用力，做一稍增大屈曲幅度的快速扳动，见图6-95（2）。

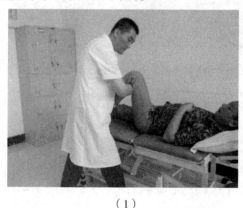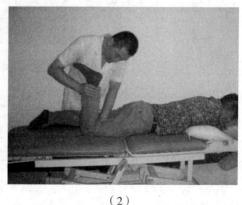

（1）　　　　　　　　　　　　　　（2）

图6-95　膝关节屈膝扳法

（2）膝关节伸膝扳法　以左侧为例。受术者取仰卧位，医者立于其右侧。以双手按于左下肢膝部，缓慢用力下压膝关节，至有阻力时，快速稍加力下压，做一稍增大幅度的下压扳动，见图6-96。

9.**踝关节扳法** 分为背伸扳法、跖屈扳法、内翻扳法、外翻扳法。

（1）踝关节背伸扳法 以左侧为例。受术者取仰卧位，两下肢伸直，医者立于其足前方。医者以左手托住其左足跟，右手握住其跖趾部用力前推，使踝关节尽量背伸，至阻力位时，稍加力前推做一增大背伸幅度的快速扳动，见图6-97。

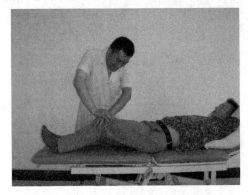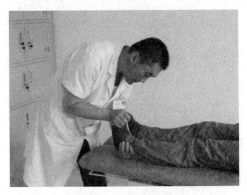

图6-96 膝关节伸膝扳法　　　　　图6-97 踝关节背伸扳法

（2）踝关节跖屈扳法 以左侧为例。受术者取仰卧位，两下肢伸直，医者立于其足前方。医者以左手托握左足跟后上部，另一手握按于足背部用力按压，使踝关节尽量跖屈，至阻力位时，稍加力按压做一增大跖屈幅度的快速扳动，见图6-98。

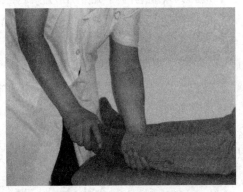

图6-98 踝关节跖屈扳法

踝关节扳法还可一手握足跟，另一手握足跗部，进行内翻或外翻扳动。

【要领及注意事项】

1.要顺应、符合关节的各自生理活动范围。关节结构虽然大同小异，但其生理活动范围差异较大，使用扳法应掌握人体关节的解剖和生理特点，顺应、符合各关节的运动规律。

2.扳法操作要分两步进行。第一步是做关节小范围的活动或摇动，使其放松；第二步是缓缓用力使关节被动运动至明显阻力位时，瞬间加力实施扳动。

3.扳法瞬间加力时须用"巧力寸劲"。"巧力"是指手法的技巧力，是与蛮力、暴力相对而言，要经过反复练习才能获得；"寸劲"是指发力短促可控，做到中病即止。

4.发力的时机要准，用力要适当。"寸劲"如发力过早，关节有活动余地，则不能扳动关节；如发力过迟，关节会在过度阻力位停留时间过长变得紧张而无法操作。用力过小不易奏效,用力过大易致不良反应或出现损伤事故。

5.操作时不可逾越关节运动的生理活动范围。超越关节生理活动范围的扳动,易致肌肉、韧带等软组织损伤,对于脊柱而言,还易伤及脊髓、马尾及神经根等组织,故颈、胸、腰部扳法操作尤当谨慎。

6.不可强求关节弹响。

7.诊断不明确的脊柱外伤及带有脊髓受压可能性者禁用扳法。

8.有较严重的骨质增生、骨质疏松者慎用或禁用扳法。对于骨关节结核、骨肿瘤者禁用扳法。

9.对于四肢关节严重创伤,骨折未完全愈合者禁用扳法。

10.时间久、粘连重的肩关节周围炎在实施扳法时不宜一次性分解粘连,以免关节囊撕裂而加重病情。腰椎间盘突出症伴有严重侧隐窝狭窄者,在实施直腿抬高扳法时不可强力操作,以免腰部神经根撕裂。

11.椎动脉型颈椎病及脊髓型颈椎病应谨慎使用扳法。

【手法特点】针对关节施术,"巧力寸劲"调整关节。

【适用部位】全身各关节部。

【临床应用】常用于颈椎病、落枕、肩关节周围炎、腰椎间盘突出症、脊柱小关节紊乱、四肢关节伤筋及外伤后关节功能障碍等病证。

对于寰枢关节半脱位,用寰枢关节旋转扳法,常配合轻柔的㨰法、按揉法、拿法、一指禅推法在颈两侧及肩部治疗,使紧张痉挛的肌肉放松。对于胸椎小关节错位,用胸椎扳法,常配合一指禅推法、㨰法、弹拨法沿胸椎棘突两旁、以错位病变节段为中心施治。对于强直性脊柱炎尚未骨性强化者,用扩胸扳法,常配合㨰法在患者腰背部沿脊柱及两侧上下往返操作;用手掌在背部沿脊柱按压,在按压时要配合患者呼吸,当呼气时向下按压,吸气时放松;指按脊柱两侧膀胱经及臀部秩边、环跳、居髎。对于腰椎间盘突出症,用腰部斜扳法,常配合患侧腰臀及下肢轻柔的㨰法、按法以及腰部后伸扳法、仰卧位强制直腿抬高法。对于急性腰扭伤,用腰部斜扳法,常配合㨰法在腰部压痛点周围治疗,逐渐移至疼痛处,然后在伤侧顺骶棘肌纤维方向用㨰法操作;以及腰部后伸扳法;按揉腰阳关、肾俞、委中;在压痛点的上、下方,用弹拨法治疗;在受伤一侧,沿骶棘肌纤维方向,进行直擦。对于慢性腰肌劳损,用腰部斜扳法,常配合指按揉大肠俞、八髎、秩边,在腰部两侧膀胱经用较重刺激的㨰法上下往返操作,直擦腰背部两侧膀胱经,横擦腰骶部。

三、拔伸法

固定关节或肢体的一端,牵拉另一端,反向用力拔伸关节,称为拔伸法。拔伸法为正骨推拿流派的常用手法之一,包括全身各部关节的拔伸法。

【操作】

1.颈椎拔伸法 分为掌托拔伸法、肘托拔伸法、仰卧位拔伸法。

(1)颈椎掌托拔伸法 受术者取坐位,医者马步微蹲于其后方。医者两手虎口张开,用拇指及大鱼际托扶固定其耳后乳突及下颌角,小指及小鱼际托扶下颌骨下缘,余三指扶两侧面颊以助力，腕关节背伸，肘关节屈曲，两臂及上半身躯干共同协调向上用力托起其头颈，同时两膝逐渐伸直以助上托之力，缓慢地向上拔伸头颈及颈椎关节，见图6-99。

颈椎掌托拔伸法另一术式：受术者坐位，医者马步微蹲于其后方。医者两手虎口张开，用拇指指腹固定于耳后乳头，大鱼际托扶于下颌角，食指、中指固定面颊，无名指、小指、小鱼际托扶下颌骨下缘，腕关节背伸，肘关节屈曲，两前臂固定患者肩部，靠腕关节外展发力，前臂支撑肩部作为支点，共同协调向上用力托起其头颈，缓慢地向上拔伸颈椎关节。

（2）颈椎肘托拔伸法　以右肘拔伸为例。受术者坐低凳，医者立于其后方。医者以左手扶于枕后部以固定助力，用右肘弯部托住其下颌部，右手掌扶住其左侧头部以加强固定，两手臂协同用力固定并向上用力，同时两膝逐渐伸直以助上托之力，缓慢地向上拔伸头颈及颈椎关节，见图6-100。

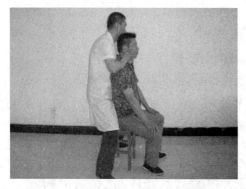

图6-99　颈椎掌托拔伸法

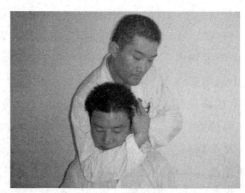

图6-100　颈椎肘托拔伸法

（3）颈椎仰卧位拔伸法　受术者取仰卧位，医者坐其头端。医者一手虎口张开扶托其枕后两侧乳突以固定，另一手掌心托于下颏，两手及前臂协调同时用力，向其头端水平方向缓缓拔伸，见图6-101（1）。

仰卧拔伸另一术式：受术者取仰卧位，医者坐其头端。医者两手虎口张开，拇指及大鱼际托扶其下颌骨下缘及下颌角，四指指腹及食指桡侧缘托扶其枕后乳突部，两手用力夹持固定其头颈，上肢伸直，身体后仰，水平方向缓缓拔伸其头颈，见图6-101（2）。

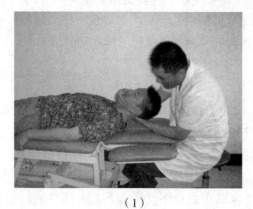

（1）　　　　　　　　　　　　　　　（2）

图6-101　颈椎仰卧位拔伸法

2.**肩关节拔伸法**　分为坐位外展拔伸法、坐位上举拔伸法、仰卧位拔伸法。

（1）肩关节坐位外展拔伸法　以右侧肩关节拔伸为例。受术者坐方凳，右侧凳面预留，右肩关节外展90°，医者立于其右侧。医者右下肢站稳，用左脚尖踩在预留凳面上，用左膝顶住其右侧腋窝，左手按住其左肩部以固定，右手从自己身后绕过，紧握患者右手或右腕上部，然后身体向左缓缓扭转，顶腋窝的左膝和按扶右肩的左手同时加力固定其右肩不动，右手随身体扭转之力顺势用力牵拉其右肩，可持续或间歇拔伸，见图6-102。

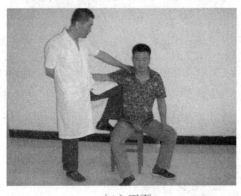
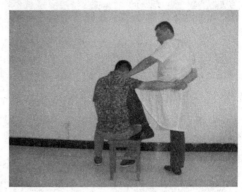

（1）正面　　　　　　　　　　　　　　（2）背面

图6-102　肩关节坐位拔伸法

坐位外展拔伸法的另一方法，以右侧肩关节拔伸为例。受术者坐方凳，一助手立于患者左侧，双手交叉抱住患者右胁固定，医者立于其右侧。医者让受术者右肩关节外展90°，肘关节弯曲，医者用自己左肘关节从内侧扣住患者肘关节，右手握住患者右腕部，左肘关节用力拉伸右肘关节，即可用力牵拉其右肩，可持续或间歇拔伸。

（2）肩关节坐位上举拔伸法　以右侧肩关节拔伸为例。受术者坐方凳，医者立于其右侧。受术者右手上举，医者双手握住受术者腕部，用力向上拔伸肩部，可持续或间歇拔伸。

（3）肩关节仰卧位拔伸法　以左侧肩关节拔伸为例。受术者取仰卧位，左肩关节外展60°~120°，医者立于其左侧。医者以右手按住其左肩前以固定，左手从自己身后绕过，紧握患者左手或左腕上部，然后身体向右缓缓扭转，按压左肩的右手同时加力按压其左肩，左手随身体扭转之力顺势用力牵拉拔伸其左肩，可持续或间歇拔伸，见图6-103。

（4）肩关节仰卧位手牵足蹬拔伸法　以右侧肩关节拔伸为例。受术者仰卧位，右肩关节外展60°~90°，医者立于其右侧。医者以左脚用力站立，双手握住患者右手，右脚蹬于患者右侧腋窝处，然后双手用力牵拉拔伸受术者右上肢，可持续或间歇拔伸。

3.**肘关节拔伸法**　以左侧为例。受术者坐位或仰卧位，医者位于其左侧。医者将其左上肢前屈外展，一手握其上臂，另一手握其前臂下段进行拔伸，见图6-104。

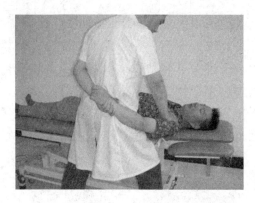

图6-103　肩关节仰卧位拔伸法

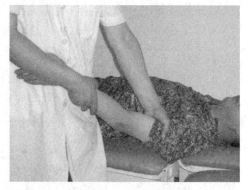

图6-104　肘关节拔伸法

4.腕关节拔伸法　以右侧为例。受术者取坐位或仰卧位，医者位于其右侧。医者以一手握住其右前臂中段，另一手握其右手掌，两手同时反向用力拔伸其腕关节，见图6-105（1）。也可双手握其大小鱼际向远端进行拔伸，见图6-105（2）。

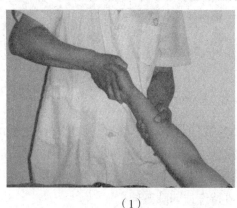

（1）

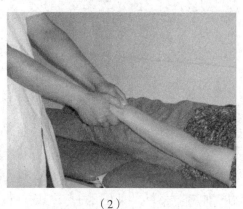

（2）

图6-105　腕关节拔伸法

5.指关节拔伸法　以右手中指近端指关节拔伸为例。受术者取坐位或仰卧位，医者位于其右侧。医者以一手拇指和食指、中指握住受术者中指第一节，另一手拇指和食指、中指握受术者中指第二节，两手同时反向用力拔伸受术者中指近端指关节。

6.胸椎拔伸法　受术者取坐位，双手交叉抱于自己颈部，医者站立于患者身后。医者双手从受术者腋下穿出，双手分别抓住受术者的前臂，然后靠双臂提升患者上臂，从而起到拔伸胸椎的作用，以受术者臀部即将离开凳面而又没有离开为标准，可持续或间歇拔伸。

7.腰椎拔伸法　受术者取俯卧位，双手抓住床头，医者立其足前方。助手两手从其腋下固定，医者双手分别握住其两足踝部，上肢伸直，身体后倾，腰背下肢蓄力用劲后伸，缓缓向其足端拔伸，见图6-106。

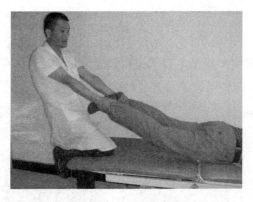

图6-106　腰椎拔伸法

8.髋关节拔伸法

（1）髋关节屈膝压腿拔伸法　以左侧为例。受术者取仰卧位，左下肢屈髋屈膝，使左足跟尽可能靠近臀部，医者站于其右侧。医者以左手按压其髂前上棘，右上肢屈肘以前臂尺侧部按压于大腿前面，右手顺势握住其大腿以固定，右手、左手臂及身体协调同时按压，使其髋关节被动拔伸，见图6-107（1）。

（2）髋关节仰卧位握踝拔伸法　以左侧为例。受术者取仰卧位，下肢伸直位，医者站于其足端。医者两手握其左踝部，向足跟方向持续或间歇拔伸，见图6-107（2）。

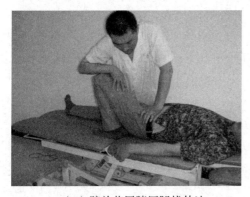
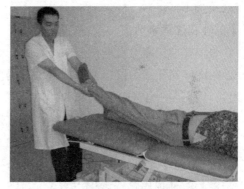

（1）髋关节屈膝压腿拔伸法　　　　　　　　　（2）髋关节仰卧位握踝拔伸法

图6-107　髋关节拔伸法

（3）髋关节俯卧位握踝拔伸法　以左侧下肢为例。受术者取俯卧位，双手抓住床头，左下肢自然伸直，医者立于其足前方，医者以双手握住受术者左踝关节，足部蹬于床下横杠，身体向后倾斜，双手臂用力，使其髋关节被动拔伸。

（4）髋关节仰卧位肘钩拔伸法　以左侧下肢为例。受术者取仰卧位，左下肢屈髋屈膝，髋关节呈90°，医者站于受术者左侧。医者用右手按压受术者左侧髂前上棘以固定，左侧肘关节弯曲钩住受术者腘窝，左手扶住受术者大腿前部，左肘关节用力向上拔伸髋关节。

9.膝关节拔伸法　以左侧为例。受术者取俯卧位，膝关节屈曲90°，医者站于受术者左侧。医者以左膝按压其腘窝（或助手双手按压固定其腘窝），双手握住其踝部，同时用力向上拔伸，见图6-108。

10.踝关节拔伸法 以左侧为例。受术者取俯卧位，左膝关节屈曲90°，医者立于其左侧。医者以左膝按压其腘窝（或助手双手按压固定其腘窝），左手托扶其足跟，右手托扶其足背，两手同时用力向上拔伸其踝关节，可持续或间歇拔伸，见图6-109。

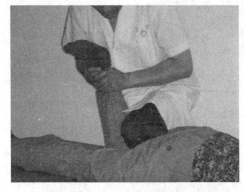 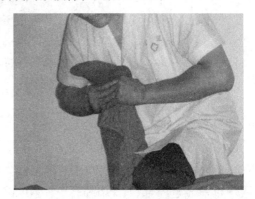

图6-108　膝关节拔伸法　　　　　　　　图6-109　踝关节拔伸法

11.趾间关节拔伸法 以左足第二趾为例。受术者取仰卧位，医者站于受术者足部床前。医者左手拇指、食指、中指捏住受术者第二趾近端，右手拇指、食指、中指捏住要拔伸趾关节的远端，用力拔伸，即可拔伸趾间关节，也可使错位的趾间关节在拔伸状态下复位。

【要领及注意事项】

1.动作宜稳，用力宜均，要掌握好拔伸的方向和力度，不能超过关节的生理活动范围。

2.在拔伸的开始阶段，要先放松关节局部，用力要由小到大，逐渐加力。当拔伸到一定程度后，则需要一个稳定的持续牵引力。

3.拔伸禁止蛮力、暴力，以免造成牵拉损伤。

4.不可在痉挛、疼痛较重的情况下拔伸，以免增加患者痛苦或造成损伤。

【手法特点】以其拔伸牵引之力，改善关节位置关系，纠正错位、错筋，松开粘连，扩大关节腔隙，使损伤跌错者得以复位。

【适用部位】全身各关节。

【临床应用】用于骨折、脱位、各种软组织损伤性疾病。

四、背法

将受术者反背起以用来牵伸腰脊柱，称为背法。又叫"反背法"。

【操作】医者与受术者背靠背站立，双脚开立与肩同宽，医者两肘屈曲，用肘弯部勾套住受术者肘弯部，屈膝弯腰，将受术者背起，使其双脚悬空，并嘱受术者头后仰，靠在医者背部，自然呼吸，不要进气，全身尽量放松。医者臀部先做左右或上下晃动、抖动，当感到受术者腰部处于放松状态时，再做一突发性的、快速的伸膝屈髋挺臀动作，使受术者患椎脊柱突然超后伸。

【要领及注意事项】

1.医者伸膝屈髋挺臀动作要协调一致。

2.若受术者身材高大，医者可站在踏板上操作，以保证受术者双脚悬空。

【手法特点】利用受术者自身重力，牵伸腰脊柱。

【适用部位】腰脊柱。

【临床应用】主要用于腰椎后关节紊乱、急性腰扭伤、腰椎间盘突出症等。

第七节　复合类手法

复合类手法是指由两种或两种以上的单式手法有机地结合在一起而形成的手法。其特点是手法动作结构比较复杂，技术难度较大，操作练习的要求较高，但临床适用范围广，应用频度较高。

常用的复合类手法有按揉法、推摩法、拇指点揉法、勾点法、扫散法、捏脊法等。

一、按揉法

按揉法是由按法和揉法相结合而形成的复合手法，包括指按揉法和掌按揉法。

【操作】

1.指按揉法　虎口张开，用单手或双手拇指指腹着力于治疗部位，余指置于对侧或相应的位置以助力。拇指和前臂部主动施力，在做环形揉法动作过程中，环形推出时稍用力按压，环形回位时减力，形成节律性按压揉动的复合手法，见图6-110。

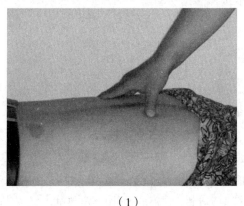

（1）　　　　　　　　　　　　（2）

图6-110　指按揉法

2.掌按揉法　分为单掌按揉法、叠掌按揉法。

（1）单掌按揉法　以掌根部着力于治疗部位，手指自然放松，前臂与上臂主动用力，进行环形揉动，在做环形揉法动作过程中，环形推出时稍用力按压，环形回位时减力，形成节律性按压揉动的复合手法，见图8-111。

（2）叠掌按揉法　双掌重叠着力于治疗部位，以掌中部或掌根部着力，以下面的手掌主动做环形揉动，叠加在上面的手掌在环形揉动过程中加力按压，环形推出时稍用力按压，环形回位时减力，形成节律性按压揉动的复合手法，见图6-112。

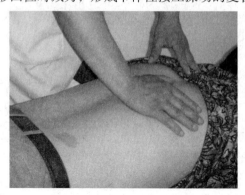

图6-111　单掌按揉法

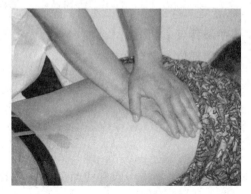

图6-112　双掌按揉法

【要领及注意事项】

1.按揉法是将按法的节律性按压和揉法的环形揉动有机结合，因此，要在环形揉动的过程中完成按法的节律性按压。

2.按压的力量要适度，不能因按压力大而致环形揉动困难。

3.按压和环形移动要协调，按压的节奏性要配合环形揉动的速度，因此，揉动时不要过快，也不可过于缓慢，要使手法移动流畅、按压舒适。

【手法特点】轻重交替有节律性，舒适柔和，易于被人接受。

【适用部位】指按揉法适于颈项部、肩部、肩胛骨内侧缘及全身各部腧穴；单掌按揉法多用于肩部、上肢、脊柱两旁的膀胱经侧线；叠掌按揉法适于背部、腰部及下肢后侧。

【临床应用】常用于颈椎病、肩关节周围炎、腰背筋膜炎、腰椎间盘突出症、高血压、糖尿病、痛经、下颌关节炎、近视等多种病症。

【常规操作法练习】

1.**按揉印堂法**　受术者取坐位或仰卧位，医者站在或坐在受术者对面或头端。医者用指按揉法按揉印堂穴2~3分钟。主治：感冒、头痛、鼻炎、失眠等。

2.**按揉太阳法**　受术者取坐位或仰卧位，医者站在或坐在受术者对面或头端。医者用指按揉法同时按揉两侧太阳穴2~3分钟。主治：感冒、头痛、偏头痛、近视等。

3.**按揉颈椎法**　受术者取坐位或俯卧位，医者站在受术者身后或身旁。医者用指按揉法在受术者颈后部两侧从风池穴按揉至颈根部，反复操作3~5分钟。主治：落枕，颈椎病，眩晕等。

4.**按揉天宗法**　受术者取坐位或俯卧位，医者站在受术者身旁。医者用指按揉法在天宗穴处按揉1~3分钟。主治：落枕，颈椎病，肩周炎、肩胛痛等。

5.**按揉上肢法**　受术者取坐位或仰卧位，医者站在受术者身旁。医者用指按揉法从肩部按揉至腕掌部，反复操作3~5分钟。主治：肩周炎、网球肘、颈椎病等。

6.**按揉膀胱经法**　受术者取俯卧位，医者站在受术者身旁。医者用指按揉法或单掌或叠掌按揉法沿腰背部膀胱经从上至下反复操作3~5分钟。主治：咳嗽、腰椎间盘突出症、第三腰椎横突综合征、腰肌劳损等。

7.按揉下肢法　受术者取仰卧位，医者站在受术者身旁。医者用单掌按揉法在下肢后侧从上至下反复操作3~5分钟。主治：腰椎间盘突出症、半身不遂等。

8.按揉足三里法　受术者取仰卧位，医者站在受术者身旁。医者用指按揉法按揉足三里穴2~3分钟。主治：胃脘痛、腹泻、高血压、先天不足等。

二、推摩法

推摩法是由一指禅偏峰推法与指摩法结合而成，即一指偏峰推法操作的同时其余四指进行摩法操作，手法难度较高。

【操作】将拇指桡侧偏峰着力于治疗部位，其余四指自然并拢、微屈，以指腹着力于相应的治疗部位上，腕关节放松，前臂主动用力，使腕关节做旋转运动并同时左右摆动，带动拇指做一指禅偏峰推法，同时其余四指指腹在摆动力带动下在治疗部位上做环形的摩动，见图6-113。

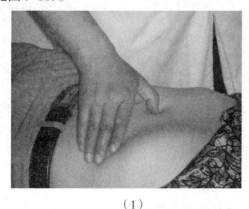

（1）　　　　　　　　　　　　　　（2）

图6-113　推摩法

【要领及注意事项】

1.本法是做一指禅偏峰推法的同时，通过前臂的旋推和腕关节协调运动带动四指指腹进行摩法操作，因此，要注意一指禅偏峰推法和四指摩法协同操作。

2.在前臂进行主动旋推时，腕关节要放松，在前臂的带动下做被动旋推和顺势摆动两种运动形式。如果腕部仅是摆动，则只能形成拇指的偏峰推同其余四指的擦动，在增加旋动的情形下才形成四指的摩动。

3.推摩的速度要均匀，用力宜适当，以手臂的自然压力进行操作。

4.要注意动作的连贯性、协调性。

【手法特点】巧推轻摩，旋中带摆。

【适用部位】胸腹部，胁肋部。

【临床应用】可用于咳嗽、脘腹胀满、消化不良、月经不调等病症。

【常规操作法练习】

1.**推摩中府法**　受术者取仰卧位，医者站在或坐在受术者身旁。医者用拇指桡侧偏峰吸定于中府穴，其余四指贴于胸前壁，用推摩法反复操作2~3分钟。主治：咳嗽、哮喘等。

2. **推摩中脘法**　受术者取仰卧位，医者站在或坐在受术者身旁。医者用拇指桡侧偏峰吸定于中脘穴，其余四指贴于脘腹部，用推摩法反复操作2~3分钟。主治：胃脘痛、呃逆、腹泻、便秘等。

3. **推摩气海法**　受术者取仰卧位，医者站在或坐在受术者身旁。医者用拇指桡侧偏峰吸定气海穴，其余四指贴于腹部，用推摩法反复操作2~3分钟。主治：泄泻、疝气、阳痿、月经不调等。

4. **推摩关元法**　受术者取仰卧位，医者站在或坐在受术者身旁。医者用拇指桡侧偏峰吸定关元穴，其余四指贴于腹部，用推摩法反复操作2~3分钟。主治：阳痿、早泄、赤白带下、痛经等。

5. **推摩风门、肺俞法**　受术者取俯卧位，医者站在或坐在受术者头前方。医者拇指桡侧偏峰分别依次吸定风门、肺俞穴，其余四指贴于肩背部，用推摩法反复操作2~3分钟。主治：咳嗽、哮喘等。

三、拇指点揉法

拇指端点法在操作过程中配合环旋揉动的动作，即为拇指点揉法。

【操作】拇指指端着力于治疗部位，余四指轻置于相对位置以支撑助力，拇指及前臂部主动用力做环转运动，使拇指指端在治疗部位上做环旋揉动，点揉频率120次左右/分钟，见图6-114。

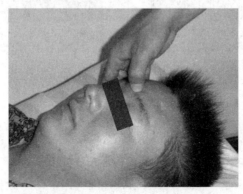

图6-114　拇指点揉法

【要领及注意事项】

1.点揉法操作一般为边揉边点。

2.头面部用力轻，以拇指用力为主；躯干及四肢用力重，前臂和拇指要协同用力。

3.点揉法操作时单手、双手均可。双手操作时双拇指可叠加在一起。

【手法特点】揉中寓点，刚柔相济。

【适用部位】适用于全身各部腧穴，小儿推拿也常用。

【临床应用】常用于胃脘痛、便秘、泄泻、癃闭、头痛、软组织扭挫伤、颈椎病、骨折术后康复、小儿斜颈、小儿遗尿、近视等多种病症，亦可用于保健。

【常规操作法练习】

1.点揉太阳法　受术者取仰卧位或坐位，医者坐在或站在受术者头端或对面。医者用拇指点揉法在两侧太阳穴反复操作2~3分钟。主治：感冒、头痛、偏头痛、牙痛等。

2.点揉中脘法　受术者取仰卧位，医者站在受术者身旁。医者用拇指点揉法在中脘穴反复操作2~3分钟。主治：腹胀、腹泻、腹痛、黄疸等。

3.点揉气海法　受术者取仰卧位，医者站在受术者身旁。医者用拇指点揉法在气海穴反复操作2~3分钟。主治：先天不足、腹泻、阳痿、痛经等。

4.点揉关元法　受术者取仰卧位，医者站在受术者身旁。医者用拇指点揉法在关元穴反复操作2~3分钟。主治：阳痿、月经不调、尿频、中风脱证等。

5.点揉定喘法　受术者取坐位，医者站在其身后。医者以双手拇指由轻至重点揉双侧定喘穴2~3分钟。主治：气喘、咳嗽。

6.点揉肾俞法　受术者取俯卧位，医者站在受术者身旁。医者用拇指点揉法在肾俞穴反复操作2~3分钟。主治：腰腿痛、阳痿、月经不调、水肿等。

7.点揉足三里法　受术者取仰卧位，医者站在受术者身旁。医者用拇指点揉法在足三里穴反复操作2~3分钟。主治：胃痛、腹泻、痢疾、疳积等。

四、勾点法

用中指端或拇指端勾住治疗部位做点压，即为勾点法，由勾法和点法组成。

【操作】中指或拇指指间关节用力屈曲，形如勾状，以指端勾住治疗部位或穴位，掌指部主动用力，使指端在治疗部位上持续点按，点按方向应视治疗部位而定，见图6-115。

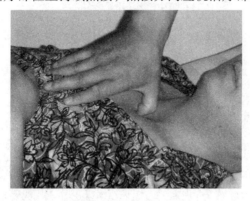

图6-115　勾点法

【要领及注意事项】

1.指间关节用力屈曲，指形如钩状。

2.勾点时施力的方向应视治疗部位而定，或上或下，或左或右。

3.勾点法所施术的部位或穴位，多为不便直接点按或是某些特殊穴位，点按力量要适度。

【手法特点】屈指如钩，点穴方便。

【适用部位】天突、廉泉等穴位。

【临床应用】多用于舌强语謇、口噤失语和喘、咳、喉痹等病症。

【常规操作法练习】

1. **勾点廉泉法**　受术者取坐位或仰卧位，医者坐在或站在受术者身旁。医者用勾点法持续作用于廉泉穴2~3分钟。主治：舌强语謇、中风失语、舌下肿痛、口舌生疮等。

2. **勾点天突法**　受术者取坐位或仰卧位，医者坐在或站在受术者身旁。医者用勾点法持续作用于天突穴2~3分钟。主治：咳嗽、气喘、呃逆、恶心等。

五、扫散法

用拇指桡侧缘和其余四指指端在颞、枕部做轻快的擦动，即为扫散法。

【操作】

以右侧为例。受术者取坐位，医者面对而立。医者以左手轻轻扶按其右侧头颞部，右手拇指伸直，以桡侧面置于额角发际头维穴处，其余四指并拢、微屈，指端置于耳后高骨处，食指与耳上缘平齐。腕关节放松，前臂主动摆动，带动拇指桡侧缘在头颞部额角至耳上之间做轻快的擦动，其余四指同时在耳后至乳突范围内做擦动，左侧做完做右侧，见图6-116。

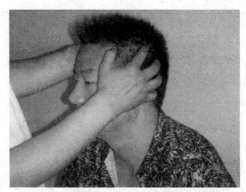

图6-116　扫散法

【要领及注意事项】

1. 扫散法必须在颞枕部操作。

2. 拇指桡侧偏峰与其余四指指端宜贴紧皮肤，动作轻快，轻度刺激，要体现"扫散"之意。

3. 对长发者，须将手指插入发间操作，以避免牵拉头发出现疼痛。

4. 操作时要固定好头部，避免受术者头部随手法操作而出现晃动。

【手法特点】摆腕轻快，扫散舒适。

【适用部位】颞、枕部。

【临床应用】扫散胆经具有平肝潜阳、祛风止痛的作用，多作为治疗高血压、偏头痛、神经衰弱、外感等病症的辅助治疗手法。

六、捏脊法

用双手拇指、食指和中指在脊柱两侧进行捏、捻、提、推等多种手法组合的复合动作，即为捏脊法。捏脊法为儿科常用手法，对治疗"积滞"一类病症有奇效，故又称"捏积法"。捏脊法分为拇指前位捏脊法、拇指后位捏脊法两种。

【操作】

1.拇指前位捏脊法　受术者取俯卧位，后背裸露，背部肌肉放松，医者站立于患者身旁。医者双手半握空拳状，腕关节背伸，拇指在前，以双手拇指指腹和食指的桡侧缘相对，分别将棘突两侧皮肤捏起，并轻轻提捻，边提捻边向上慢慢推进，在向上慢慢推进的捏脊过程中，双手要交替进行，见图6-117（1）。

2.拇指后位捏脊法　受术者取俯卧位，后背裸露，背部肌肉放松，医者站立于患者身旁。医者双手拇指伸直在后，用双手拇指桡侧缘抵住棘突两侧皮肤，双拇指指腹与食指、中指指腹顺势将皮肤捏起，并轻轻提捻，边提捻边向上慢慢推进。在向上慢慢推进的捏脊过程中，双手要交替进行，两手拇指要前推，而食、中指则要交替前按，共同完成捏提捻前行动作，见图6-117（2）。

捏脊法操作一般从龟尾穴开始，沿脊柱两侧向上终止于大椎穴两旁为一遍，可连续操作3~5遍。为加强手法效应，常采用三捏一提法，即每捻移3次，便停止前行，双手同时用力向上捏提一次。

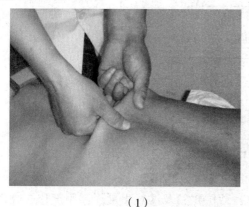
（1）

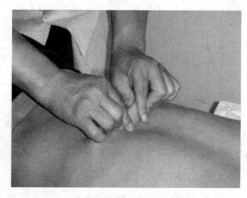
（2）

图6-117　捏脊法

【要领及注意事项】

1.操作时捏起皮肤的多少要因人而异。捏提肌肤过多，则动作呆滞不易向前推动，过少则宜滑脱。一般体胖者要多捏，体瘦者宜少捏。

2.捏提用力大小要适当。用力过大易疼痛；过小则刺激量不足，且不易捏提，易滑脱。

3.捏脊法包含了推、捏、捻、提等多种手法动作，操作时动作衔接宜灵活协调。

4.要用手指指腹着力，不可用指端挤捏，亦不可将肌肤拧转，以免产生不必要的疼痛。

5.捻动向前时，须做直线前进，不可歪斜。

【手法特点】成人体瘦者易操作，小儿推拿为治疳积之要法。

【适用部位】脊柱两侧。

【临床应用】捏脊法常应用于小儿积滞、疳证以及腹泻、呕吐、消化不良、便秘、夜啼、佝偻病等病证。捏脊法对于成人的胃肠道疾病、神经衰弱及妇科的月经不调、痛经等均有较好的治疗作用。

学习小结

1.学习内容

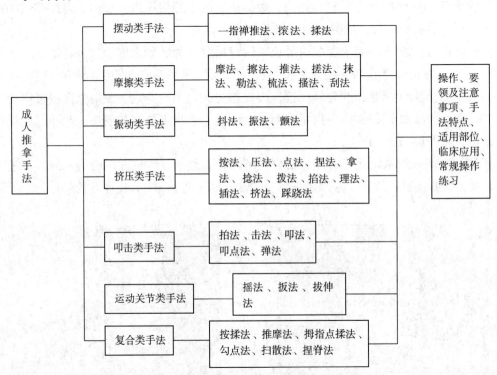

2.学习方法

本章要重点理解和掌握成人推拿手法的操作、动作要领及注意事项、适用部位、临床应用，要注意同类手法的区别，熟悉其常规操作。

复习思考题

1.试述一指禅推法的手法操作、要领和注意事项、特点、适用部位、临床应用。

2.试述滚法的手法操作、要领和注意事项、特点、适用部位、临床应用。

3.试述揉法的手法操作、要领和注意事项、特点、适用部位、临床应用。

4.试述摩法的要领和注意事项、特点。

5.试述擦法的手法操作、要领和注意事项。

6.试述拳推法、肘推法的手法操作。

7.试述推法的要领和注意事项、特点、适用部位。

8.试述搓法的手法操作、要领和注意事项、特点。

9.试述抖上肢法的手法操作。

10.试述抖法的要领和注意事项、特点。

11.试述振法的要领和注意事项。

12.试述按法的手法操作、要领和注意事项、特点。

13.试述压法的手法操作、要领和注意事项。

14.试述点法的手法操作、要领和注意事项、特点。

15.试述捏法的要领和注意事项、特点、适用部位。

16.试述拿法的手法操作、要领和注意事项、特点。

17.试述捻法的手法操作、要领和注意事项、特点。

18.试述拨法的手法操作、要领和注意事项。

19.试述掐法的要领和注意事项、特点、适用部位。

20.试述拍法的要领和注意事项、特点、适用部位。

21.试述掌根击法、指尖击法的手法操作。

22.试述击法的要领和注意事项、特点、适用部位。

23.试述叩法的手法操作、要领和注意事项。

24.试述叩点法的手法操作、要领和注意事项。

25.试述肩关节摇法的手法操作。

26.试述腰部摇法的手法操作。

27.试述摇法的要领和注意事项、特点、适用部位、临床应用。

28.试述颈椎斜扳法的手法操作。

29.试述扩胸牵引扳法的手法操作。

30.试述腰椎旋转定位扳法的手法操作。

31.试述肩关节前屈扳法的手法操作。

32.试述扳法的要领和注意事项、特点、适用部位、临床应用。

33.试述拔伸法的要领和注意事项、特点。

34.试述按揉法的要领和注意事项、特点。

35.试述扫散法的手法操作、要领和注意事项。

36.试述捏脊法的要领和注意事项、特点、临床应用。

第七章　小儿推拿常用手法

🗺️ 要点导航

1.学习目的　通过学习小儿推拿基本手法和小儿推拿复式手法，为临床推拿治疗小儿疾病打好基础。

2.学习要点　小儿推拿基本手法的操作、动作要领、临床应用，小儿推拿复式手法的含义、特点，常用复式手法的操作、动作要领、适用部位、临床应用。

第一节　小儿推拿基本手法

一、推法

【操作】

1.直推法　以拇指端的桡侧缘，或以拇指指腹，或食、中二指指腹在穴位上作直线推动，称为直推法。离心性推为清、向心性推为补、来回直推为清补。直推法常用于线状穴位，如清天河水、推大肠、开天门、推坎宫等，见图7-1。

2.旋推法　以拇指指腹在穴（部）位上作顺时针方向的旋转推动，称为旋推法。旋推法常用于面状穴位，如旋推脾经、肺经、肾经等，见图7-2。

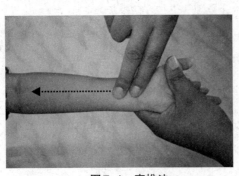
图7-1　直推法

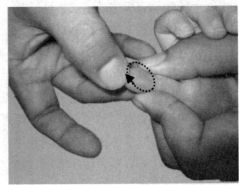
图7-2　旋推法

3.分推法　以两手拇指的桡侧缘或指腹，或双手大鱼际，或用双手食、中二指的指腹从穴位中央向两旁做反向推动，称为分推法。分推法常用于线状穴位，如分推坎宫、分推胸阴阳、分推背阴阳等，见图7-3。

4.合推法（和法）　用双手拇指指腹，或双手大鱼际，或用双手食、中二指指腹从穴位两旁向中间做单方向的合向推动，称为合推法，合推法常用于线状穴位，如合推坎宫、合腕阴阳、合推胸阴阳、合推背阴阳等，见图7-4。

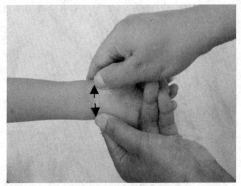

图7-3　分推法

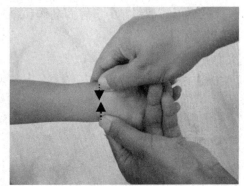

图7-4　合推法（和法）

【动作要领】

1.肩、肘、腕关节自然放松，指间关节伸直。

2.直推法为单方向直线推动；旋推法的运动轨迹是一个环形或弧形；分推法为从穴位中央向两旁做反向直线或弧形推动；合推法为从穴位两旁向中间做直线或弧形推动。

3.动作均匀柔和，频率约为240~300次/分。

【手法特点】

接触面小，操作灵活。

【适用部位】

指推法主要用于小儿特定穴的线状穴、五经穴，多用于头面部、脊柱部、四肢部；旋推法主要用于五经穴、面状穴；分推法多用于面状穴、线状穴及平面部位；合推法多用于大横纹。

【临床应用】

推法是小儿推拿常用手法之一，施术时需要根据病情选取适量的介质从而达到清热散结、疏通经络、理气止痛等作用，适用于儿科各种常见病和多发病。

二、运法

【操作】

以指端或指腹在一定穴（部）位上，由此及彼做弧形或环形推动，称运法，可分为拇指运法、中指运法、多指运法。频率为80~120次/分。如运内劳宫、运内八卦、运水入土等，见图7-5。

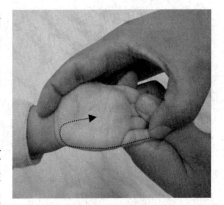

图7-5　运法

【动作要领】

运法宜轻不宜重，宜缓不宜急。运法较推法用力轻，仅在体表做旋转摩擦运动，不带动深层肌肉组织。

【手法特点】

弧线或环形的推移，力量轻而动作和缓。

【适用部位】

头面、手部。

【临床应用】

常用于面状穴、弧线形穴。

三、揉法

【操作】

以拇指指端或中指指端或掌根或大鱼际或小鱼际，附着于穴（部）位上，做顺时针或逆时针方向旋转揉动，称揉法。根据接触面的不同有指揉法、掌根揉法、鱼际揉法，见图7-6。

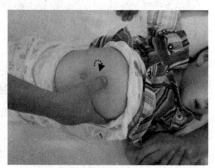

图7-6 揉法

【动作要领】

1.肩、肘、腕关节放松，以指面或掌面自然吸定于一定部位或穴位上。

2.动作要灵活协调、缓和而有节律性，频率为120~160次/分。

【手法特点】

轻快柔和。

【适用部位】

全身各部位或穴位。指揉法常用于点状穴，掌根揉法、鱼际揉法则常用于面状穴。

【临床应用】

揉法轻柔缓和，具有宽胸理气、健脾和胃、活血化瘀、消肿止痛的作用。常用于治疗胸闷、胁痛、脘腹胀满、跌仆损伤、痿证等。

四、摩法

【操作】

以食指、中指、无名指指腹或手掌附着在体表一定部位，以掌指关节连同腕部或腕关节连同前臂做环形而有节律的环形摩动，称摩法。摩法有缓摩为补、急摩为泻等说法，见图7-7

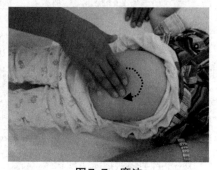

图7-7 摩法

【动作要领】

1.肩、肘、腕关节放松，指腹或手掌自然着力，不可用力下压。

2.以腕关节带动手指或以前臂带动腕关节在被操作部位做环形摩动。

3.动作缓和协调，频率为100次左右/分。

【手法特点】

环形摩擦，轻柔均匀。

【适用部位】

常用于胸腹、胁肋及颜面部。

【临床应用】

摩法轻柔缓和，刺激量较小，具有理气止痛、消积导滞、活血散瘀的作用。临床常用于治疗脘腹胀痛、食积胀满、腹泻、便秘、跌仆损伤等。摩法在临床应用时可借助一定介质，以增强疗效。

五、掐法

【操作】

用拇指指甲或拇、食指指甲重按穴（部）位的手法，称掐法。此法常用于急症。临床上多与揉法配合使用，称掐揉法，见图7-8。

【动作要领】

1.肩、肘、腕关节放松，着力部位垂直向下用力，避免抠动。

2.本法刺激较强，应逐渐用力，避免刺破皮肤。

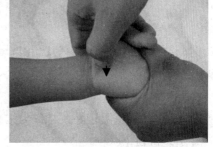

图7-8 掐法

【手法特点】

刺激性较强。

【适用部位】

常用于点状穴位。

【临床应用】

掐法具有开窍、镇惊、息风、清热的作用，常用于治疗惊风抽搐。

六、拿法

【操作】

用拇指和食、中两指或用拇指与其余四指相对用力，在身体的一定部位或穴位上做一紧一松的提拿动作，称为拿法。可单手或双手操作，拿法为小儿推拿中常用的手法之一，见图7-9。

【动作要领】

临床操作时，用力应由轻而重，轻柔缓和，有节奏性和连贯性，不能突然用力。用指面或指腹着力，

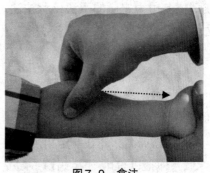

图7-9 拿法

133

避免指端内扣。

【手法特点】

刺激强而舒适，力量可深透到肌肉深层。

【适用部位】

用于颈项、肩部、四肢等部位。

【临床应用】

具有疏经通络、行气活血、散寒祛邪等作用。临床用于小儿肌性斜颈、头痛、四肢关节肌肉酸痛、风湿痹痛等。

七、搓法

【操作】

用双手夹住受术者上下肢或躯干的一定部位，相对用力，做快速搓动，同时上下往返移动，见图7-10。

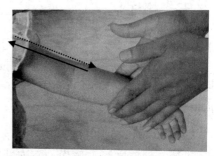

图7-10　搓法

【动作要领】

操作时双手用力要均匀，相互对称，搓动要快，移动要慢。

【手法特点】

松解肌筋的作用较好，常作为结束手法来应用。

【适用部位】

用于胁肋部及四肢部。

【临床应用】

搓法是一种较为柔和的手法，具有调和气血、疏通经络的作用，常作为推拿治疗的结束手法。在小儿推拿中，用手指指腹在小儿经穴上往来搓摩，也称搓法。

八、按法

【操作】

用拇指或中指指腹或掌心（掌根）在一定的穴位或部位上用力按压的手法，称按法。用手掌按称掌按法，常用于腹部；用手指按称指按法，常作用于穴位，见图7-11。

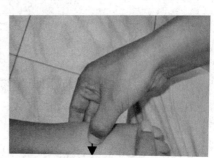

图7-11　按法

【动作要领】

1.以手指指腹或手掌自然着力，用力方向垂直于体表。

2.逐渐加力，并在一定力度上维持一定时间，即所谓"按而留之"。

3.根据患儿的体质、病情、耐受力等决定按法刺激量的大小。

【手法特点】

平稳按压，按而留之，缓缓松力。

【适用部位】

全身各部。

【临床应用】

按法的刺激量相对较强。具有疏通经络、活血化瘀、散寒止痛的作用。常用于治疗头痛、胃脘痛、腹痛、跌仆损伤等。指按法在小儿推拿中较为常用，可用于全身各部穴位。按法临床上常与揉法结合使用。

九、捻法

【操作】

用拇指、食指指面或拇指与食、中指指面捏住一定部位，做相对搓揉动作，见图7-12。

【动作要领】

操作时，动作要灵活快速，用力柔和适中。

【手法特点】

动作较小，主要用于手、足小关节的施术。

【适用部位】

四肢小关节。

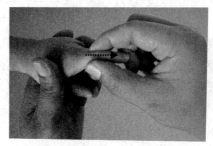

图7-12　捻法

【临床应用】

捻法具有疏经通络、消肿止痛、滑利关节等作用。常配合其他手法治疗指（趾）关节的疼痛、肿胀、屈伸不利等症。

十、捣法

【操作】

用中指指端，或食指、中指屈曲的指间关节背侧突起部着力，在治疗部位上做有节奏的轻巧弹性击打，称为捣法。见图7-13。

【动作要领】

1.腕关节、指间关节自然放松，要以腕关节为支点，进行弹性点击穴位。

2.操作时接触时间短，快起快落，用力富有弹性，不要用力太重。

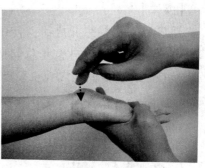

图7-13　捣法

【手法特点】

轻巧柔和，快起快落，富有弹性。

【适用部位】

头面部、四肢部。

【临床应用】

捣法具有通关活络、醒脑开窍、安神定志等作用。常配合其他手法治疗夜啼、惊风、遗尿、鼻炎、耳鸣、耳聋等症。

第二节　小儿推拿复式手法

复式手法是指按照专用治疗功能组成的"手法-经穴"推拿处方来进行的具有规范化动作结构与操作程式的组合式推拿手法。本类手法大都始见于明清时代的小儿推拿专著中，古代医家将其称为"大手法"或"大手术"等，故有"十二大手法""十三大手法"之说。

复式手法具有以下特点：①专用的治疗功能　每一种复式手法都具有其专用的治疗功效。例如：按弦走搓摩法，专司理气化痰、健脾消积之职等。②规范化的动作结构与操作程序　该类手法操作时，要严格按照每种复式手法规定的操作程序、所选定的手法及经穴路线进行规范操作。③冠有专指的名称　每一种复式手法都冠有一个专指的名称。如"苍龙摆尾"是根据操作的形象而命名；"运土入水"是根据操作部位的名称和手法命名；"总收法"是根据操作的功用而命名。

该类手法的操作要领：①手法操作时，先后次序的层次要分明，手法之间的配合与衔接要流畅。②所选定的经络某段路线、穴位连线及部位区域的组合，先后排列要清晰。③本类手法在操作时，往往还有一些动作的配合，如边操作边用口吹气等，以起到与治疗手法的协同作用，故要注意做到协调与适度。④有些复式手法中还要应用关节被动运动，由于小儿肢体柔弱，故要注意关节被动运动的应用要宛转顺畅，切不可使用暴力。

一、二龙戏珠法

【操作】

医者以左手持患儿之手，使掌心向上，前臂伸直，右手食、中二指自患儿总筋处起，以两指端交互向前按之，直至曲池穴为止，操作20~30遍，见图7-14。

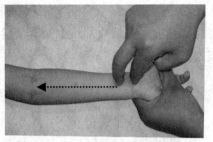

图7-14　二龙戏珠法

【动作要领】

操作时双手协调，节律均匀，用力适度。

【临床应用】

本法具有镇惊定搐、调和气血之功效。用于治疗寒热不和、四肢抽搐、惊厥等病症。

【古今文献辑要】

《幼科推拿秘书·卷三·推拿手法·十三大手法推拿注释》："二龙戏珠，此止小儿四肢掣跳之良法也。其法性温，以我食将二指，自儿总经上，参差以指头按之，战行直至曲池陷中。重揉，其指头如圆珠乱落，故名戏珠，半表半里。"

《儿科推拿疗法简编》："医者用食、中两指指端在患儿前臂屈侧正中做交替向前按揉，自总筋起至肘横纹止。"

二、凤凰展翅法

【操作】

医者以双手食、中二指固定患儿之腕部，同时以拇指掐患儿之精宁、威灵二穴，并上下摇动如凤凰展翅之状，摇20~50次，见图7-15。

【动作要领】

施术用力要适当，防止牵拉过度而损伤患儿腕关节。

【临床应用】

本法具有救暴亡、舒喘胀、除噎、定惊之功效。

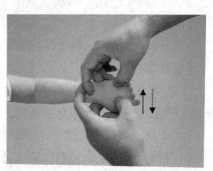

图7-15　凤凰展翅法

常用于治疗感冒引起的发热、腹胀、食欲不振、呕逆等病症。

【古今文献辑要】

《小儿推拿广意》："凤凰展翅法：此法性温，治凉。医用两手托儿手掌向上，于总上些，又用两手上四指在下两边爬开，二大指在上阴阳穴往两边爬开，两大指在阴阳二穴，边向外摇二十四下，掐住捏紧一刻，医左大食中三指侧拿儿肘，手向下轻摆三四下，复用左手托儿肕肘上，右手托儿手背，大指掐住虎口，往上向外顺摇二十四下。"

三、苍龙摆尾法

【操作】

医者用左手托患儿的肕肘，右手握患儿食、中、无名、小指左右摇动，如摆尾之状，摇动20~30次，见图7-16。

【动作要领】

本法可配合使用滑石粉等润滑介质，防止擦伤小儿皮肤。

【临床应用】

本法具有退热、开胸、通便之功效。用于治疗胸

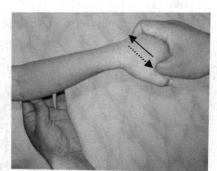

图7-16　苍龙摆尾法

闷、发热、躁动不安、大便秘结等病症。

【古今文献辑要】

《按摩经》："……用手拈小儿小指，名曰：苍龙摆尾。"

《小儿推拿广意》："苍龙摆尾法：医右手一把拿小儿左食中无名三指，掌向上。医左手侧尝从总经起，搓摩天河及至肕肘略重些，自肕肘又搓摩至总经，如此一上一下三四次。

医又将左大食中三指担胛肘，医右手前拿摇动九次。此法能退热开胸。"

四、黄蜂入洞法

【操作】

医者以左手扶患儿之头部，右手食、中二指轻入患儿鼻孔揉之。一般揉动50~100次，见图7-17。

【动作要领】

本法操作要均匀、持续，用力要柔和、缓慢。

【临床应用】

本法具有发汗解表、宣肺通窍之功效。用于治疗外感风寒、发热无汗及急慢性鼻炎、鼻塞流涕、呼吸不畅等病症。

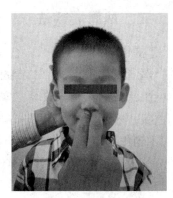

图7-17 黄蜂入洞法

【古今文献辑要】

《按摩经》："黄蜂入洞，屈儿小指，揉儿劳宫，去风寒也。"

《小儿推拿方脉活婴秘旨全书》："黄蜂入洞法，大热。一掐心经，二掐劳宫，先开三关，后做此法。将左、右二大指先分阴阳；二大指并向前，众小指随后，一撮、一上，发汗可用。"

《幼科推拿秘书》："黄蜂入洞，此寒重取汗之奇法也。洞在小儿两鼻孔，我食将二指头，一对黄蜂也。其法屈我大指，伸我食将二指，入小儿两鼻孔揉之，如黄蜂入洞之状。用此法汗必至。若非重寒阴证不宜用。盖有清天河捞明月之法在。"

五、打马过天河法

【操作】

患儿取坐位或仰卧位，或由家长抱坐怀中，医者面对患儿取坐位。医者用一手捏住患儿四指，掌心向上，用另一手的中指面运内劳宫后，再用食、中二指沿天河水弹击至肘弯处，边弹边轻轻吹凉气，自下而上弹击20~30遍，见图7-18。

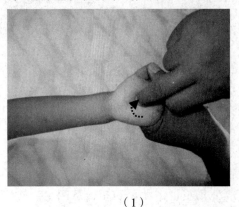

（1）

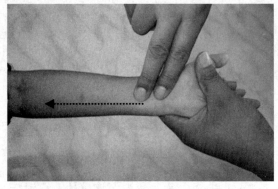

（2）

图7-18 打马过天河法

【动作要领】

以指腹密密弹打天河水，用力应轻巧柔和。

【临床应用】

本法具有清热通络、行气活血之功效。用于治疗高热烦躁、神昏谵语、上肢麻木、惊风、抽搐等实热病症。

【古今文献辑要】

《按摩经》："打马过河：温凉。右运劳宫毕，屈指向上，弹内关、阳池、间使、天河边，生凉退热用之。"

《秘传推拿妙诀》："打马过天河，中指午位属马，医人开食中二指弹病者中指甲十余下，随拿上天河位摇按数次，随用食中二指从天河上密密打至手弯止，数次。"

《小儿推拿广意》："打马过天河法：此法性凉去热。医用左大指掐儿总筋，右大中指如弹琴，当河弹过曲池，弹九次。再将右大指掐儿肩井、琵琶、走马三穴，掐下五次是也。"

六、水底捞月法

【操作】

医者首先以左手持患儿之四指，再以右手食、中二指固定患儿之拇指，然后以拇指自患儿小指尖，推至小天心处，再转入内劳宫为一遍，反复操作，推30~50遍，见图7-19。

【动作要领】

操作时用力应均匀柔和。

【临床应用】

本法大凉，有清心、退热、泻火之功。用于治疗一切高热神昏、热入营血、烦躁不安、便秘等实热病症。

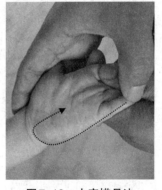

图7-19　水底捞月法

【古今文献辑要】

《幼科推拿秘书》："水底捞明月：此退热必用之法也。水底者，小指边也，明月者，手心内劳宫也。其法以我手拿住小儿手指，将我大指，自小儿小指旁尖，推至坎宫，入内劳轻拂起，如捞明月之状。再一法，或用凉水点入内劳，其热即止。盖凉入心肌，行背上，往脏腑。大凉之法，不可乱用""水底明月最为凉，清心止热此为强"。

《厘正按摩要术》："水中捞月法：一法将儿手掌心，用冷水旋推旋吹，如运八卦法，四面环绕，为水底捞月。夏禹铸主之。"

七、猿猴摘果法

【操作】

医者以双手食、中二指夹住患儿两耳尖向上提10~20次，再捏两耳垂向下扯10~20次，如猿猴摘果之状，见图7-20。

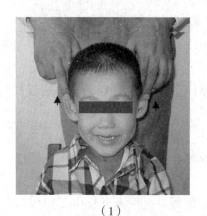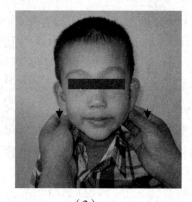

（1） （2）

图7-20 猿猴摘果法

【动作要领】

拉扯动作均应柔和轻巧。

【临床应用】

本法具有定惊悸、除寒积之功效。可用于治疗寒热往来、疟疾、痰痞、食积痞闷、惊悸怔忡等病症。

【古今文献辑要】

《按摩经》："……猿猴摘果势，化痰能动气""猿猴摘果：以两手摄儿螺蛳骨上皮，摘之，消食可用"。

《万育仙书》："猿猴摘果：消食化痰，医以两指摄儿螺蛳骨上皮摘之；又用两手拿儿两手虎口，朝两耳揉之"。

八、飞经走气法

【操作】

医者用右手拿住患儿左手四指，用左手食、中二指从曲池起弹击至总筋处数次，再拿患儿腕部阴池、阳池二穴，右手将患儿左手四指一伸一屈，如此连续操作20次左右，见图7-21。

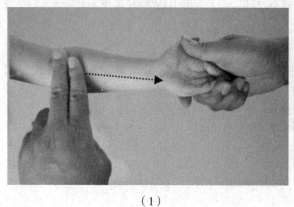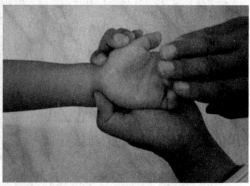

（1） （2）

图7-21 飞经走气法

【动作要领】

操作时用力轻巧，弹击至前臂微微泛红，动作协调连贯。

【临床应用】

本法具有行一身之气、清肺、化痰之功效。用于治疗失音、咽痛、咳喘、外感风寒等病症。

【古今文献辑要】

《厘正按摩要术》："飞经走气法：法主温。医用右手拿儿手，四指不动。左手四指，从儿曲池边起，轮流跳至总经上九次，复拿儿阴阳二穴，将右手向上往外，一伸一缩，传送其气，徐徐过关也。"

《万育仙书》："飞经走气：传送行气法，先运五经，医用身靠儿背，将两手从腋下出奶傍，揉之，又三周。"

九、按弦走搓摩法

【操作】

令人抱患儿于怀中，较大的小儿最好令其两手交叉搭在对侧肩上，医者以两手从患儿两胁搓摩至肚角处，反复50~100次，见图7-22。

【动作要领】

操作时双手动作应协调，方向应自上而下单向操作。

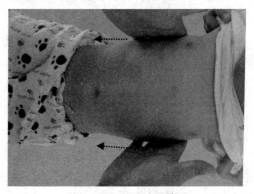

图7-22 按弦走搓摩法

【临床应用】

此法具有顺气、化痰、除胸闷、开积聚之功效。用于治疗胸胁不畅、咳嗽气喘、痰涎壅盛、食积等。

【古今文献辑要】

《幼科推拿秘书》："按弦走搓摩，此法治积聚，屡试屡验。此法开积痰、积气、痞疾之要法也。弦者，勒肘骨也，在两胁上。其法着一人抱小儿坐在怀中，将小儿两手抄搭小儿两肩上，以我两手对小儿两胁上搓摩至肚角下，积痰积气自然运化。若久痞则非一日之功，须久搓摩方效。"

十、摇斗肘法

【操作】

医者先以左手拇、食、中三指托患儿之斗肘，再以右手拇、食二指插入虎口，同时用中指按定天门穴（小鱼际处），然后屈患儿之手上下摇动，摇20~30次，见图7-23。

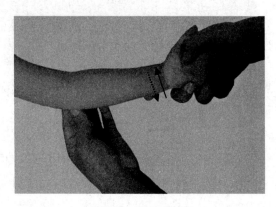

图7-23　摇月斗肘法

【动作要领】

手法操作时，按摇结合，动作均匀、和缓、协调。

【临床应用】

本法具有顺气、和血、通经、活络之功效。主治痞证。

【古今文献辑要】

《厘正按摩要术》："斗肘在肘弯背后尖处。""摇斗肘，左手托儿斗肘运动，右手持儿手摇动，能治痞。"

十一、赤凤点头法

【操作】

医者用左手托患儿之斗肘，右手捏患儿中指上下摇动，如赤凤点头之状，摇20~30次，见图7-24。

【动作要领】

操作时两手协调用力，摇中指宜和缓稳定，用力宜轻松。

【临床应用】

本法具有消膨胀、定喘息、通关顺气、补血宁心之功效。治疗胸胁胀满、寒热往来、喘息气短、腹胀腹痛等病症。

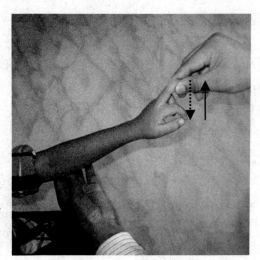

图7-24　赤凤点头

【古今文献辑要】

《幼科推拿秘书》："赤凤摇头：此消膨胀舒喘之良法也。通关顺气，不拘寒热，必用之功。其法以我左手食将二指，掐按小儿曲池内，作凤二眼，以我右手仰拿儿小食无名四指摇之，似凤凰摇头之状。"

《厘正按摩要术》："赤凤摇头法：法治寒热均宜，能通关顺气。将儿左掌向上，医用左手大、食、中指，轻轻捏儿斗肘，以右手大、食、中指，先捏儿小指，朝上向外顺摇二十四下，次肝指，次脾指，次肺指，再次捏肾指，俱顺摇二十四下，女摇右手亦朝上向外，各摇二十四下，即男顺女逆也。"

十二、揉脐及龟尾并擦七节骨法

【操作】

患儿取仰卧位，医者坐其身旁。医者用一手手掌或食、中、无名三指指面着力揉脐；另一手用中指指面揉龟尾穴；再令患儿俯卧用拇指指腹或食、中二指指面推擦七节骨。向上为补，向下为泻。操作100~300次，见图7-25。

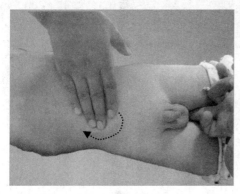
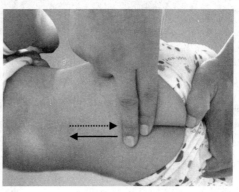

（1）　　　　　　　　　　　（2）

图7-25　揉脐及龟尾并擦七节骨法

【动作要领】

操作时应注意先后次序。在沿七节骨做上下推擦时可配合使用介质，以免损伤患儿皮肤。

【临床应用】

该法能通调任督二脉之经气、调理肠腑、止泻导滞。用于治疗泄泻、痢疾、便秘等病症。本法的补泻主要取决于推擦七节骨的方向，推上七节骨为补，能温阳止泻；推下七节骨为泻，能泻热通便。

【古今文献辑要】

《幼科推拿秘书》："揉脐及龟尾并擦七节骨：此治痢疾、水泻神效。此治泻痢之良法也。龟尾者，脊骨尽头尾闾穴也；七节骨者，从尾骨数第七节也。其法以我一手，用三指揉脐；又以我一手，托揉龟尾。揉讫，自龟尾擦上七节骨为补，水泻专用补。若赤白痢，必自上七节骨擦下龟尾为泄。推第二次，再用补。盖先去大肠热毒，然后可补也。若伤寒后，骨节痛，专擦七节骨至龟尾。"

十三、飞金走气法

【操作】

医者先用凉水滴在患儿内劳宫处，然后医者用中指做直推手法，蘸水沿前臂掌面正中天河水一线向上推动，同时医者口中吹气，跟水上行，向前推3次，向后推1次。连续操作

20次左右，见图7-26。

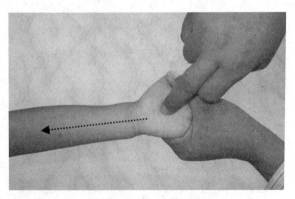

图7-26　飞金走气法

【动作要领】

本法操作须边吹边推，推动时自内劳宫向肘横纹推动3次，反方向推1次，动作协调连贯。

【临床应用】

本法具有清肺利咽、化痰定喘之功效。用于治疗失音、咽痛、咳喘、外感风寒等病症。

【古今文献辑要】

《幼科推拿秘书》："飞金走气：此法去肺火，清内热，消膨胀，救失声音之妙法也。金者，能生水也；走气者，气行动也。其法性温，以我将指蘸凉水置内牢宫，仍以将指引牢宫水上天河去，前行三次，后转一次，以口吹气，微嘘跟水行，如气走也。"

十四、天门入虎口法

【操作】

医者用拇指指面偏桡侧自患儿拇指尺侧缘推至虎口后再对虎口做掐按。或医者用拇指从患儿食指端沿食指桡侧缘的大肠经推至虎口数次，再掐按虎口。推30~50次，掐10次左右，见图7-27。

【动作要领】

本法操作时应配合一定的介质，如滑石粉、葱姜汁等，防止擦伤患儿皮肤。掐按虎口时用力应柔和，掐后加揉，切勿损伤患儿皮肤。

【临床应用】

本法具有健脾理气、消食除痞之功效。治疗脾胃虚弱、腹胀腹痛、腹泻食积、食少纳呆、面黄肌瘦等病症。

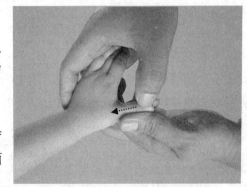

图7-27　天门入虎口法

【古今文献辑要】

《幼科推拿秘书》："天门入虎口重揉肘肘穴：此顺气生血之法也。天门即神门，乃乾宫也。肘肘，膀膊下肘后一团骨也。其法以我左手托小儿肘肘，复以我右手叉入虎口，又以我将指管定天门，是一手拿两穴，两手三穴并做也。然必曲小儿手揉之，庶肘肘处得力，天门虎口处又省力也。"

《厘正按摩要术》："天门入虎口法：法主健脾消食，将儿手掌向上，蘸葱姜汤，自食指尖寅卯辰三关侧，推至大指根。"

十五、肘肘走气法

【操作】

患儿取坐位，医者坐其身前，用一手托拿住患儿肘肘，另一手拿住患儿之手摇动，两手协同，运摇肘关节。摇20~30次，见图7-28。

【动作要领】

手法操作时用力应轻巧柔和，双手协调运动而有节律。

【临床应用】

本法具有行气消滞之功效。用于治疗痞证。

【古今文献辑要】

《按摩经》："斗肘走气：以一手托儿斗肘运转，男左女右，一手捉儿手摇动，治痞。"

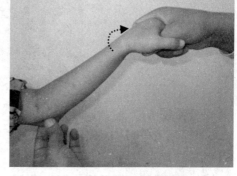

图7-28　肘肘走气法

十六、乌龙摆尾法

【操作】

患儿取仰卧位或坐位，医者坐其身前，用一手拿住患儿肘肘穴处，另一手拇、食指拿住患儿小指摇动。摇动20~30次，见图7-29。

【动作要领】

手法操作时用力应轻巧柔和，防止损伤小儿指关节。

【临床应用】

本法具有开闭结、通二便之功效。用于治疗二便不爽。

【古今文献辑要】

《小儿推拿方脉活婴秘旨全书》："乌龙摆尾开闭结"；"乌龙摆尾法：用手拿小儿小指，五指攒住肘肘，将小指摇动，如摆尾之状，能开闭结也（小指属肾水，色黑，故名也）。"

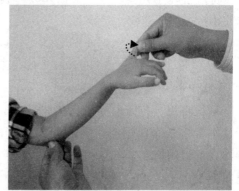

图7-29　乌龙摆尾法

十七、双龙摆尾法

【操作】

患儿取仰卧位或坐位，医者坐其身前，用一手托扶患儿肘肘穴处，用另一手拿住患儿左手之食指与小指，向下扯拉，并同时摇动患儿肘关节，似双龙摆尾之状。扯摇5~10次，见图7-30。

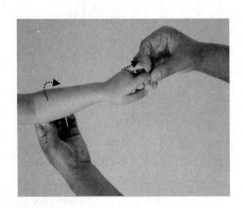

图7-30 双龙摆尾法

【动作要领】

施术时用力应柔和，以防损伤患儿手指关节。

【临床应用】

本法具有行气、开通闭结之功效。用于治疗气滞、大小便闭结之病症。

【古今文献辑要】

《秘传推拿秘诀》："双龙摆尾：医人屈按病者中名二指，摇食小二指，故名双龙摆尾。"

《幼科推拿秘书》："双龙摆尾：此解大、小便结之妙法也。其法以我右手拿小儿食小二指，将左手托小儿肘肘穴，扯摇如数，似双龙摆尾之状。又或以右手拿儿食指，以我左手拿儿小指，往下摇拽，亦似之。"

十八、老虎吞食法

【操作】

家长将患儿抱于怀中，医者坐或蹲于患儿足旁。医者将干净丝绢盖在该足跟部，在昆仑穴与仆参穴上，用拇、食二指相对掐按，以苏醒为度，见图7-31。

【动作要领】

用拇、食二指相对掐此二穴时，用力适当，以患儿苏醒为度，掐醒后，可以用指腹揉之，以减轻不适感。

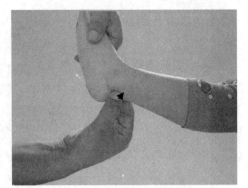

图7-31 老虎吞食法

【临床应用】

本法具有开窍醒神、镇惊定志之功效。用于治疗急惊风、癫痫发作、高热惊厥等病证。

【古今文献辑要】

《小儿推拿方脉活婴秘旨全书》："仆参穴：治小儿吼喘，将此上推、下掐，必然苏醒。如小儿急死，将口咬之，则回生，名曰老虎吞食。"

十九、捏脊法

【操作】

患儿俯卧，医者坐或站在其一侧。医者以双手用二指捏法或三指捏法手势，将尾骨尖端之皮肤捏起，沿脊穴自下而上双手交替边捏边向上行，至大椎穴止，此谓平捏法；也可自下而上每捏三下，即向上提拿一次，直至大椎穴止，此谓捏三提一法或称提捏法，见图7-32。

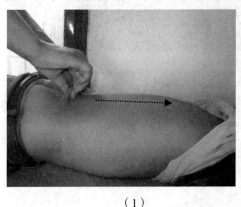　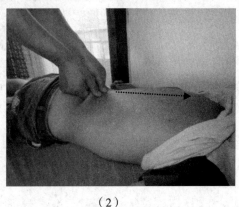

（1）　　　　　　　　　　（2）

图7-32　捏脊法

【动作要领】

受术部位的皮肤充分暴露，可涂抹滑石粉等介质以保护皮肤；夹持的力量要松紧适宜，不要捏得太紧，以免引起疼痛；捏的路线要直，紧捏慢移；每次捏5遍，其中平捏3遍，提捏2遍。

【临床应用】

本法具有调和阴阳、健脾和胃、疏通经络、行气活血之功效。临床上多用于治疗小儿积滞、疳证、腹泻、呕吐、消化不良等病症；用于小儿保健能促进小儿生长发育，增强抗病能力。捏脊法对于成人的胃肠道疾病、神经衰弱症及妇科的月经不调、痛经等均有较好的治疗作用。

【古今文献辑要】

《肘后备急方》："……拈取其脊骨皮，深取痛引之，从龟尾至顶乃至，未愈更为之。"

二十、开璇玑法

【操作】

医者先用两手拇指自患儿璇玑穴沿肋骨向两侧分推，并自上而下分推至季肋；再从胸骨下端之鸠尾穴处向下直推至脐部；再用三指摩或四指摩法以脐为中心沿顺时针或逆时针方向，推摩患儿腹部；再从脐部向下直推至小腹部；最后再令患儿俯卧，作推上七节骨，见图7-33。

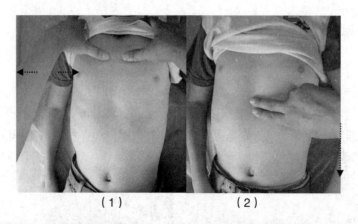

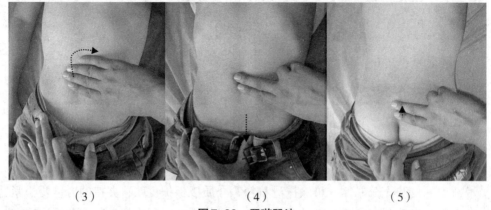

图7-33 开璇玑法

【动作要领】

本法包括了分推璇玑、膻中，直推中脘，摩脐、腹，直推小腹，推上七节骨等5种操作法，并依次有序操作。操作时，要避风寒，室内温度适宜；医者在操作前要搓热双手。

【临床应用】

本法具有宣通气机、消食化痰之功效。用于治疗痰闭胸闷、咳喘气促、食积、腹胀、腹痛、呕吐、泄泻、外感发热、神昏惊搐等。

【古今文献辑要】

《幼科集要》："武宁杨光斗曰：璇玑者，胸中、膻中、气海穴（在脐下）也。凡小儿气促，胸高，风寒痰闭，夹食腹痛，呕吐泄泻，发热搐搦，昏迷不醒，一切危险急症，置儿密室中，不可当风。医用两手大指蘸姜葱热汁，在病儿胸前左右横推，至两乳上近胁处，三百六十一次。口中记数，手中推周天之数，乃为奇。璇玑推毕，再从心坎用两大指左右分推至胁肋六十四次。再从心坎推下脐腹六十四次。再用热汁入右手掌心，合儿脐上，左挪六十四次，右挪六十四次。挪毕，用两手自脐中推下少腹六十四次。再用热汁入右手掌心，合儿脐上，左挪六十四次，右挪六十四次。挪毕，用两手自脐中推下少腹六十四次。再用两大指蘸汁推尾尻穴，至命门两肾间，切不可顺推，此法屡试屡验。"

二十一、黄蜂出洞法

【操作】

患儿取坐位，医者坐其身前。医者用一手拿患儿四指，使掌面向上，用另一手拇指甲先掐内劳宫、总筋，再用两拇指分手阴阳，然后用两大拇指在总筋穴处一撮一上捏至内关穴处，最后用拇指甲掐坎宫、离宫穴，见图7-34。

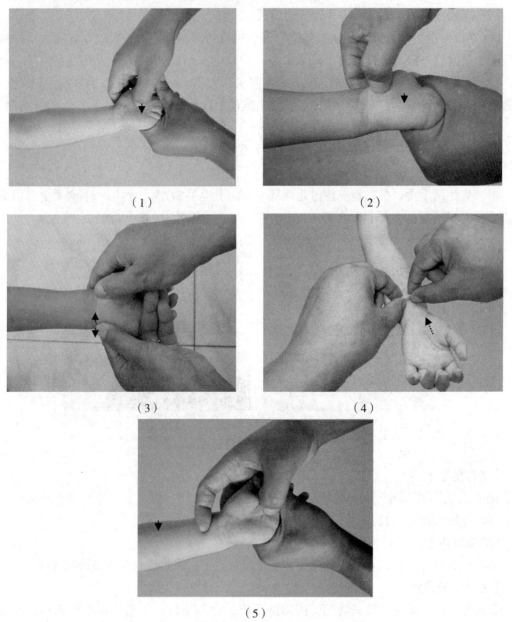

（1）

（2）

（3）

（4）

（5）

图7-34 黄蜂出洞法

【动作要领】

本手法操作时应注意掐内劳宫、总筋等时次数不要太多，掐后加揉，防止损伤患儿皮肤。

【临床应用】

本法具有发汗解表之功效。治疗小儿外感、腠理不宣、发热无汗等病症。

【古今文献辑要】

《按摩经》："黄蜂出洞：大热。做法：先掐心经，次掐劳宫，先开三关，后以左右二大指从阴阳处起，一撮一上，至关中离坎上掐穴。发汗用之。""黄蜂出洞最为热，阴证白痢并水泻，发汗不出后用之，顿教孔窍皆通泄。"

《保赤推拿法》："黄蜂出洞法：先掐总筋，掐内劳宫，分阴阳，次以左右两大指，从阴阳穴正中处起，一撮一上，至内关，又在坎、离穴上掐。此法大热，发汗用之。"

《小儿推拿方脉活婴秘旨全书》："黄蜂入洞法，大热。一掐心经，二掐劳宫，先开三关，后做此法。将左、右二大指先分阴阳；二大指并向前，众小指随后，一撮、一上，发汗可用。"

二十二、双凤展翅法

【操作】

医者先用两手食、中二指夹住患儿两耳，并向上提3~5次后，再用一手或两手拇指端按掐眉心、太阳、听会、人中、承浆、颊车诸穴，每穴按掐各3~5次，见图7-35。

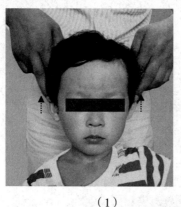 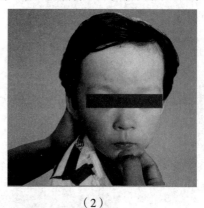

（1）　　　　　　　　　　（2）

图7-35　双凤展翅法

【动作要领】

施术手法不要太重，以患儿能够忍受为度。本法操作有提、掐、捻、捏、按诸法，穴位又多，要求按次序进行。

【临床应用】

本法能祛风寒、散风热、镇咳化痰，治疗风寒感冒、风热感冒、咳嗽痰喘等病症。

【古今文献辑要】

《小儿推拿广意》："双凤展翅：医用两手中、食二指，捏儿两耳往上三提毕，次捏承浆，又次捏颊车及听会、太阴、太阳、眉心、人中完。"

《小儿推拿直录》："提法，凡行是法者，医用两手中、食二指，捏儿两耳，往上三提毕，次捏承浆，又次捏颊车及听会、太阴、太阳、眉心、人中，方完其面部推拿之法也。"

《厘正按摩要术》："双凤展翅法，专治肺经受寒，医用两手中、食二指，捻儿两耳尖，向上三提毕。次掐承浆，又次掐两颊，以及听会、太阴、太阳、眉心、人中诸穴。"

二十三、揉耳摇头法

【操作】

医者用拇指掐天庭穴后，继用双手拇、食指分别揉捏患儿两耳垂；再用两手捧住其头部轻轻摇动。揉捏患儿两耳垂20~30次，摇动20~30次，见图7-36。

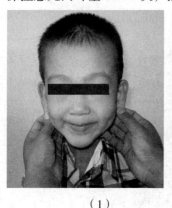
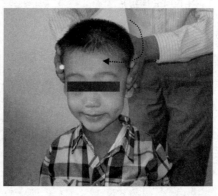

（1） （2）

图7-36 揉耳摇头法

【动作要领】

操作时应掐后加揉，摇动患儿头颈部时用力应轻巧，切忌使用暴力，以免引起患儿颈部肌肉或小关节的损伤。

【临床应用】

本法主要用于头部，功能开窍通关、镇惊安神、调和气血，治疗小儿高热惊厥等病症。

【古今文献辑要】

《保赤推拿法》："揉耳摇头法，于掐天廷各穴后，将两手捻儿两耳下垂，俗名耳朵铃子，揉之，再将两手捧儿头摇之。"

《幼科铁镜》："……再将两耳下垂尖捻而揉之，又将两手捧头面摇之，以顺其气。"

二十四、老汉扳罾法

【操作】

医者用左手拇指掐住患儿左手拇指根部，用右手拇指掐患儿脾经穴，同时摇动拇指数次。掐揉50~100次，摇动20~40次，见图7-37。

【动作要领】

操作时两手应协调，掐摇配合，力度适中，可掐后加揉。

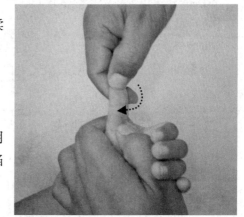

图7-37 老汉扳罾法

【临床应用】

本法具有健脾消食之功效。治疗食积痞块、脘腹胀满、食少纳呆、疳积等病症。

【古今文献辑要】

《按摩经》："老汉扳罾：以一手掐大指根骨，一手掐脾经摇之，治痞块也。"

《小儿推拿方脉活婴秘旨全书》："……老翁绞罾合猿猴摘果之用。"

《保赤推拿法》老汉扳罾法："……能消食治痞。"

二十五、丹凤摇尾法

【操作】

医者用左手拇指、食指掐按患儿的内、外劳宫数次，右手拇指先掐中指端数次，以手心微出汗为佳，同时摇动中指。掐按内、外劳宫5~10次，掐中指端15~30次，见图7-38。

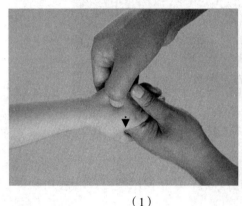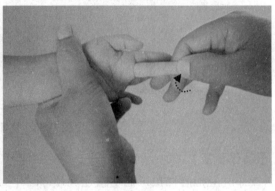

（1）　　　　　　　　　　　　　　（2）

图7-38　丹凤摇尾法

【动作要领】

施术中摇指幅度不可过大，防止损伤掌指关节。

【临床应用】

本法能开窍镇惊，治疗热盛攻心、风火相煽、惊风抽搐等病症。

【古今文献辑要】

《按摩经》："以一手掐劳宫，以一手掐心经，摇之，治惊。"

《万育仙书》："苍龙摆尾：和气生血，治惊，此法以一手掐心经，一手掐点劳宫，摇之。"

二十六、凤凰单展翅法

【操作】

医者用拇指先按患儿内、外劳宫，再用右手拇指分别按揉一窝风及总筋，同时左右持患儿手部摇动手腕。按内、外劳宫50~100次，按揉一窝风及总筋各50~100次，摇动手腕20~30次，见图7-39。

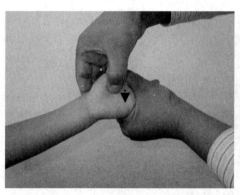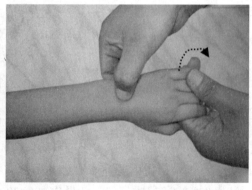

（1）　　　　　　　　　　　　　　（2）

图7-39　凤凰单展翅法

【动作要领】

施术时动作宜快，稍用力，力度由轻至重，动作要连贯，防止用暴力。

【临床应用】

本法能行气消胀、益气补虚，治疗气虚发热、肺虚喘咳、胸闷气短等病症。

【古今文献辑要】

《幼科推拿妙诀》："凤凰单展翅：医人将右手食指拿病者大指，屈压内劳宫，将右手大指拿外劳宫，又将左手大指跪外一窝风，并食中二指拿住内一窝风，右手摆动。"

《幼科推拿秘书》："凤凰单展翅：此打嗝能消之良法也。亦能舒喘胀，其性温，治凉法。用我右手单拿儿中指，以我左手按掐儿肘肘穴圆骨，慢摇如数，似凤凰单展翅之象，除虚气虚热俱妙。"

二十七、孤雁游飞法

【操作】

医者用拇指指端自患儿脾经推起，经胃经、三关、六腑、天门、内劳宫返回脾经，如此反复施术20~30次，见图7-40。

【动作要领】

在上述穴位上操作时动作应连贯，周而复始。

【临床应用】

本法具有健脾益气、清化湿热之功效。治疗脾虚不运、水湿泛滥、黄胖虚肿、腹胀腹痛等病症。

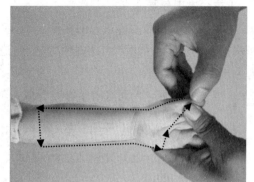

图7-40　孤雁游飞法

【古今文献辑要】

《按摩经》："孤雁游飞：以大指自脾土外边推去，经三关、六腑、天门、劳宫边，还止脾土，亦治黄肿也。"

《保赤推拿法》:"孤雁游飞法:从儿大指尖脾经外边推上去,经肱面左边,至肱下筋大半处,转至右边,经手心仍到儿大指头止,治黄肿虚胀。"

《万育仙书》:"孤雁游飞:亦治黄肿。以大指自脾土外边,推经三关、六腑、天门、劳宫还上脾土。"

二十八、取天河水法

【操作】

医者用食、中指指面蘸凉水自患儿洪池穴沿天河水穴自上而下推至内劳宫穴,同时配合向手法操作方向轻轻吹气。一般操作100~300次,见图7-41。

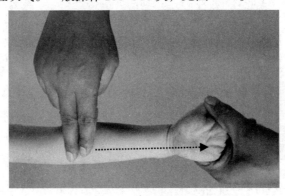

图7-41 取天河水法

【动作要领】

操作时吹气与手法推动的动作要协调。

【临床应用】

本法性寒凉,有清热功效,能治疗一切热症。

【古今文献辑要】

《厘正按摩要术》:"取天河水法:法主大凉,病热者用之。将儿手掌向上,蘸冷水由天河水推至内劳宫。如蘸冷水由横纹推至曲池,为推天河水法。蘸冷水由内劳宫直推至曲池,为大推天河水法。"

《推拿仙术》:"天河水向掌心推为取天河""向曲尺(泽)推为天河水过入洪池"。

二十九、引水上天河法

【操作】

患儿取坐位或仰卧位,医者坐其身前侧。医者用一手捏住患儿四指,将患儿前臂掌侧向上,将凉水滴于腕横纹上,用另一手食、中二指从腕横纹中间起,拍打至洪池穴止,一面拍打一面吹凉气。每次操作100~300次,见图7-42。

【动作要领】

本法操作须边吹气边拍打,吹拍结合,单向施术,凉水滴在患儿腕横纹中点处,吹气与拍打中，天河水穴均要沾湿。

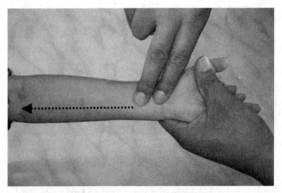

图7-42　引水上天河法

【临床应用】

本法具有清火退热、镇惊安神之功效。治疗一切热病发热、咽喉肿痛、高热神昏、痰扰神明、昏厥抽搐等病症。

【古今文献辑要】

《幼科铁镜》："用冷水从此（指腕横纹处中点）随吹随拍至洪池为引水上天河。""心经热盛作痴迷，天河引水上洪池。""天河引水，连同芩柏连翘。"

三十、总收法

【操作】

医者以左手中指掐按患儿之肩井穴，再以右手拇、食、中三指紧拿患儿之食指和无名指，使患儿之上肢伸直摇动。摇20~30次，见图7-43。

【动作要领】

手法宜轻柔缓和，以患儿能够耐受为度，一般在诸手法用毕后用此手法结束，具有关门之意。

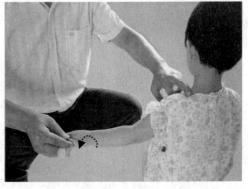

图7-43　按肩井法

【临床应用】

本法具有通行一身气血的功效，诸症推毕，均宜此法收之，故本法又有总收法之称。也可在最后仅用双手拿揉双肩井穴代替。

【古今文献辑要】

《幼科铁镜》："肩井穴是大关津，掐此开通血气行，各处推完将此掐，不愁气血不周身。"《幼科推拿秘书》："总收法：诸症推毕，以此法收之，久病更宜用此，永不犯。其法以我左手食指，掐按儿肩井陷中，乃肩膊眼也。又以我右手紧拿小儿食指、无名指，伸摇如数，病不复发矣。"

学习小结

1. 学习内容

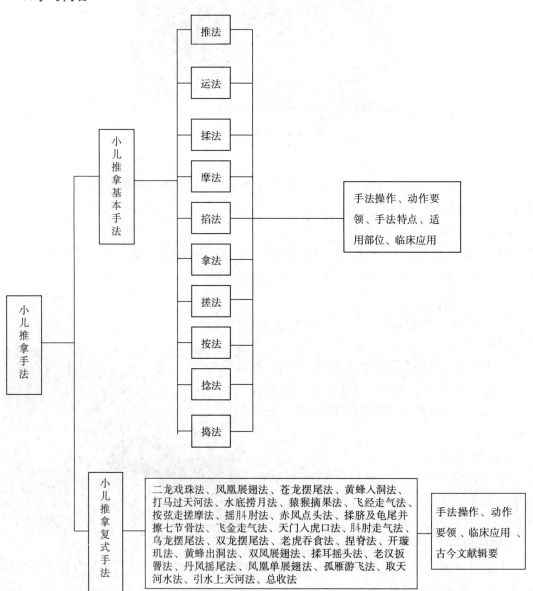

2. 学习方法

本章要重点理解和掌握小儿推拿基本手法和复式手法的手法操作、动作要领、适用部位、临床应用，熟悉其手法特点，了解小儿推拿复式手法的古今文献辑要。

复习思考题

1.试述运法的手法操作、要领和注意事项。

2.试述捣法的手法操作、要领和注意事项、临床应用。

3.简述二龙戏珠法的手法操作、动作要领。

4.试述凤凰展翅法的手法操作、动作要领和临床应用。

5.试述黄蜂入洞法的手法操作、动作要领和临床应用。

6.试述打马过天河法的手法操作、要领、临床应用。

7.试述按弦走搓摩法的手法操作、要领、临床应用。

8.试述揉脐及龟尾并擦七节骨法的手法操作、要领、临床应用。

9.试述飞金走气法的手法操作、动作要领和临床应用。

10.试述天门入虎口的手法操作、要领、临床应用。

11.试述肨肘走气法的手法操作、要领、临床应用。

12.试述乌龙摆尾法的手法操作、动作要领和临床应用。

13.试述双龙摆尾法的手法操作、要领、临床应用。

14.试述开璇玑法的手法操作、要领、临床应用。

15.简述黄蜂出洞法的临床应用。

16.试述双凤展翅法的手法操作、要领、临床应用。

17.试述丹凤摇尾法的手法操作、要领、临床应用。

18.试述取天河水法的手法操作、要领、临床应用。

19.试述引水上天河法的手法操作、要领、临床应用。

第八章　推拿手法人体操作常规程序

要点导航

1.**学习目的**　根据人体各个部位的不同特点施行具体手法的专项实训，掌握常用推拿手法在人体各个部位的常规操作程序。

2.**学习要点**　推拿手法在人体各个部位的常规操作程序。

推拿手法的学习在掌握了基本手法的操作方法、动作要领、注意事项及临床应用以后，只有在人体上施行专项实训，并且根据人体不同部位的特点灵活应用，才能应用于推拿临床，所以，推拿手法人体操作是推拿基础与推拿临床之间的重要桥梁。

一、头面部

1.一指禅推法
受术者取仰卧位或坐位。

（1）自印堂—神庭。一指禅指腹或偏峰自印堂穴推向神庭穴，往返操作。

（2）自攒竹—阳白—太阳—头维。一指禅偏峰自攒竹穴经阳白穴再至太阳穴向上至头维穴，往返操作，左右相同。

（3）自睛明—沿上眼眶由内向外，成"∞"字形环转推动。一指禅指峰自左睛明沿上眼眶向外，随后沿下眼眶向内至目内眦推向右睛明穴，按上眼眶向外，下眼眶向内的顺序成"∞"字形环转操作。

（4）自睛明—迎香—地仓—下关—颊车—人中—承浆。一指禅偏峰或指腹自睛明推至迎香穴，随后经地仓穴向上到下关穴，向下至颊车穴再推向人中穴，环唇推至承浆穴。往返操作，左右相同。

（5）推百会穴。一指禅偏峰或指端推百会穴，要求吸定，防止滑移。

2.指揉法
作用于面部的穴位，受术者取仰卧位或坐位，医者选取受术者头面部的睛明、攒竹、太阳、四白、印堂、神庭、迎香、颊车、下关、头维、百会等穴位，医者用拇指、食指或中指的指腹吸定于该处穴位上施行指揉法。

3.大鱼际揉法
作用于前额与面颊部，受术者取仰卧位或坐位，医者用大鱼际着力于受术者前额、面颊部，施行大鱼际揉法，往返操作。

4.按揉法
作用于面部的穴位，受术者取仰卧位或坐位，医者选取受术者头面部的睛明、攒竹、太阳、四白、印堂、神庭、迎香、颊车、下关、头维、百会等穴位，医者用拇指、食指或中指的指腹吸定于该处穴位上施行指按法。然后在该处穴位上施行按揉法，以局部酸胀为度。

5.**指摩法**　作用于前额和面颊，受术者取仰卧位或坐位，医者用手指指面部着力于受术者前额、面颊部，施指摩法。

6.**推法**　作用于前额，受术者取仰卧位或坐位，医者用拇指指面着力于受术者前额部，作横向推动，然后再从印堂往神庭方向推动。

7.**指振睛明**　受术者取仰卧位或坐位，医者用两手中指轻压在受术者的睛明穴上，施指振法作用于该穴位。

8.**拿五经**　受术者取坐位，医者用五指拿头顶督脉和两旁太阳、少阳经，谓之拿五经，自前发际经头顶向后至枕部，止于两侧风池穴。

9.**扫散法**　受术者取坐位，医者用大拇指和其他四指指端自头维经耳后高骨向后推至风池穴，左右各3~5遍。

10.**掌抹法**　受术者取坐位，医者用大鱼际外侧端按住前额，随后分向两旁，经阳白、太阳、耳上至风池穴。

二、项背部

1.一指禅推法（受术者取坐位）

（1）自枕骨下经风府至大椎穴。

（2）以一指禅推法自风池推至肩外俞，作用于颈项两侧的肌肉。

2.丁氏滚法（受术者取坐位）

（1）自枕骨下—风府—大椎—肩中俞—肩外俞。在滚法操作同时，配合颈椎前屈、后伸、左右旋转或侧屈的被动运动。

（2）自风池—肩井—天宗，以项背部的肌肉为主。

3.拿法（受术者取坐位）

（1）单手拿双侧风池穴以及颈项部两侧肌肉。

（2）双手同时拿两侧肩井穴。

4.按法（受术者取坐位）　医者用拇指指腹按风池、肩中俞、肩外俞、天宗穴。并施按揉法作用于以上穴位，然后用掌根按揉背部的肌肉。

5.项背部推法（受术者取坐位）

（1）直推桥弓穴，推左侧桥弓穴，必须右手操作，四指按住颈项部，以拇指指腹自翳风穴单向直推至缺盆穴。推右侧桥弓穴时左手操作，方法同。

（2）用掌或者拳推法作用于背部的肌肉，并分推肩胛。

6.击法（受术者取坐位）　以大椎为中心，用拳背或掌根击上背部。

7.拍法（受术者取坐位）　用拍法作用于背部。

8.颈椎拔伸法（受术者取坐位）　医者一手扶住受术者的枕部，另一手托住下颌、颈椎取中立位缓慢拔伸。

9.摇法（受术者取坐位）　医者一手扶住受术者的枕部，另一手托住下颌、颈椎取中立位摇动，左右各作被动环旋活动。

10.扳法（受术者取坐位）

（1）颈椎定位扳法（受术者取坐势颈前屈位），医者一手拇指抵住侧凸的颈椎棘突，一手抱头作旋转复位法（此法适用于一个棘突的偏倾）。

（2）颈椎斜扳法（受术者取坐位颈前屈）。

（3）胸椎对抗复位扳法（受术者取坐位）。

11.擦法（受术者取坐位）　受术者裸露项背部，医者在裸露部位涂抹介质，然后于项背部施掌擦法，以局部透热为度。

三、上肢部

1.一指禅推法（受术者取坐位）

（1）自肩髃—肩前—臂臑—曲池—手三里穴。

（2）自肩井—肩髎—肩贞—天宗穴。

2.丁氏擦法（受术者取坐位）

（1）滚肩关节前缘，配合肩关节内旋、外旋及外展的被动运动。

（2）滚肩关节外缘，配合肩关节内旋后伸的被动运动。

（3）滚肩关节后缘，配合肩关节内收及前上举的被动运动。

（4）滚肘关节、前臂、腕关节及掌指关节，配合相应的关节被动运动。

3.按法（受术者取坐位）　医者以拇指指腹按肩井、肩髃、肩髎、肩贞、天宗、臂臑、曲池、手三里、合谷等穴位，要求有得气感。

4.拿法（受术者取坐位）　医者用单手或双手拿受术者的肩部肌肉。

5.捻法（受术者取坐位）　医者拔伸受术者的掌指关节、指间关节，并用捻法作用于指间关节。

6.摇法（受术者取坐位）

（1）医者一手扶肩、一手托住肘臂部摇动肩关节。

（2）大幅度摇肩关节。

7.搓法（受术者取坐位）　医者双掌夹住肩关节，环形搓动，随后徐徐向下至手臂，改为上下搓动至腕部。

8.抖法（受术者取坐位）　医者两手握住腕掌部缓缓抖动，抖动自腕部—肘部—肩部。

9.肩关节扳法（受术者取坐位）　做受术者肩关节的内收、前屈、外展、上举以及后伸位的扳法。

10.擦法（受术者取坐位）　受术者裸露肩部、肘部、臂部、腕部及指掌部，涂抹介质后，用大鱼际擦法作用于以上部位，以透热为度。

四、胸腹部

1.一指禅推法（受术者取仰卧位）　医者用偏峰或指腹推胸部膻中、乳根穴及腹部的上中脘、天枢、气海穴。

2.推摩法（受术者取仰卧位）　医者以一指禅偏峰推中脘—天枢—气海穴，另四指用摩法随同操作。或用四指摩法摩上述穴位，一指禅推法随同操作。

3.揉法（受术者取仰卧位）　以中指指腹揉天突、膻中、中脘、神阙穴，以掌揉法或掌根揉法作用于腹部。

4.按法（受术者取仰卧位）　以拇指指腹按膻中、上脘、中脘、下脘、天枢、气海、关元等穴位，以得气为佳。

5.摩法（受术者取仰卧位）

（1）用食、中、无名三指摩膻中穴。

（2）用食、中、无名三指或掌摩腹部的中脘、天枢、气海穴，或全掌环转摩腹部（顺逆时针均要练习）。

6.分推法（受术者取仰卧位）　以两手五指分开分推肋间。

7.拿法（受术者取仰卧位）　受术者两下肢微屈，医者用双手提拿其腹壁肌肉，以有酸胀感为度。

8.振法（受术者取仰卧位）　医者施指振法作用于中脘、关元；施掌振法作用于神阙为中心的腹部。

9.搓法（受术者取坐位）　医者用掌面及指面挟住受术者的两胁部，自上而下做搓动。

10.擦法（受术者取仰卧位或坐位）

（1）医者用全掌自锁骨下横擦，逐渐下降至第二肋间。

（2）医者一手护住受术者的下颌部，用另一手用小鱼际直擦任脉。

五、腰骶部

1.掌揉法（受术者取俯卧位）　医者用掌揉法作用于腰骶部的肌肉。

2.丁氏滚法（受术者取俯卧位）　医者用滚法滚腰骶两侧骶棘肌、腰骶部，配合腰及骶关节后伸的被动运动。

3.按揉法（受术者取俯卧位）　医者用拇指按揉法或掌按揉法作用于腰骶部腧穴脾俞、胃俞、肾俞、大肠俞、上髎、次髎及腰骶部，并可施叠掌按法于腰骶部。

4.推法（受术者取俯卧位）　医者用拳或肘推法作用于腰骶部的肌肉及夹脊穴。

5.拨法（受术者取俯卧位）　医者用拇指按压在腰骶部的骶棘肌部位，并做内外方向的拨动，以局部有酸胀感为度。

6.拍法（受术者取俯卧位）　医者用拍法作用于腰骶部。

7.击法（受术者取俯卧位）　医者用侧击法或拳击法作用于腰骶部。

8.振法（受术者取俯卧位）　医者用指振法或掌振法作用于腰骶部命门、腰阳关、八髎等穴位或腰骶部。

9.扳法（受术者取俯卧位或侧卧位）

（1）腰椎后伸扳法（取俯卧位）。

（2）腰部斜扳法（取侧卧位，左右各一次）。

10.擦法（受术者取俯卧位）

（1）医者用小鱼际横擦命门、腰阳关、八髎等穴位，以透热为度。

（2）医者用全掌或小鱼际直擦督脉及两侧膀胱经，以透热为度。

六、下肢部

（一）下肢后侧

1.丁氏擦法（受术者取俯卧位） 自臀部—大腿后侧—腘窝—腓肠肌—跟腱，左右相同。

2.推法（受术者取俯卧位） 医者用掌推法或肘推法作用于下肢部后侧。

3.按揉法（受术者取俯卧位） 医者按揉环跳、殷门、委中、承山、昆仑、涌泉等穴位，以酸胀为度。

4.拿法（受术者取俯卧位） 医者用拿法作用于下肢后侧股二头肌、小腿三头肌部位，以酸胀为度。

5.拍法（受术者取俯卧位） 医者用拍法作用于受术者下肢的后侧。

6.拔伸法（受术者取俯卧位） 受术者膝部屈曲90°，医者用膝部抵住其腘窝，双手握着其踝部，用力拔伸膝关节。

（二）下肢前侧

1.丁氏擦法（受术者取仰卧位） 自腹股沟—内收肌—股四头肌—膝关节—小腿前外侧—踝关节—足背部，左右相同。

2.推法（受术者取仰卧位） 医者用掌推法作用于下肢部前侧、外侧。

3.按揉法（受术者取仰卧位） 医者按揉太冲、太溪、丘墟、足三里、阳陵泉、风市、三阴交、阴陵泉、血海等穴位，以酸胀为度。

4.拿法（受术者取仰卧位） 医者用拿法作用于股内收肌群，以酸胀为度。

5.击法（受术者取仰卧位） 医者用双手掌根击法作用于下肢的内、外侧。

6.搓法（受术者取仰卧位） 医者用双手掌部用力施搓法作用于膝关节的内、外侧。

7.拔伸法（受术者取仰卧位）

（1）拔伸髋关节。

（2）拔伸踝关节。

8.摇法（受术者取仰卧位）

（1）摇髋关节。

（2）摇膝关节。

（3）摇踝关节。

9.擦法（受术者取仰卧位）

（1）擦膝关节内外侧。

（2）擦踝关节内外侧。

学习小结

1.学习内容

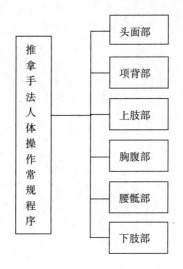

2.学习方法

本章要重点理解和掌握推拿手法在人体各个部位的常规操作程序，要注意区别推拿手法在人体不同部位的操作力度。

复习思考题

1.头面部操作常规程序有哪几步？

2.项背部操作常规程序有哪几步？

3.上肢部操作常规程序有哪几步？

4.胸腹部操作常规程序有哪几步？

5.腰骶部操作常规程序有哪几步？

6.下肢部后侧操作常规程序有哪几步？

7.下肢部前侧操作常规程序有哪几步？

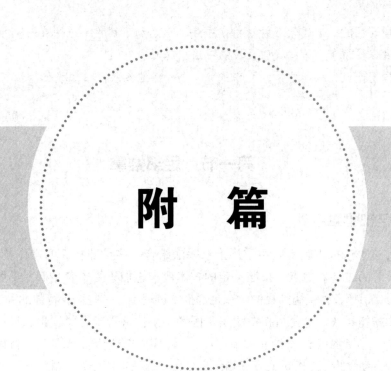

附 篇

第九章　特殊推拿手法

要点导航

1.学习目的　通过学习特殊推拿手法，熟悉和了解推拿手法在足部推拿、美容推拿、全身保健推拿、推拿减肥、拉筋疗法中的应用。

2.学习要点　足部推拿、美容推拿、全身保健推拿、推拿减肥、拉筋疗法。

第一节　足部推拿

一、足部推拿手法

足部推拿手法是指医者应用常规推拿手法结合一些足部特殊的操作技能，通常以指、手、掌、拳等为主要着力点，按照一定的技术要求施加于受术者足部、下肢部，从而达到保健、预防、治疗各种疾病的目的。在足部推拿过程中，一些比较特殊的手法如下。

1.单食指扣拳法　单食指扣拳法是指医者一手扶持受术者的一足，另一手半握拳，中指、无名指、小指的第1、2指间关节屈曲，以食指中节近第1指间关节背侧为着力点，靠腕关节放松带动食指第1指间关节背侧作定点按。此法适用于肾上腺、肾、小脑和脑干、大脑、心、脾、胃、胰、小肠、大肠、生殖腺等足底反射区。

2.单食指钩掌法　医者的中指、无名指、小指的第1、2指间关节屈曲90°紧扣于掌心，食指第1指间关节屈曲，第2指间关节屈曲45°，食指末节指腹指向掌心，拇指指间关节微屈，虎口开大，形成与食指对持的架势，形似一镰刀状。以食指第1指间关节屈曲90°后顶点的桡侧（靠拇指侧）或食指末节指腹的桡侧或食指第2指间关节屈曲45°后的顶点为着力点，腕关节放松，靠腕关节的运动带动食指做上下滑动。适用范围：足底反射区、足内侧反射区、足外侧反射区。

3.双指钳法　医者的无名指、小指第1、2指间关节各屈曲90°紧扣于掌心，中指微屈后插入到被按摩足趾与另一足趾之间作为衬托，食指第1指间关节屈曲90°，第2指间关节的尺侧面（靠小指侧）放在要准备按摩的足部反射区上，拇指指腹紧按在食指第2指间关节的桡侧面上，借拇指指间关节的屈伸动作和食指第2指间关节的夹持力按压刺激足趾反射区。中指不发力只起辅助衬托作用。适用范围：颈椎反射区、甲状旁腺反射区、肩关节反射区等。

4.拇指指腹按压法　拇指指腹按压法是指以拇指指腹为着力点进行按压足部反射区，要沉肩、垂肘、松腕，靠腕关节屈伸运动带动拇指指腹按压。可双手操作，此法适用于内肋骨、外肋骨、气管、腹股沟等反射区。

5.拇指推掌法　医者的食指、中指、无名指、小指的第1、2指间关节微屈，拇指指腹与其他4指对掌，虎口开大。拇指指腹发力，推足部反射区，尤其是反射区比较大的部位。

6.捏法　医者用拇指和其他手指在治疗部位作对称性的挤压，随即放松，再用力挤压、放松，重复以上挤压、放松动作，并循序移动。捏法操作简单，容易掌握，但要求拇指与余指具有强劲持久的对合力。捏法可单手操作，亦可双手同时操作。依据拇指与其他手指配合的多寡分为二指捏法、三指捏法、四指捏法、五指捏法，以及扬州捏脚法等名称。

【**要领及注意事项**】

1.足部操作手法，动作轻柔和缓，主要靠腕部发力，手法固定要稳，定位要准，不可随意滑动。

2.医者要沉肩垂肘，放松上肢，用力要由小到大，逐渐加力，做到轻、重、轻。

3.足部比较敏感，手法以轻柔为度，不可使用蛮力，以免造成足部损伤。

【**手法特点**】手法细腻、精准，力量轻柔，有改善足部供血，疏通足部经络，加速代谢，缓解疲劳的作用。

【**适用部位**】足部反射区。

【**临床应用**】常用于头痛、失眠、焦虑、倦怠乏力、高血压、急慢性肠炎、胃痛、痛经、便秘、下肢无力等疾病。

二、足部推拿操作程序

（一）足部推拿基本步骤

1.泡脚→擦抹按摩膏→活动足部→检查心脏 →肾上腺→腹腔神经丛→肾脏→输尿管→膀胱→尿道→放松疏理足部→结束。

2.左脚→足底基本反射区→足内侧反射区→足外侧反射区→足背反射区→左小腿部放松，右脚→足底基本反射区→足内侧反射区→足外侧反射区→足背反射区→右小腿部放松。

（二）足部推拿操作的基本顺序

1.左脚足底　心脏→肾上腺→腹腔神经丛→肾脏→输尿管→膀胱→尿道→大趾额窦→三叉神经→小脑→颈项→颈椎→鼻→大脑→脑垂体→食道→甲状旁腺→甲状腺→2~5趾额窦→眼睛→耳→斜方肌→肺、支气管→心脏→脾→胃→胰→十二指肠→小肠→横结肠→降结肠→乙状结肠、直肠→肛门→性腺→失眠点。

2.右脚足底　肾上腺→腹腔神经丛→肾脏→输尿管→膀胱→尿道→大趾额窦→三叉神经→小脑→颈项→颈椎→鼻→大脑→脑垂体→食道→甲状旁腺→甲状腺→2~5趾额窦→眼睛→耳→斜方肌→肺、支气管→肝脏→胆→胃→胰→十二指肠→小肠→盲肠→回盲瓣→升结肠→横结肠→肛门→性腺→失眠点。

3.足内侧 颈椎→胸椎→腰椎→骶骨→内尾骨→前列腺、睾丸（子宫、卵巢）→内肋骨→腹股沟→下身淋巴→髋关节→直肠、肛门→内侧坐骨神经。

4.足外侧 肩关节→肘关节→膝关节→外尾骨→肩胛骨→外肋骨→上身淋巴→髋关节→放松小腿肚部（下腹部反射区）→外侧坐骨神经。

5.足背 上颌→下颌→扁桃体→喉、气管→胸部淋巴→内耳迷路→胸、乳房→内外肋骨→上、下身淋巴→肾上腺→腹腔神经丛→肾脏→输尿管→膀胱→尿道。

6.小腿部 活动踝关节→掌推小腿内外侧（足三阴、三阳经）→抱揉小腿→扣击小腿→点按足三里、三阴交、涌泉三穴→双掌指腹擦抹足背部。

第二节 推拿美容

推拿美容是以追求人体美为主要目的，通过手法或配合器械、药物，对人体经络、穴位或某些部位进行刺激，通过疏通经络，调整阴阳气血，扶正祛邪，活血化瘀，以达到润肌肤、除皱纹、乌须发、优美形体等作用的一种方法。

推拿对容颜的作用，《贮香小品》认为："两手搓热，拂面七次，行之半月，皮肤光润"；《山居四要》曰："五更两手摩擦令热，熨腮，去皱纹，熨眼明目"；《养生导引法》云："以左右手交互从头上挽两耳举，又引异发……耳不聋"；《真诰》又云："顺手康发……以手乘顿，谓之手朝三元。固脑坚发之道也"；《千金翼方》记载："摩掌令热，以摩面，令人面有光。"因此，美容是健康和审美的双重标准，是人体阴阳平衡、气血充足、脏腑协调、形神合一表现于人体的颜面五官、须发爪甲、肌质肤色、体型姿态、精神面貌、气质风度等方面的综合评价。

现代研究认为，适当地刺激经络和按摩穴位，可以通过神经节段性反射、躯体内脏反射或扩散反馈，引起一系列应答性反应，直接作用于或通过神经系统作用于内分泌系统，调节人体的神经、体液及内分泌器官的功能，使之处于良好的水平，提高机体的防御免疫功能，促进新陈代谢，达到防病治病的目的。由于头面部位于人体上端，为诸阳之会、手足三阳经起止交接之所，是人体气血充足与否的重要表现部位，因此，推拿美容的重点在头面部。长期推拿头面部，可以改善血液循环，减轻或解除肌肉的痉挛，消除肌肉疲劳，祛除衰老萎缩的上皮细胞，提高汗腺、皮脂腺功能，加快新陈代谢，从而改善皮肤的呼吸功能和营养供应，增加皮肤的光泽，维持皮肤的弹性及柔韧性，达到除皱的作用。

【美容基本手法】

推拿美容集美容与保健于一体，其操作舒适，疗效显著，无毒副作用，现将操作步骤介绍如下：

1.医者双手相互搓热，迅速将双手置于受术者颜面部稍用力摩擦，使整个面部微热。

2.中指揉印堂。

3.双拇指交替直推前额，由印堂直推至前发际。

4.双拇指从中央向两侧分抹前额、上下眼眶。

5.双拇指从山根至迎香分推鼻翼，沿口唇周围分推人中、承浆。

6.双手拇指或中指按揉两侧太阳穴。

7.鱼际揉前额、面颊。

8.双拇指按攒竹、鱼腰、丝竹空、瞳子髎、承泣，以有酸胀感为佳。

9.食、中指按揉晴明穴，以有酸胀感为佳。

10.双手中指按揉迎香、下关、颊车、听宫、听会等穴位。

11.拇指按印堂至百会，上星至头维。

12.双手四指分别按揉头面两侧，摩前额、面颊。

13.双手鱼际抹前额、面颊。

14.双手四指掌面轻轻拍打颈前部、面部。

15.双手四指轻轻点啄前额、颞部及面颊部。

16.双手拇、食指揉捻双耳。

17.双手的中指勾揉两侧翳风、风池。

18.双手四指托揉颈部。

19.拿肩井。

【注意事项】

1.根据治疗的需要灵活选择推拿介质。

2.面部推拿时间以15~20分钟为宜，可每日或隔日一次，10~15次为1个疗程。

3.受术者面部有严重暗疮、皮肤过敏、皮肤炎症、传染性皮肤病或有皮损时不宜进行面部推拿。

4.推拿环境以空气流通，温度适中为宜。

5.医者指甲的长度与指端相齐为宜。

6.推拿手法的强度以受术者能耐受为度，由轻手法逐渐加重，在结束时要轻柔和缓。

7.受术者饥饿、饱食、疲劳过度时一般不宜进行推拿。

第三节 全身保健推拿

保健推拿是指在中医理论指导下，对全身特定的部位或穴位进行推拿施术，以强身健体、调整脏腑机能和辅助治疗，最终达到治未病为目的的方法。"治未病"是中医防治疾病的指导思想，由《内经》记载，一直为历代医家所推崇。《灵枢·逆顺》提出"上工治未病，不治已病。"《素问·四气调神大论》曰："是故圣人不治已病治未病，不治已乱治未乱，此之谓也。夫病已成而后药之，乱已成而后治之，譬犹渴而穿井，斗而铸锥，不亦晚乎！"《素问·八正神明论》也指出："上工救其萌芽……下工救其已成"。推拿疗法参与治未病古已有之，《金匮要略》明确记载了按摩是治未病的外治法之一："若人能养慎，不令邪风干忤经络。适中经络，未流传脏腑，即医治之。四肢才觉重滞，即导引、吐纳、针灸、膏摩，勿令九窍闭塞"。《千金要方》也提出"小儿虽无病，早起常以膏摩囟上及手足心，甚辟风寒"。同时《千金要方》还提到："每日须调气补泻，治未病按摩导引为佳。勿以康健便为常然。常须安不忘危，预防诸病也"。强调了推拿对于预防疾病的重要性和必要性。

中医治未病包括未病先防、将病先治、既病防变、瘥后防复四个方面。推拿保健也体现在以下四个方面：

1.未病先防　保健推拿与一般的肢体放松有本质的区别，它运用了中医的整体观念、藏象学说、经络学说等理论，通过全面调整经络、脏腑机能，防止疾病的发生。南北朝时的《太清道林摄生论》论述了保健推拿的未病先防作用："小有不好，即须按摩捼捺，令百节通利，泄其邪气也。凡人无问有事无事，恒须日别一度遣人蹋脊背，及四肢头项，若令熟蹋，即风气时行不能着人。此大要妙，不可具论。"

2.将病先治　在预见到某些疾病将要发生，或有周期性发作规律的疾病即将发作之前，予以特定的保健推拿方法进行针对性的干预治疗，以预防其发病。如《验方新编》治疗哮喘十分强调时辰："治哮吼妙法：病发先一时，用凤仙花（又名指甲花）连根带叶，熬出浓汁。乘热蘸汁，在背心上用力擦洗，冷则随换，以擦至极热为止。无则用生姜擦之。"再配合背部药物敷贴，"轻则贴一二日，重则贴三四日或五六日，永不再发。"

3.既病防变　既已得病之后，除了针对性地及时治疗以外，还应预见到疾病可能发展转移的方向，积极采取预防性推拿治疗措施，截断其传变途径，避免其加重恶化。《金匮要略》："问曰：上工治未病，何也？师曰：夫治未病者，见肝之病，知肝传脾，当先实脾……"推拿治病，同样应重视预防并发症和后遗症问题。如推拿治疗中风患者，可用背部拍法预防因长期卧床不起可能并发的坠积性肺炎；用踝关节摇法和扳法预防跟腱挛缩；用髋关节摇法预防髋关节外旋畸形等。

4.瘥后防复　瘥后，是指疾病初愈到完全康复的一段时间。处于这一阶段的患者，正虚邪恋，阴阳未和。若调养不当，往往导致旧病复发或滋生新疾，称为复病。保健推拿就是在疾病初愈后，继续给予推拿干预治疗，以巩固疗效，防止复发。如中风初愈之后，还需继续推拿一至两个疗程，以防复中。

一、头面部

（一）头面部保健推拿的作用

头为诸阳之会，督脉、足太阳膀胱经、足少阳胆经及足阳明胃经皆上行于头面。头面五官通过经络，与人体脏腑、组织器官在生理和病理上密切相关。头面部推拿操作具有祛风解表、开窍醒脑、安神明目、舒筋美容等功效。所以可以防治如下疾患：感冒、头痛、头晕、失眠、多梦、近视、耳鸣、牙痛、面瘫、劳倦内伤等。

（二）头面部保健推拿的操作

1.开天门

【操作】

受术者取仰卧位，医者坐于受术者头顶前方。医者双手四指扶持其头侧部，两拇指指腹从印堂交替直推至前发际正中，反复数次。受术者亦可坐位，医者站立于受术者正前方。医者双手四指置于头顶正中，扶持头部，两手拇指指腹从印堂交替直推至前发际正中，反复数次。

【要领及注意事项】

（1）用力均匀适中，动作轻快柔和，操作连续。

（2）可使用介质，以免损伤皮肤。

2.分推前额

【操作】

受术者取仰卧位，医者坐于受术者头顶前方，或受术者坐位，医者站立于受术者正前方。医者双手四指扶持其头侧部，两拇指指腹从前额正中分推至两侧太阳穴处，反复数次。

【要领及注意事项】

（1）着力部位紧贴体表，可将前额分为发际下、额中、眉上3条横线从中间分推至两侧太阳穴。

（2）用力均匀适中，动作和缓平稳，操作连续。

（3）可配合身体的重心与呼吸，使操作有节律。

3.揉太阳

【操作】

受术者取仰卧位，医者坐于受术者头顶前方，或受术者坐位，医者站立于受术者正前方。医者四指轻轻固定头侧部，将拇指指腹或中指着力于受术者两侧太阳穴，做轻柔缓和的环旋运动，反复数次。

【要领及注意事项】

（1）着力部位吸定，揉动幅度稍大，频率较慢。

（2）用力均匀适中，动作平稳有节奏，操作连续。

4.鱼际揉前额

【操作】

受术者取仰卧位，医者坐于受术者头顶前方，或受术者坐位，医者站立于受术者侧前方。医者以一手扶住受术者头侧部，另一手以鱼际着力于前额部做鱼际揉法，先从印堂到神庭上下往返数次，再沿前额正中至两侧太阳穴左右往返数次。

【要领及注意事项】

（1）着力部位紧贴体表，要吸定，不可在前额摩擦或滑动。

（2）用力均匀适中，动作和缓平稳，操作连续持久。

（3）操作时受术者的头部可有轻微晃动，有助于放松颈部肌肉和促进安神的作用。

5.按揉睛明穴

【操作】

受术者取仰卧位，医者坐于受术者头顶前方。医者一手轻轻固定头侧部，另一手食中二指分别着力于受术者两侧睛明穴，做轻柔缓和的环旋运动，反复数次。受术者亦可坐位，医者站立于受术者正前方。医者双手四指置于头顶正中，扶持头部，两手拇指指端着力于受术者两侧睛明穴，做轻柔和缓的环旋运动，反复数次。

【要领及注意事项】

（1）着力部位吸定，揉动幅度稍小，频率较慢。

（2）用力均匀适中，动作平稳有节奏，操作连续。

6.推抹眼眶

【操作】

受术者取仰卧位，医者坐于受术者头顶前方，或受术者坐位，医者站立于受术者正前方。医者双手轻轻固定头侧部，拇指指腹从攒竹沿眉弓，自内向外推抹上眼眶至太阳穴，再从睛明经四白推抹下眼眶至太阳穴，反复数次。

【要领及注意事项】

（1）用力均匀适中，动作平稳有节奏，操作连续。

（2）操作时应紧贴眼眶边缘，避免手指滑脱或碰到眼球。

7.指揉颊车

【操作】

受术者取仰卧位，医者坐于受术者头顶前方，或受术者坐位，医者站立于受术者正前方。医者四指轻轻固定头侧部，将拇指指腹或中指着力于受术者两侧颊车穴，做轻柔缓和的环旋运动，反复数次。

【要领及注意事项】

（1）着力部位吸定，揉动幅度稍大，频率较慢。

（2）用力均匀适中，动作平稳有节奏，操作连续。

8.指揉迎香

【操作】

受术者取仰卧位，医者坐于受术者头顶前方，或受术者坐位，医者站立于受术者正前方。医者四指轻轻固定侧头部，将右手食中指着力于受术者两侧迎香穴，做轻柔缓和的环旋运动，反复数次。

【要领及注意事项】

（1）着力部位吸定，揉动幅度稍大，频率较慢。

（2）用力均匀适中，动作平稳有节奏，操作连续。

9.指按百会

【操作】

受术者取仰卧位，医者坐于受术者头顶前方。医者四指轻轻固定头侧部，双手拇指叠指按压于受术者百会穴，力量由轻到重逐渐加力，持续数秒后，再由重到轻，反复数次。受术者亦可坐位，医者站立于受术者侧前方。医者一手固定住前额，另一手拇指指腹按压于受术者百会穴，力量由轻到重逐渐加力，持续数秒后，再由重到轻，反复数次。

【要领及注意事项】

（1）着力部位吸定，力量垂直于头顶，配合身体重心。

（2）用力均匀适中，动作平稳有节奏，操作连续。

10.四指按揉头颞部

【操作】

受术者取仰卧位，医者坐于受术者头顶前方，或受术者坐位，医者站立于受术者后方。医者双手四指自然分开，指间关节微屈，四指指腹分别置于两侧头颞部，紧贴头皮，做小幅度的环形旋转揉动。

【要领及注意事项】

（1）指腹紧贴头皮，不可有摩擦。

（2）用力均匀适中，动作平稳有节奏，操作连续。

（3）揉动幅度宜小，频率较慢，最好能配合呼吸。

11.抓五经

【操作】

受术者取仰卧位，医者坐于受术者头顶前方，或受术者取坐位，医者站立于受术者侧后方。医者右手五指自然分开，指间关节微曲，指端向前置于受术者头顶，中指对应督脉中线，其余四指分别对应两侧膀胱经及胆经循行部位，五指用力按抓，并自前向后移动，反复5~6遍。

【要领及注意事项】

（1）五指紧贴头皮，指端着力。

（2）用力均匀适中，动作平稳有节奏，操作连续。

（3）自前向后单向移动。

12.按揉风池穴

【操作】

受术者取仰卧位，医者坐于受术者头顶前方，或受术者取坐位，医者站立于受术者正前方。医者双手四指并拢，分别置于两侧风池穴，紧贴皮肤，做小幅度的环形旋转揉动。

【要领及注意事项】

（1）指腹紧贴皮肤，不可有摩擦。

（2）用力均匀适中，动作平稳有节奏，操作连续。

（3）揉动幅度宜小，频率较慢，最好能配合呼吸。

13.揉捏耳垂

【操作】

受术者取仰卧位，医者坐于受术者头顶前方，或受术者取坐位，医者站立于受术者后方。

医者两手拇指二指轻捏耳垂，做小幅度的环形旋转揉动，亦可从耳垂揉捏耳廓至耳尖。

【要领及注意事项】

（1）指腹紧贴耳垂，不可有摩擦。

（2）用力均匀适中，动作平稳有节奏，操作连续。

（3）揉动幅度宜小，频率较慢。

14.擦耳根

【操作】

受术者取仰卧位，医者坐于受术者头顶前方，或受术者取坐位，医者站立于受术者后方。医者两手食中二指指面紧贴前后耳根，做来回纵向擦法。

【要领及注意事项】

（1）指面紧贴耳根，来回摩擦。

（2）用力均匀适中，动作平稳有节奏，操作连续。

15.闭耳门

【操作】

受术者取仰卧位，医者坐于受术者头顶前方，或受术者取坐位，医者站立于受术者后方。医者用食中二指将耳廓对折盖紧耳门8~10秒后突然放开，反复5~6次。

【要领及注意事项】

（1）耳廓对折后需盖住外耳道。

（2）闭耳门时间相对较久，突然放开才能起到聪耳明目的效果。

二、颈项部

（一）颈项部保健推拿的作用

颈项部为头面与躯干的连接处，颈动脉经由此处上注颅内，臂丛神经由此发出；颈项部又为督脉、足太阳膀胱经和足少阳胆经所循行之处，所以，推拿颈项部可以疏通局部经脉气血，汇通六阳经之气，可防治颈项局部的病症及头晕、头痛、眼花等头面部诸症。同时，颈项部桥弓穴为颈动脉窦所在部位，推桥弓可以调节血压；颈前部又为交感神经节所在之处，按揉交感神经节可以调节交感神经。颈项部保健推拿可以防治的病症有颈椎病、落枕、肩周炎、感冒、头痛、头晕、失眠、健忘、神经衰弱、高血压病、耳鸣、耳聋、心悸、脑萎缩、聤耳、额窦炎等。

（二）颈项部保健推拿的操作

1.一指禅推颈项法

【操作】

受术者取坐位或俯卧位，医者站于受术者身后。医者以一手将受术者头部固定，以另一手操作一指禅推法，分别沿风府至大椎、双侧风池至肩井、双侧胸锁乳突肌，或单向或来回操作三遍。

【要领及注意事项】

（1）手法平稳，柔和连贯。

（2）避免受术者头部晃动。

2.搽颈项法

【操作】

受术者取坐位，医者站于受术者侧后方。医者以一手于受术者前头部固定，以另一手操作搽法，分别沿风府至大椎、双侧风池至肩井或单向或来回操作，左右两侧交替进行，各操作三遍。

【要领及注意事项】

（1）手法平稳，柔和连贯。

（2）避免受术者头部晃动。

（3）一般情况下左侧用右手，右侧用左手。

3.搽颈项部配合颈项被动运动法

【操作】

受术者取坐位，术者站于受术者侧后方。医者以一手扶持受术者头部，做颈部前屈、后伸、左右侧屈及左右旋转等被动运动，以另一手同时操作搽法，左右两侧交替进行，各操作三遍。

【要领及注意事项】

（1）双手协调平稳，动作柔和连贯。

（2）避免受术者头部晃动。

（3）一般情况下左侧用右手，右侧用左手。

4.拿颈项法

【操作】

受术者取坐位或俯卧位，医者站于受术者侧后方。医者一手固定受术者头部，以另一手拇指、中指二指指腹提拿或拿揉两侧风池穴1~2分钟；再以四指或三指相对用力提拿或拿揉颈项部，自上而下操作三遍。

【要领及注意事项】

（1）手法平稳，柔和连贯。

（2）用力宜由轻到重。

5.按揉颈项法

【操作】

受术者取坐位或俯卧位，医者站于受术者侧后方。医者以一手于受术者前头部固定，以另一手拇指按揉颈项部两侧肌肉和项韧带，双手交替施术，左右两侧各操作三遍。

【要领及注意事项】

（1）手法平稳，柔和连贯。

（2）避免受术者头部晃动。

（3）施术时以局部出现酸胀感为度。

6. 钩揉颈前法

【操作】

受术者取坐位，医者站于受术者侧后方。医者一手固定受术者侧头部并使其向对侧略侧屈，以另一手食指或中指指端钩揉颈椎横突前侧面及缺盆处，左右两侧交替进行，各操作三遍。

【要领及注意事项】

（1）手法平稳，柔和连贯。

（2）用力宜由轻到重，以受术者局部出现酸胀感为度。

7. 弹拨颈项法

【操作】

受术者取坐位或俯卧位，医者站于受术者侧后方。医者以一手于受术者前头部固定，以另一手拇指自上而下弹拨颈项部两侧肌肉，左右两侧交替进行，各操作三遍。

【要领及注意事项】

（1）手法平稳，柔和连贯。

（2）力量由轻到重，以受术者能够耐受为度。

（3）弹拨的方向要与肌纤维走行方向相垂直。

8. 拔伸颈项法

【操作】

受术者取坐位或仰卧位，医者可选用掌托拔伸法、肘托拔伸法、仰卧位拔伸法等进行施术，可持续拔伸1分钟。

【要领及注意事项】

（1）用力平稳，力量宜由小到大逐渐增加。

（2）沿颈椎脊柱长轴方向进行拔伸。

9. 擦颈项法

【操作】

受术者取坐位，颈椎稍前屈，医者站于受术者身前。医者双手十指交叉，先以两侧小鱼际肌腹上下方向来回推擦项韧带两侧部位，再以双手掌根部前后方向来回推擦颈项部两侧部位，以受术部位透热为度。

【要领及注意事项】

（1）手法平稳，柔和连贯。

（2）避免受术者头部晃动。

（3）医者自然呼吸，不可屏气。

10. 拿肩井法

【操作】

受术者取坐位或俯卧位，医者站于受术者后方。医者双手拇指在后四指在前于双侧肩

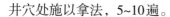

井穴处施以拿法，5~10遍。

【要领及注意事项】

（1）手法柔和，动作连贯。

（2）力量由轻到重，逐渐增加。

三、胸腹部

（一）胸腹部保健推拿的作用

胸腹部是任脉、手三阴经、足三阴经、足阳明胃经及足少阳胆经的循行部位，此外，另有五条奇经八脉也循行于胸腹部，是经脉循行最为丰富的部位之一。胸腹部的保健推拿能宣肺止咳、降逆平喘，可用于治疗咽喉肿痛、咳喘、胸闷等肺系病症；能健脾和胃、通调肠腑，可用于治疗腹痛腹胀、消化不良、食欲不振、恶心呕吐、便秘泄泻等脾胃系病症；还能温经止痛、培本固原，用于治疗女性月经病，男性阳痿、早泄、遗精等肾系病症；另外，能宽胸理气、散寒止痛，可用于治疗胸闷、心悸、胁肋胀痛、情志不舒等心系及肝胆系病症。此外，胸腹部是人体有着"孤府"之称的三焦之所在，功能通行元气、运行水液，古人认为三焦："总领五脏六腑、营卫经络、内外左右上下之气也；三焦通，则内外左右上下皆通也，其于周身灌体，和内调外，荣左养右，导上宣下，莫大于此者也"。因此，胸腹部的保健推拿对于防治各类疾病有着极为重要的价值。

（二）胸腹部保健推拿的操作

1.指揉天突穴、膻中穴法

【操作】

受术者取仰卧位，医者站在受术者身旁。医者以一手中指或食指置于天突穴或膻中穴处，以顺时针或逆时针方向揉动3~5分钟。

【要领及注意事项】

（1）以指腹吸定揉动。

（2）可将食指叠于中指之上，有助于加力。

（3）动作须柔和。

（4）揉动幅度宜由小至大。

2.分推胸骨法

【操作】

受术者取仰卧位，医者站在受术者身旁。医者以两手拇指指腹分置于受术者璇玑穴两侧，余四指抱定胸部两侧，沿肋间隙向两侧分推至云门穴，并自上而下分推各肋间隙至平中庭穴为止。对于女性则分推各肋间隙至玉堂穴为止。可反复5~6遍。

【要领及注意事项】

（1）用力适度，轻而不浮，重而不滞。

（2）注意分推的方向及高度。

3.搓摩胁肋法

【操作】

受术者取站位或坐位,医者站在受术者的前侧或后侧。医者以两掌贴附于受术者两胁肋部,做交替搓摩动作,并可上下往返移动3~5遍。

【要领及注意事项】

（1）双手用力对称均匀,不宜将胁肋部夹得太紧。

（2）紧搓慢移,搓摩宜快,移动宜慢。

（3）医者呼吸自然,不可屏气,动作须灵活、连贯。

4.一指禅推胸骨法

【操作】

受术者取仰卧位,医者站在受术者身旁。医者以一指禅推法从天突穴开始,逐步向下推动,下推至鸠尾穴,单向或往返操作3~5遍。

【要领及注意事项】

（1）拇指吸定,紧推慢移。

（2）动作柔和,连绵不断。

5.横擦上胸部法

【操作】

受术者取仰卧位,医者站在受术者身旁。医者以一手扶其肩部,另一手掌面或小鱼际横擦上胸部,以透热为度。

【要领及注意事项】

（1）手掌掌面紧贴施术部皮肤,压力均匀适中。

（2）注意避开受术者乳房部。

（3）必须沿同一直线往返进行,动作连续不断,速度均匀。

（4）拇指内收以免戳及受术者颈部。

6.摩腹法

【操作】

受术者取仰卧位,医者站在受术者身旁。医者先以一手掌面置于中脘穴位置,以神阙穴为圆点,至中脘穴为半径,做顺时针或逆时针方向的环形摩动3~5分钟。

【要领及注意事项】

（1）指面和掌面需紧贴受术者体表。

（2）速度均匀、压力适中、手法轻柔、频率宜稍缓。

（3）操作时手掌宜放松。

7.揉脐法

【操作】

受术者取仰卧位,医者站在受术者身旁。医者以一手中指或食、中、无名三指置于神阙处,做顺时针或逆时针方向揉动3~5分钟。

【要领及注意事项】

（1）揉以和之，动作须柔和。

（2）揉动幅度宜由小至大。

（3）动作均匀、持续、协调，以透热为佳。

8. 一指禅推腹部任脉

【操作】

受术者取仰卧位，医者站在受术者身旁。医者以一指禅推法沿任脉循行部位，从鸠尾穴开始，向下经中脘、神阙、气海穴直至关元穴，自上而下单向或往返操作3~5遍。

【要领及注意事项】

（1）沉肩垂肘悬腕，不可使用蛮力操作。

（2）拇指吸定，紧推慢移。

（3）动作柔和、连绵不断。

9. 振腹法

【操作】

受术者取仰卧位，医者站在受术者身旁。医者以一手掌心置于中脘、神阙、气海穴或关元穴处，用振法施术2~3分钟。

【要领及注意事项】

（1）操作时医者不可憋气。

（2）手掌宜放松，不宜用蛮力，压力不宜过大。

10. 分推腹部法

【操作】

受术者取仰卧位，医者站在受术者身旁。医者以双手掌面或大鱼际自鸠尾穴起，沿肋弓下缘分推至章门穴，并自上而下移动，直至气海穴止，可反复5~6遍。

【要领及注意事项】

（1）两手动作配合协调，力量均匀，平稳有节奏。

（2）用力适度，轻而不浮，重而不滞。

（3）速度均匀，向下移动幅度宜小。

11. 掌擦腹部法

【操作】

受术者取仰卧位，医者站在受术者身旁。医者以一手掌面横置于腹部，以掌擦法从上到下横擦整个腹部，重点在中脘、神阙、气海、关元穴，以透热为度。

【要领及注意事项】

（1）手掌掌面紧贴施术部位皮肤，压力均匀适中。

（2）操作时医者须自然呼吸，不可憋气。

（3）必须沿同一直线往返进行，动作连续不断，速度均匀。

（4）应配合使用介质，防止擦破皮肤。

12.掌揉腹部法

【操作】

受术者取仰卧位，医者站在受术者身旁。医者以全掌吸定于腹部，做顺时针或逆时针揉动，并沿腹部做顺时针或逆时针移动，揉动3~5分钟。

【要领及注意事项】

（1）可在中脘、神阙、气海、关元、天枢穴等腧穴处做吸定操作。

（2）揉动须带动皮下组织，压力适中，速度均匀。

13.掌推全腹法

【操作】

受术者取仰卧位，医者站在受术者身旁。医者以双手掌重叠，大鱼际和掌根部着力于腹部，自上腹部推至下腹部，反复3~5遍。先中间后两边依次推遍全腹，反复3~5遍。腹部两侧可单掌操作。

【要领及注意事项】

（1）用力适度，力量应均匀、深沉，动作平稳。

（2）注意掌推方向，不要歪斜，向下掌推腹部时注意指尖位置，不要超过中极穴。

14.拿腹部两侧法

【操作】

受术者取仰卧位，医者站在受术者身旁。医者以两手四指置于腹部两侧章门穴处，自外向内将腹肌挤起，然后将两手拇指置于腹肌另一侧，做轻重交替而连续的一紧一松的提拿或拿揉动作，并自两侧关门穴的高度缓慢向下提拿至归来穴的高度为止。

【要领及注意事项】

（1）宜用指腹着力，不可抠抓，避免损伤皮肤。

（2）用力着实，不可形成滑动摩擦。

15.掌（指）按腹部法

【操作】

受术者取仰卧位，医者站在受术者身旁。医者以一手掌或食、中、无名指指腹沿腹中线由上向下按压，经中脘、下脘、神阙、水分、气海、关元、中极穴至曲骨穴为止，重复3~5遍。再沿两侧自上而下按压，经梁门、太乙、天枢、大巨、归来穴至气冲穴为止，重复3~5遍。

【要领及注意事项】

（1）用力需由轻到重，平衡而持续，不可突然用力。

（2）按压的力度需因人而异。

四、背腰部

（一）背腰部保健推拿的作用

背腰部是人体躯干的主要组成部位，正中为脊柱，旁边附有肋骨，共同构成脏腑所居之处，是足太阳膀胱经、足少阴肾经、督脉、冲脉、任脉等经脉循行所过之处，聚集着全身大量阳气。背部是肩胛骨附着之处，由浅入深覆盖着厚薄不同的肌肉，其中以斜方肌、背阔肌、骶棘肌为主，其间有序地分布着脊神经，支配背部皮肤及体腔中内脏的生理活动。

在日常生活和工作中，背腰部需要保持伸直、前屈、后伸、侧屈或旋转位，因此，局部的软组织常处于紧张状态，容易导致背腰部的软组织劳损，在劳损的基础上，又容易诱发更多新的损伤。通过背腰部保健推拿操作，能够行气活血、舒筋通络，有效改善皮肤、肌肉、韧带、筋膜、椎骨、肋骨、椎间盘、血管、神经、脊髓等组织的营养供应，提高局部新陈代谢，可以预防、缓解或治疗背腰部软组织的劳损，还能调整脊柱序列，有效改善脊柱小关节功能紊乱等，使背腰部运动灵活，强壮有力。

另外，背腰部的督脉与各脏腑有着密切联系，膀胱经第一侧线上分布着各脏腑的背俞穴，脊柱旁边不同节段的夹脊穴与体内脏腑也有明确的对应性，腰部与肾又存在密切联系。因此，通过背腰部保健推拿操作，还能够明显调整各脏腑、器官的功能，达到防治各脏腑疾病、补充正气、强腰壮肾、延年益寿等目的。

（二）背腰部保健推拿的操作

1. 拿肩井法
【操作】

受术者取正坐位或俯卧位，医者站在其身后或身旁。医者双手拇指指腹或桡侧偏峰置于肩井穴处，其他四个手指置于肩前，相对用力捏持住肩井穴及其深层肌肉，同时向上提拿，配合揉动向周围扩大操作范围，连续操作1~3分钟。

【要领及注意事项】

（1）提拿缓慢而深沉，双手用力均匀一致，由轻及重，不可突施暴力。

（2）指面对称着力，切忌指端内扣。

2. 双擦肩背法
【操作】

受术者取俯卧位，医者站在其身旁或头顶方向。医者双手微握空拳，用小鱼际及掌背侧在肩背部反复滚动，从上到下依次进行。双手可同时在两侧对称操作，也可交替操作，反复操作2~3分钟。

【要领及注意事项】

（1）上肢放松，力量由轻到重。

（2）操作灵活自如，均匀有节奏。

3. 提拿夹脊法
【操作】

受术者取俯卧位，医者站在其身旁。医者拇指伸直，用指面与屈曲的食指中节桡侧面相对着力；或食、中指微屈，用二指的中节指面相对着力。二指分别置于夹脊穴两旁，用对称合力捏紧夹脊穴局部皮肤，并向上进行提拿，边提拿边沿夹脊穴自上而下移动，每侧夹脊穴反复提拿2~3遍。

【要领及注意事项】

（1）二指对称发力，力量适中。

（2）操作准确，避免指甲接触皮肤，注意保护皮肤。

（3）可单手或双手操作。双手操作时，可在单侧夹脊穴并列提拿，也可在双侧夹脊穴对称操作。

（4）根据皮肤松紧程度，决定提拿高度，对于皮肤绷紧者，可不予操作，避免产生明显疼痛。

4.按揉夹脊法

【操作】

受术者取俯卧位，医者站于受术者侧方。医者以双手拇指指腹同时按揉受术者胸腰椎旁的夹脊穴，从上到下依次操作，按揉3~5遍。

【要领及注意事项】

医者双拇指用力要对称，用力大小以受术者能够耐受为度。

5.双点肩胛法

【操作】

受术者取正坐位或俯卧位，医者站在其身后或身旁。医者双手握拳，拇指伸直抵按于食指桡侧，用拇指指端着力；或拇指抵按在食指指甲背侧，用食指近节指间关节突起处着力。对称点按两侧的肩井、天宗、秉风、曲垣等穴，点至穴位局部产生明显酸胀感，每穴反复点按2~3次。

【要领及注意事项】

（1）取穴准确，双手同时用力。

（2）由浅入深逐渐加力，在受术者耐受范围内操作。

（3）点后用揉法缓解紧张。

6.合掌劈叩法

【操作】

受术者取正坐位或俯卧位，医者站在其身后或身旁。医者双手腕关节背伸，掌心对合，五指伸直略分开，以手掌小鱼际和手小指尺侧着力，纵掌劈叩肩背部及腰骶部，从上至下反复操作2~3遍。

【要领及注意事项】

（1）双掌尺侧可与经脉、脊柱、肌肉等呈平行方向，也可呈垂直方向，边劈叩边移动。

（2）动作连贯，幅度均匀，有节奏感，可产生清脆响声。

（3）以腕发力为轻，以肘发力为重，避免暴力击打。

7.吉庆有余法

【操作】

与叩法常规操作法练习中的吉庆有余法相同。

【要领及注意事项】

（1）叩打有节奏、有规律。

（2）力量由轻到重逐渐加强，避免重击猛打。

（3）边叩击边沿经脉循行线或肌肉分布处进行移动。

8.按脊扳肩法

【操作】

受术者取俯卧位，医者站在其身旁。医者用一手掌根按压在椎体棘突旁，另一手扶住对侧肩前，扶持稳妥，双手同时发力，当按脊和扳肩力量对抗达到极限时，双手协同用力，做快速扳肩动作，每处扳动2~3次。从背部至腰部依次调节每一椎骨，单侧操作完毕再操作对侧。

【要领及注意事项】

（1）背腰部充分放松后，再施用此手法。

（2）双手协同发力，对抗力量达到极限时，进行快速扳动，即发即收，不要停滞。

（3）对于胸腰脊柱有明显损伤或诊断不明确者禁止操作。

9.双龙点肾法

【操作】

受术者取俯卧位，医者站在其身旁。医者双手握拳，拇指伸直抵按于食指桡侧，用拇指指端着力；或拇指抵按在食指指甲背侧，用食指近节指间关节突起处着力。在两侧肾俞穴或志室穴同时对称点按，至局部有明显酸胀感为度，反复3~5次。

【要领及注意事项】

（1）取穴准确，双手同时用力。

（2）由浅入深逐渐加力，在受术者耐受范围内操作。

（3）点后用揉法缓解紧张。

10.按揉腰眼法

【操作】

受术者取俯卧位，医者站于其侧方。医者以两拇指指腹同时按揉受术者两侧腰眼处2~3分钟。

【要领及注意事项】

医者双手用力要对称、适中。

11.分抹腰部法

【操作】

与抹法常规操作法练习中的分抹腰部法相同。

【要领及注意事项】

医者双手用力要对称、动作要和缓。

12.拢腿摇腰法

【操作】

受术者取俯卧位，医者站在其身旁。医者一手按于腰部，另一侧上肢屈肘、屈腕，用前臂及肘弯托扶住受术者两侧大腿前下段，拢住双腿，逐渐向上抬起，使腰部逐渐后伸，带动双腿及腰部进行顺时针、逆时针方向的摇动运转，每个方向摇转3~5次。

【要领及注意事项】

（1）腰部充分放松后，再实施操作。

（2）双手密切配合，摇转幅度由小到大，不超过正常生理活动范围。

（3）对于腰椎间盘突出症的操作幅度要适当减小，中央型不宜操作。

13.按揉背腰法

【操作】

受术者取俯卧位，医者站在其身旁。医者用单手或双手操作。双手操作时，可双手对称，也可双手并拢，还可双手叠加。用掌面着力，从背部上方开始，先垂直向下深按，达到一定程度后，带动皮下组织进行环旋揉动，边揉动边沿骶棘肌向腰骶部移动。

【要领及注意事项】

（1）按压力度适中，大范围带动皮下组织揉动。

（2）刺激均匀，不产生摩擦。

14.按揉背腰穴位法

【操作】

受术者取仰卧位，医者站在其身旁。医者拇指指腹着力，单手在督脉的腰阳关、命门、脊中、至阳、大椎等穴处按揉，双手对称在膀胱经的肺俞、心俞、肝俞、胆俞等穴处和夹脊穴按揉，至穴位产生舒适、放松感。

【要领及注意事项】

（1）取穴准确。

（2）按压到一定深度后，再带动穴下组织进行揉动。

15.叠掌按脊法

【操作】

受术者取俯卧位，医者站在其身旁。医者双掌叠加，置于背腰部脊柱正中，逐渐加力向下深按，当按至深层时可稍加振颤，局部反复有节奏地按压3~5次，之后沿脊柱从上向下按压其他节段。

【要领及注意事项】

（1）压力由浅入深，至深层后稍作停留的同时施振颤法操作。

（2）压力适中，不能用力过度。

16.直推背腰法

【操作】

受术者取俯卧位，医者站在其身旁，面朝其足部。医者可单手操作，也可双手叠加或双手同时对称操作，掌根着力，垂直皮肤表面稍加力量深按至一定程度，再从上向下，从背部向腰骶部进行直线推动，反复按推5~8次。此法用于腰背脊椎正中及两旁。

【要领及注意事项】

（1）速度缓慢，力量沉稳，连贯自如。

（2）身体可略前倾，借助自身重力增加按压和推动力量。

17.顺藤摸瓜法

【操作】

受术者取俯卧位，医者站在其身旁。医者一手扶肩固定，另一手掌根着力，沿单侧膀胱经从上向下循行所过的肩背、腰骶、臀部、下肢背侧依次推动，当推至足跟后方时，再用力抓扶足跟，如此反复2~3次，再于对侧进行同样操作。使两侧膀胱经背部经脉气血充分疏通。

【要领及注意事项】

力量均匀、适中，不宜过重而产生黏滞感。

18.分推背腰法

【操作】

受术者取俯卧位，医者站在其身旁或头顶方向，面朝其足部。医者双手掌根着力，对称从脊柱正中向两旁分推，边推动边向腰骶部移动，从上向下，反复推动5~8次。

【要领及注意事项】

（1）速度缓慢，力量沉稳，连贯自如。

（2）身体可略前倾，借助自身重力增加按压、推动力量。

19.擦髎点强法

【操作】

受术者取俯卧位，医者站在其身旁。医者腕关节略背伸，手掌直立，用尺侧小鱼际部着力；或手掌稍内翻，用桡侧大鱼际部着力。上臂带动肘关节和前臂，使着力部位在单侧上、次、中、下髎穴的体表进行直线擦动。至局部及腹中产生微热感，再操作于对侧。之后，用中指指端着力，食指抵于中指背侧，在长强穴处进行点按，配合揉动，反复3~5次。

【要领及注意事项】

（1）注意擦动的时间和力度，不可过久或过重，防止擦破皮肤。

（2）取穴准确，点按力量由轻到重，以受术者能够耐受为度。

20.拍背腰法

【操作】

受术者取俯卧位，医者站在其身旁。医者用虚掌连续而有节奏地拍击背腰部体表1~3分钟，可单手操作，也可双手交替操作。

【要领及注意事项】

（1）拍击后立即抬起，不作停留。

（2）手掌边缘同时接触背腰部皮肤表面，上下起落，不产生拉动和侧向抽动。

21.牵踝抖腰法

【操作】

受术者取俯卧位，医者站在其足前方。嘱受术者握住床头扶手，或由助手配合扶住其双肩。医者双足分开，与肩同宽，双手分别握住其两侧足踝部，身体逐渐后仰，使两侧下肢逐渐抬离床面，保持片刻停留牵拉，再小幅度抖动两侧下肢，之后身体突然前俯，双臂稍加用力，连同腰部进行抖动，连续操作2~3次。

【要领及注意事项】

（1）腰骶部充分放松后，再实施操作。

（2）逐渐发力进行拔伸，不可施以暴力。

（3）抖动力量由轻到重，幅度由小到大。

22.横擦命门法

【操作】

与擦法常规操作法练习中的横擦命门法相同。

【要领及注意事项】

（1）擦动范围较大，以命门为中心聚集热量。

（2）多在腰部其他手法之后施用，且操作后不在局部进行其他操作。

五、上肢部

（一）上肢部保健推拿的作用

上肢是人体日常活动的重要肢体部位，运动灵活，动作细微，承担大量复杂而细致的工作，劳作中容易产生疲劳、损伤，从而影响生活和工作质量。

通过上肢部保健推拿操作，可以行气活血、舒筋通络、消肿止痛、松解粘连、理筋整复、滑利关节，促进血液循环，改善肌肉、肌腱、腱鞘、筋膜、韧带、关节囊、神经、血管等组织的新陈代谢，及时消除、缓解各种上肢部的疲劳，对于颈椎病、肩周炎、肱骨外上髁炎、肱骨内上髁炎、腕管综合征、腕关节扭伤、风湿性关节炎、中风偏瘫、关节扭挫伤等引起的上肢功能障碍能进行有效防治。

上肢还分布着手三阴、手三阳六条经脉及其穴位，所以，上肢部保健推拿还可以改善心、肺、大肠、小肠、三焦等脏腑功能，有效防治心痹、胸痛、咳嗽、气喘、腹泻、肠鸣及各种气机逆乱证，有利于头痛、偏头痛、三叉神经痛、目赤肿痛、耳聋、耳鸣、牙痛、扁桃体炎、口眼歪斜等常见的头面、五官疾患的缓解和治疗。

（二）上肢部保健推拿的操作

1.双手揉球法

【操作】

受术者取坐位，医者站在其身旁。医者双手掌微屈，一手置于肩前，另一手置于肩后，一前一后，双手对合，将肩部夹于两掌之中，双手协调配合，进行交替旋转揉动，如球在掌中，如此揉动3~5分钟，最后以双手掌心对称施力，挤按肩关节前后，反复3~5次。

【要领及注意事项】

（1）着力均匀持续，和缓揉动，以局部产生微热、舒适感为宜。

（2）力量由浅入深，逐渐放松不同层次的软组织。

2.双爪拿翅法

【操作】

受术者取坐位或仰卧位，医者站在其身旁。医者一手托扶住肘臂部，带动上肢稍外展，另一手拇指与其他四指相对，分别在肩前的胸大肌，肩后的背阔肌、大圆肌等部位进行拿动，边拿动边沿肌肉分布方向移动，肩前、肩后分别操作2~3分钟。

【要领及注意事项】

（1）指面相对用力，防止指端内扣。

（2）拿持稳妥，不滑脱。

3.双龙点肩法

【操作】

受术者取坐位，医者站在其身旁。医者对肩部进行揉、拿放松后，双手微握拳，拇指微屈，或拇指伸直抵按于食指桡侧，用拇指指端着力，依次在肩前和肩后的肩髃、肩髎；肩内陵（肩前穴）、肩贞；抬肩穴、臑俞共三对穴位处，进行前后对称合力点按，每对穴位分别点按约1分钟。

【要领及注意事项】

（1）放松后，再前后同时点按。

（2）取穴准确，由轻而重，点按至局部得气后，稍作停留，再辅以揉动放松。

4.握指摇臂法

【操作】

受术者取坐位，上肢放松、自然下垂，医者站在其前外侧。医者一手扶其肩上，另一手握住除拇指外的其他四个手指，稍加拔伸情况下带动上肢进行顺时针或逆时针方向的摇动，反复3~5次。

【要领及注意事项】

（1）充分拿、揉双上肢放松后，再进行操作。

（2）保持拔伸上肢在伸直状态下进行摇转。

（3）摇转幅度由小到大。

5.摇臂牵抖法

【操作】

受术者取坐位，医者站在其后外侧。医者一手扶肩，另一手握其手腕，双手同时对抗用力拔伸肩臂，使上肢伸直，并在腕部发力，带动肩臂顺时针或逆时针摇转，反复摇转3~5次。停止摇转后，握腕手发力使上肢屈肘向胸，再带动手腕从胸前向外下方移动，并以寸劲巧力进行牵拉、抖动，反复牵拉、抖动2~3次。

【要领及注意事项】

（1）充分拿、揉受术者双上肢，使其放松后，再进行操作。

（2）摇转幅度由小到大，在正常生理活动范围内操作。

（3）双手协调用力，动作连贯，用寸劲巧力引导手腕对上肢进行牵拉、抖动，避免暴力拉扯。

6.怀中抱月法

【操作】

受术者取坐位，被操作的上肢屈肘，手部搭于对侧肩上，医者站在其身后。医者一手置于肩上固定，另一手握扶住其肘部后上方，逐渐发力，引导肩部逐渐内收，当肘部接近或超过前正中线时，双手感到有明显对抗阻力时，同时发力，施以寸劲巧力，带动肘部对肩部进行内收扳动，反复操作2~3次。

【要领及注意事项】

（1）充分放松肩部后，再进行该手法操作。

（2）在正常生理功能范围内进行扳动，禁用蛮力、暴力。

（3）年老体弱及肩关节习惯性脱位者慎用。

7.大鹏展翅法

【操作】

受术者取坐位，双臂放松自然下垂，医者站在其身后。医者双手分别握扶住其上臂下段外侧，同时缓慢引导双臂做对称性的内收、上举、外展等全方位旋转动作，形如大鹏展翅，每旋转一圈双臂在胸前交叉一次，如此反复旋转2~3次，再进行反方向的操作。

【要领及注意事项】

（1）肩部充分放松后再实施操作。

（2）双臂的旋转速度由慢到快，范围由小到大逐渐增加。

8.凤摆双尾法

【操作】

受术者取坐位，上肢放松自然下垂，医者站在其身后。医者双手分别扶于两前臂中段，同时导引双臂逐渐做内收、上举动作，至头顶交叉时，再不断摆动，如此有规律操作，自由自在，形如凤摆双尾，反复操作2~3次。主要用于双肩及双臂放松整理。

【要领及注意事项】

（1）双手配合密切，协调一致，速度由慢到快，幅度由小到大。

（2）操作时与受术者密切配合，年老体弱者慎用。

9.抖动双臂法

【操作】

受术者取坐位，上肢放松，医者站在其身前。医者双手分别握住其双手除拇指外的四个手指，引导双肩稍前屈，之后做上下小幅度的快速抖动，使双臂抖动放松，连续操作1分钟左右。

【要领及注意事项】

（1）抖动幅度均匀，频率一致。

（2）力量适中，以双臂感到放松舒适为宜，不使受术者头部、身体产生明显晃动。

10.拿揉手三阳法

【操作】

受术者取坐位或仰卧位，医者坐在或站在其身旁。医者用一手握住其手掌，带动上肢略外展，另一手拇指与其他四指对称用力，自肩外侧循手三阳经经筋处向下缓慢拿揉至腕部，反复操作3~5次，同样方法操作于对侧上肢。使上肢外侧充分放松。

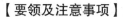

【要领及注意事项】

（1）指面对称着力，持续连贯，均匀和缓，禁止指端内扣。

（2）尽量大幅度带动皮下软组织拿动、揉动。

（3）在肩部、肘部、腕部可适当多操作一段时间，使放松更加彻底。

11.拿揉手三阴法

【操作】

受术者取坐位或仰卧位，医者坐在或站在其身旁。医者用一手握住其手背，带动上肢略外展，另一手拇指与其他四指对称用力，自腋下循手三阴经经筋向下缓慢拿揉至腕部，反复操作3~5次，同样方法操作于对侧上肢。使上肢内侧充分放松。

【要领及注意事项】

（1）指面对称着力，持续连贯，均匀和缓，禁止指端内扣。

（2）尽量大幅度带动皮下软组织拿动、揉动。

（3）在肘部、腕部可适当多操作一段时间，使放松更加彻底。

12.按揉上肢穴位法

【操作】

受术者取坐位或仰卧位，上肢放松、自然伸直，医者坐在或站在其身旁。医者一手扶住腕部，根据需要带动肩臂进行外展、旋动；另一手在其他四指扶助的基础上，拇指指腹相对用力，对准穴位进行垂直按压并揉动，至局部产生明显舒适感，每穴操作约1分钟。根据需要选择不同经穴及经外奇穴，以舒经通络、行气活血。

【要领及注意事项】

（1）取穴准确，指面垂直着力，避免指甲接触皮肤。

（2）按压沉稳，揉动舒缓，以产生明显舒适感为宜。

13.掐点穴位法

【操作】

受术者取坐位或仰卧位，上肢放松、自然伸直，医者坐在或站在其身旁。医者一手扶住腕部，另一手拇指指端或指甲边缘着力，对准穴位进行垂直掐点，至局部产生明显酸胀"得气"感，再辅以揉动放松，每穴反复操作2~3次。根据保健需要选择不同经穴及经外奇穴。

【要领及注意事项】

（1）取穴准确，力量集中，在受术者能够耐受范围内操作。

（2）掐点沉稳，以产生酸胀"得气"感为度，注意保护皮肤。

14.金龙摆尾法

【操作】

受术者取坐位或仰卧位，医者站在其身旁。医者一手握住其肘部，另一手握住其腕部，拇指与其他四指相对置于手腕的掌侧和背侧，双手配合，相反方向用力，带动受术者前臂内旋或外旋拧动、转动，并使其腕部随之放松，掌指随之内外摆动，犹如龙体转动加之摆尾。

【要领及注意事项】

（1）速度缓慢，力度轻柔，防止产生损伤。

（2）旋转幅度适当，不可超过正常生理活动范围。

15. 夹搓上肢法

【操作】

受术者取坐位或仰卧位，医者站在其身旁。医者双手手指伸直，掌面平行着力，对称夹持住上肢内、外侧或前、后侧，边搓动边移动，从腋下经肘部至腕部，再从腕部经肘部返回腋下，往返搓动2~3次。

【要领及注意事项】

（1）双手对称发力，力量适中，不可过轻或过重，搓动的同时既带动皮下组织产生揉动，又不产生粘滞感。

（2）肩、肘、腕密切配合，掌面始终保持相对平行。

16. 拍击上肢法

【操作】

受术者取坐位或仰卧位，医者站在其身旁。医者一手扶住其前臂远端，带动上肢外展一定程度；另一手手握虚掌，挥动前臂，使虚掌沿手阳经、手阴经的经脉循行线或肌肉分布方向进行有节奏地拍击，边拍击边上下移动。用于整个上肢部。

【要领及注意事项】

（1）根据肌肤轮廓，灵活调整手指屈曲程度，使拍击时虚掌边缘同时与体表发生接触。

（2）手掌可与经脉或肌肉分布呈平行方向，也可呈垂直方向。

（3）拍击幅度均匀，节奏轻快，移动速度缓慢，即形成"紧拍慢移"。

17. 摇腕关节法

【操作】

受术者取坐位或仰卧位，医者站在其身前或身旁。医者一手握住其前臂下端固定，另一手与其五指交叉相互握紧，也可直接握住其手指或手掌。带动手指或手掌，以腕关节为轴心，进行顺时针、逆时针方向的摇转，反复3~5次，同样方法实施于另一侧腕关节。

【要领及注意事项】

（1）双手协调用力，速度缓慢。

（2）幅度由小到大，不超过正常生理活动范围。

18. 分抹手掌法

【操作】

受术者取坐位或仰卧位，医者站在其身前或身旁。受术者掌心向上，医者双手四指置于手背侧固定，双手拇指置于腕掌侧横纹中点的大陵穴处，用拇指指腹或桡侧偏峰着力，从大陵穴向两旁沿大小鱼际分推抹至少商和少泽穴，反复操作6~8次。手掌侧操作后进行手背侧操作，同样方法施治于另一只手。

【要领及注意事项】

（1）双手对称发力，力量均匀柔和。

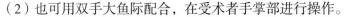

（2）也可用双手大鱼际配合，在受术者手掌部进行操作。

19. 牵摇手指法

【操作】

受术者取坐位或仰卧位，医者站在其身前或身旁。医者一手握住手其掌以固定，另一手拇、食、中三指扶持住其手指远端，略加拔伸后，再以掌指关节为轴心，进行顺时针、逆时针方向的摇转，反复3~5次，同样方法实施于每个手指。

【要领及注意事项】

（1）双手协调用力，速度缓慢。

（2）幅度由小到大，不超过正常生理活动范围。

20. 捻勒十指法

【操作】

受术者取坐位，医者站在其身旁。医者一手握腕，另一手用伸直的拇指指腹与屈曲的食指中节指骨桡侧共同着力，或用屈曲的食、中指的中节指骨接近的侧面共同着力，从拇指到小指依次操作，从指根到手指末端，进行捻动和勒动，每个手指操作3~5次。使双手十指充分放松。

【要领及注意事项】

（1）捻动时带动皮下组织，深沉用力。

（2）速度轻快，连贯自如。

六、下肢部

（一）下肢部保健推拿的作用

下肢具有负重和步行的功能，在日常生活中起着重要作用。因长期坐位及跑、跳等运动造成的下肢慢性劳损及急性损伤，均对生活质量及工作等产生明显影响。在下肢部进行推拿手法操作，可以起到舒筋通络、解痉止痛、滑利关节等作用，可用于治疗股内收肌损伤、股四头肌损伤、半月板损伤、膝关节侧副韧带损伤、踝关节扭伤、踝管综合征等疾病。

下肢还分布有足三阴、足三阳六条经脉及相关穴位，所以，下肢部保健推拿还可以改善肝、脾、肾、膀胱、胆、胃等脏腑的功能，对于胃痛、胃炎、胆囊炎等病症也能起到一定的预防及治疗作用。

（二）下肢部保健推拿的操作

1. 按揉腹股沟法

【操作】

受术者取仰卧位，两下肢伸直，医者站在其身旁。医者以一手拇指指腹置于其左或右侧腹股沟外上端，自外上向内下反复按揉1~3分钟，然后将拇指端置于其腹股沟中点处，持续点压1~3分钟。

【要领及注意事项】

用力均须由轻至重，不可突施暴力。

2. 按揉股前法

【操作】

受术者取仰卧位，两下肢伸直，医者站在其身旁。医者以两手拇指指腹部置于其股前上方的髀关穴处，余指置于其股外侧助力，沿足阳明胃经的伏兔、梁丘穴至膝关节外侧止，反复按揉1~3分钟。

【要领及注意事项】

（1）操作时应于经穴处做重点按揉，以局部有酸胀感为宜。

（2）本法亦可用单掌按揉法操作。

3. 㨰股前法

【操作】

受术者取仰卧位，双下肢伸直，医者站在其身旁。医者以㨰法施于患侧下肢股前的股四头肌处，由髀下至膝关节上，往返操作1~3分钟。

【要领及注意事项】 㨰法操作注意吸定，力量要渗透。

4. 拿股内侧法

【操作】

受术者取仰卧位，两下肢略外展，医者站在其身旁。医者以一手拇指置于其股内侧上方阴包穴处，余四指置于与其相对应的股内侧后方，由上而下，逐步移动，反复提拿股内收肌1~3分钟。

【要领及注意事项】

（1）自上向下揉捏时手法应缓慢而有力。

（2）术时受术者下肢有酸、胀感。

5. 拿足三阳经法

【操作】

受术者取仰卧位，医者站在其健侧。医者以双手食指、中指、无名指和小指并置于患侧下肢外侧的上部，两拇指则置于其股部相应的内侧，由上而下循足少阳胆经和足阳明胃经线路经膝关节拿至足踝及足背处，反复操作5~7遍。

【要领及注意事项】 拿法操作以手掌及指根发力为主，用力均匀。

6. 㨰股外侧法

【操作】

受术者取侧卧位，患侧下肢在上，屈髀屈膝，健侧下肢在下伸直，医者站在其身旁。医者以㨰法自患侧下肢的股外侧上部经风市穴滚至膝关节外侧，反复操作1~3分钟。

【要领及注意事项】

㨰法操作注意吸定，力量要渗透。

7. 推股外侧法

【操作】

受术者取侧卧位，患侧下肢屈髋屈膝在上，健侧下肢伸直在下，医者站在其身旁。医者以两手拇指指腹部或一手掌根部置于髋关节外侧下方，经风市穴推至膝关节外侧，反复操作1~3分钟。

【要领及注意事项】

单向直线推动，适当增加向下压力，以患者能够耐受为度。

8. 抱膝团揉法

【操作】

受术者取仰卧位，患侧下肢屈曲，医者站在其身旁。医者以两手掌侧分别置于患侧下肢的膝关节内外侧环而抱之，施以内动之力，上下进行团揉，持续操作1~3分钟。

【要领及注意事项】

团揉时动作要缓慢，两手掌相对用力，作用力要深透。

9. 揉膝周法

【操作】

受术者取坐位，两下肢屈膝90°，医者站在其身旁。医者以一手或两手拇指指腹部分别或同时揉患侧下肢一侧或双侧膝部的血海、阴陵泉、阳陵泉及内、外膝眼穴各1~3分钟。

【要领及注意事项】

穴位定位要准确，痛点处可增加操作时间。

10. 拿小腿后侧法

【操作】

受术者取俯卧位，两下肢伸直，医者站在其患侧。医者以两手食指、中指、无名指和小指并置于患侧下肢小腿内侧阴陵泉穴处，两手拇指置于与其相对应的小腿外侧，自上而下提拿小腿后侧肌肉，至跟腱处止，反复操作3~5分钟。

【要领及注意事项】

拿法操作以手掌及指根发力为主，用力柔和、均匀。

11. 揉足三里法

【操作】

受术者取仰卧位，医者站在其身旁。医者以食指屈曲，以指背揉按足三里穴1~3分钟。再以四指自阳陵泉穴处，自上向下抚摩到悬钟穴止，反复操作数次。

【要领及注意事项】

（1）按揉时用力不可过大，以能耐受为度。

（2）抚摩宜轻缓。

12. 揉拨胫前肌法

【操作】

受术者取仰卧位，医者站在其身旁。医者以单手或双手拇指置于阳陵泉穴处，以指腹按揉胫骨外侧胫前肌部位，自上向下，边按揉边移到解溪穴处。反复操作数次。再以拇指指端于胫前肌肌腹处进行横向拨动1~2次，自上向下逐步移到解溪穴处。

【要领及注意事项】

揉拨时注意吸定，用力不可过大，以能耐受为度。

13.下肢抖动法

【操作】

受术者取仰卧位，医者站在其足前方。嘱受术者两下肢自然伸直，肌肉放松，医者双手握其足掌前部，两手同时用力，向左右方向抖动约1~2分钟。受术者膝屈曲90°，医者以双手一并放置膝关节内外侧，向左右方向抖动1~2分钟。

【要领及注意事项】

（1）肢体位置，肌肉要自然放松。

（2）抖动幅度要小，频率要快。

（3）本法为下肢保健按摩的结束手法。

第四节　推拿减肥

人体脂肪积聚过多，体重超过标准体重的20%以上时即为肥胖。如不能得到有效防治，还很可能演变成糖尿病、高血压、冠心病、高血脂、胆石症等诸多疾病。

中医对肥胖的认识早在《内经》中便有详细记载，《灵枢·逆顺肥瘦》篇曰："此肥人也。广肩腋项，肉薄厚度而黑色，唇临临然，其血黑以浊，其气涩以迟……"。《灵枢·卫气失常》篇曰："人有肥，有膏，有肉。黄帝曰：别此奈何？伯高曰：腘内坚，皮满者，脂。腘内不坚，皮缓者，膏。皮内不相离者，肉"。又云："膏者，多气而皮纵缓，故能纵腹垂腴。肉者，身体容大。脂者，身体收小……是故膏人，纵腹垂腴。肉人者，上下容大。脂人者，虽脂不能大者"《黄帝内经》最早将肥胖者分为"脂人""膏人"及"肉人"三种类型，成为肥胖症最早的三种分型，并明确阐述各型肥人的并发症和预后的不同。之后的历代医家及学者对肥胖的病因病机也有论述，大致以"饮食不节、脾虚、痰湿"等为主。就其病因病机而言，中医学认为单纯性肥胖症是因脏腑功能失调、气虚，导致经络不畅，引起膏脂、痰浊、水湿、瘀滞不能及时运化，积聚体内，而使体重超常的一种常见疾病。过食肥甘膏粱厚味之品可致肥胖；或由于脾肾气虚，痰、水湿内停蓄于肌肤，造成肥胖；或由于中老年以后肾气渐衰，五脏六腑功能减退，水谷精微不能正常输布而蓄积，引起肥胖。

对于单纯性肥胖者，推拿效果较理想。推拿可调整脏腑气血活动，疏通经络，加快身体新陈代谢，达到帮助加快分解、消耗脂肪的目的。而对于继发于神经系统、内分泌系统及代谢疾病，或与遗传、药物有关的肥胖，推拿也可以起到一定的调节作用。推拿操作时，可适当选用一些按摩膏剂，以增强减肥效果。

现在推拿治疗肥胖手法的选取上，主要焦点集中在腹部。手法运用有：点穴法：主要取中脘、丰隆、建里、水分、滑肉门、天枢、足三里、三阴交、梁门、大横、下脘、气海、关元等穴位；推腹法，具有舒经活络、健脾和胃的功效；摩腹法，具有健脾和胃、消食导滞、调节胃肠蠕动等功效；拿腹法，具有疏通经络、放松肌肉的功效；振腹法，具有理气补虚之功；揉腹法，具有行气活血、通积行滞的功效；另外，辅助推拿手法套路。

一、分部推拿减肥

根据各类肥胖人群的特点，将人体分为面部、颈部、上肢、胸腹部、腰背及臀部、下肢部6个部分，视肥胖各部位的脂肪堆积程度，重点选择一个或几个分部推拿减肥。其中腹部和腰背部应作为重点操作部位，因为腹部不但有脾胃等脏腑器官，也是许多经脉循行和汇集之处。中医认为，腹部为五脏六腑之宫城，阴阳气血之发源。脾胃作为人体后天之本，所化生的气血精微，维持着人体正常生理功能；脾胃又是人体气机升降的枢纽，只有清升浊降，方能气化正常。因此，推拿腹部不仅能活化腹部皮下脂肪，改善胃肠的蠕动功能，而且对全身组织器官起到调整和促进作用。背部则有膀胱经和督脉，主营人体一身之阳气。五脏六腑之气皆输注于背。背俞穴皆位于背腰骶部膀胱经之上。通过手法作用于膀胱经，直接刺激背俞穴，既激发人体的阳气，又促进了五脏六腑的功能，从而达到调节脏腑、疏通经络的作用，使脏腑功能增强，有助于排出体内冗余的垃圾和毒素。

（一）面部

1. 指掐穴位 两手食指分别掐揉攒竹、鱼腰、睛明、承泣、四白、迎香、瞳子髎、下关、颊车、地仓、人中、承浆穴各0.5分钟。

2. 搓掌浴面 将两手掌相对搓至发热后轻贴在前额部，向下经眼区、鼻两侧、口唇轻摩至两侧面颊部，再自下而上经耳前轻摩到前额部，反复操作10~15遍。

3. 分阴阳 两手拇指桡侧对置于前额正中线上，反复自内向外沿眉弓上方分推至鬓角发际20~30次。

4. 切揉结合 ① 双手四指按压在前额部，由前额正中向两侧太阳穴切揉；② 双手四指由瞳子髎穴切揉至率谷穴；③ 双手四指由鼻根两侧切揉至太阳穴；④ 双手四指由迎香穴切揉至耳前；⑤ 双手四指由承浆穴经地仓、颊车切揉至下关穴。以上每项各做3~5次。

（二）颈部

1. 推摩风池 医者一手食中指放于同侧风池穴上，用力向对侧风池穴推，再拉回至同侧风池穴，来回推摩10次。

2. 推摩项部 医者一手中间三指放于同侧风池穴上向下推摩到定喘穴后，再回到风池穴为1次，来回摩动10次。再以同样手法另一手于同侧来回摩动10次。

3. 勾点风池 医者两手中指分别摸到受术者两风池穴，同时向上勾、点、揉风池穴5次，力量以有得气感为度。

4. 推桥弓 医者一手固定受术者头部，另一手食、中、无名三指指腹着力，从翳风穴向下沿胸锁乳突肌推向缺盆穴，每侧反复推10次。

（三）上肢部

1. **提拿三角肌**　医者一手五指张开拿住三角肌向上提拿，拿起时稍用力捻压组织，反复操作10~15次。

2. **捏拿上肢**　一手五指从上至下拿揉上肢肌肉（三角肌、肱三头肌、肱二头肌、前臂屈肌群、前臂伸肌群）10~15遍。

3. **按揉穴位**　拇指或中指按揉两侧肩髃、臂臑、曲池、内关、外关等穴各1分钟。

4. **捏拿穴位**　捏拿合谷穴1~2分钟。

（四）胸腹部

1. **拿揉胸大肌**　双手拇指和其余四指拿住两侧胸大肌，从上至下捏拿按揉30~50次。再用双手拇指指腹自上而下按揉胸骨两侧10次。

2. **按揉胸部**　两手掌平放两侧胸前，从锁骨下开始至肋弓为止，反复旋转按揉10遍，再用双掌从前胸中部向两侧分推，从上至下重复20~30次。

3. **环摩脐周**　两掌搓热，一手掌置于脐上，顺、逆时针方向从小到大，再从大到小，稍用力摩腹各2~3分钟。

4. **提拿腹肌**　一手提拿中脘穴处肌肉，另一手提拿气海穴处肌肉，提拿时面积宜大，力量深沉，拿起时可加捻压动作，放下时动作应缓慢，反复操作20~30次。

5. **推擦腹部**　双掌自肋下向腹部用力推擦，以透热为度。

6. **拿胁肋**　双手从胁下由上向下拿胁肋部肌肉，一拿一放，拿起时加力捻压，反复操作20~30次。

7. **分推腹阴阳**　两手四指分别置于剑突下，自内向外下方沿季肋下缘分推20~30次。

8. **按揉穴位**　按揉上脘、中脘、神阙、气海、关元、天枢等穴各0.5分钟。

（五）腰臀部

1. **直推背腰部**　医者双掌直推背腰部5~10次。

2. **拨揉背俞穴**　医者双手拇指重叠拨揉膀胱经背俞穴，以心、肝、脾、胃、肾俞为主，反复5~10遍。

3. **按揉背腰**　医者双掌重叠或用前臂从上至下按揉背腰部5~10遍。

4. **横擦腰骶**　单掌横擦腰骶部，以透热为度。

5. **揉臀肌**　用拳或肘部置于两侧臀部，按顺、逆时针方向旋转揉动各20~30次。

6. **拿揉臀部**　两手拇指与其余四指相对用力捏拿两侧臀部肥胖处，用力要稍重，捏拿时可用力捻压，再缓缓放下，反复操作20~30次。

7. **弹拨股外侧**　拇指由上向下沿臀部向大腿后外侧弹拨10~15次。用力要由轻到重，使局部有酸胀感。

8. **拍打腰臀**　两手握空拳叩击腰臀部3~5分钟。

（六）下肢部

1. **拿下肢**　虎口张开，置于大腿内后侧，从上向下用力提拿内侧和后侧肌肉至膝部，

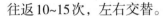

往返10~15次，左右交替。

2. 推膀胱经 双手掌根用力自臀部沿膀胱经推至委中穴10~15次。

3. 掌击大腿 双手掌根用力自上而下击打大腿内、外侧肌肉，往返8~12次。

4. 直推下肢 单手掌从臀横纹直推至小腿5~8遍，大腿后侧掌根着力，到腘窝和小腿换成虎口着力，每侧反复推10~15次。

5. 弹拨足三里、三阴交 拇指指端先按揉足三里、三阴交穴各1分钟，然后稍用力各弹拨8~12次。

6. 按揉承扶、殷门、丰隆、阴陵泉、血海、委中、承山、太溪、昆仑等穴各0.5分钟。

7. 抱揉下肢 医者双手自上而下抱揉下肢后侧5~10遍。

二、全身推拿减肥

1. 整体推拿 推拿减肥主要是在肥胖者的腹部、四肢、肩部、腰背部及臀部等部位施术。推拿以上部位前，先做两节整体推拿，使其进入推拿状态。因此，这两节操作应缓慢轻柔，并逐渐加大力度与速度。具体操作：①受术者取俯卧位，医者立于其左侧。医者两中指相对，全掌着力从臀部沿脊椎向上推按至颈部；双手指尖向上、向外旋转180度，沿肩胛骨推拿至两腋窝内侧；手竖位向下推抹回臀部。如此反复8~10次。②体位同上，医者立于其左侧，两拇指相对，由尾骨两侧沿脊椎两侧用力慢推至大椎；然后食、中、无名和小指分别勾住左、右肩胛提肌迅速向下推；再以全掌着力，沿脊椎两侧用力推至臀部。如此反复8~10次。

2. 肩部推拿 受术者取俯卧位，医者立于其头侧。① 双手拇指分别置于两肩背部，食、中、环、小四指放于两肩上，虎口卡住两肩三角肌部位，同时向内旋推至颈部，然后用力推抹返回。如此反复10~12次。② 双手指尖向下叩于两肩三角肌处，沿肩胛骨从外向内用力旋推至颈部，然后分别沿两肩向两侧用力推按至三角肌。如此反复10~12次。③ 右手拇、食和中指分别从大椎穴沿颈椎两侧向上旋推至风池穴，点揉风池6次后，将拇、食和中指迅速滑至大椎两侧。如此反复6~8次。④ 双掌着力叩于颈部两侧，从颈部向下推至肩胛骨下缘，再沿肩胛骨外缘用力拉抹回颈部。如此反复10~12次。⑤ 双手置于颈部两侧，拇指在上，余四指在下，拿肩胛提肌；自颈部两侧沿两肩、上臂至肘部拿按，然后沿原路拿按返回原位。如此反复6~8次。⑥ 双手微握拳，拇指、小指略伸直，呈马蹄状，以拇指、小指和大小鱼际外侧着力击两肩和两臂。如此反复6~8次。

3. 背部推拿 受术者取俯卧位，医者立于其左侧。① 双手平叩于颈下，全掌着力，沿肩胛骨边缘由内向外旋推，再拉按回原位。如此反复10~12次。② 双手握空拳叩于背部，前后交错搓按背部30~40次。③ 微握拳，指腹与大小鱼际对称着力，腕部放松，反复捏背部30~40次。④ 双手握空拳，叩击背部30~40次。⑤ 双手叠掌用力由骶部推至颈部，再从右臀推至右肩、左臀推至左肩。如此反复6~8次。

4. 腰部推拿 受术者取俯卧位，医者立于其左侧。① 双手大、小鱼际着力，分别交错从腰部两侧向中央快速推按5~10次。② 肘尖部着力于腰椎两侧环揉并点压20~30次。③ 双手握空拳，交替叩击腰椎两侧50~60次。④掌摩或揉腰部，以皮肤发热为度。

5. 臀部推拿 受术者取俯卧位，医者立于其左侧。①双手置于骶尾椎两侧，全掌用力沿臀大肌用力推抹至腹股沟中部，大、小鱼际托住臀部，以爆发力快速用力向上推按返回原位。如此反复16~20次。②双手分别向手背方向用力绷直，虎口张开叩于臀部，手掌和大鱼际着力，前后交替向上推按臀部30~50次。③右手拇、食指指腹同时按揉尾骨两侧20~30次。④掌根按揉臀部两侧30~40次。⑤手握空拳交替叩击臀部50~60次。⑥收式：体位同上，医者叠掌，从两侧臀部和尾部至肩、颈部分3条线往返按压6~8遍。

第五节 拉筋疗法

一、拉筋疗法概要

"筋"在中医学中属于"经筋"范畴，是经络学说的重要组成部分。"筋"在西医学中是一种复合机构，它包括皮肤、皮下组织、筋膜、肌肉、韧带、关节、神经、血管等诸多重要部分。因此，"筋"缠绕全身，覆盖脏腑，并能联系全身内外，对于维护人体形体统一及活动功能发挥着重要作用。

拉筋疗法，是以中医经络学理论为指导，结合现代肌肉力学运动原理形成的、用于防病治病及日常生活保健的一种治疗及康复手法。拉筋疗法将肌肉拉伸方法与中医理筋手法结合在一起，根据不同的疾病，采取相应部位的肌肉拉伸及手法推拿治疗，进行有针对性的、规范化的、符合组织生物力学的手法操作，达到治病健身的目的，从而防治疾病。

二、拉筋疗法的作用机制

拉筋疗法正是遵循中医理论，在脏腑经络学说的指导下，结合现代医学原理而治疗疾病的方法。

1.调整阴阳 《内经》中提到"阴胜则阳病，阳胜则阴病；阳胜则热，阴胜则寒"。《素问·调经论》载："阳虚则外寒，阴虚则内热。"所以，调理阴阳，恢复阴阳的相对平衡，就成为治疗的关键。拉筋调整阴阳的作用，一方面是通过经络腧穴的配伍作用，另一方面是通过不同手法的运用并与其他方法配合来实现的。

2.疏通经络 人体的经络系统纵横交错，遍布全身，内属于脏腑，外络于肢节，承担人体五脏六腑、四肢百骸、五官九窍的气血运行、输布、濡养、联络、调节的作用。拉筋疗法作用于体表，激发和调整经气，通过经络系统影响所连属的脏腑和四肢，以调节机体的生理、病理状况，使百脉通、五脏安，恢复正常的功能活动。

3.行气活血 气血是人体生命活动的物质基础，对于人体具有十分重要的多种生理功能。寒则气凝，瘀则气滞，气行则血行，气滞则血瘀。拉筋疗法可以使所闭之穴感受到刺激，循经传导，则所滞之气血亦缓慢通过其穴，而复其流行，起到疏通经络、行气活血、

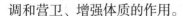

调和营卫、增强体质的作用。

4.扶正祛邪 《素问·评热病论》中说："邪之所凑，其气必虚"。《素问·遗篇刺法论》中说："正气存内，邪不可干"。正气不足是疾病发生的内在根据，邪气是发病的重要条件。拉筋疗法通过对局部的良性刺激，依靠人体自控调节系统的传达与调节，从而起到调整某些脏器功能的作用，使之达到扶正祛邪、阴阳平衡的功效。

三、拉筋疗法的临床应用

1.拉筋手法可帮助人们减轻压力，消除疲劳，纠正亚健康状态。

2.整脊治脊，调整脏腑经络的功能。

3.刺激神经系统，促进睡眠；镇痛消炎，促进运动系统损伤恢复。

4.改善泌尿生殖系统功能，防治月经不调、痛经、前列腺炎、前列腺增生肥大。

5.促进全身气血循环，增强心、肺和血管功能，延年益寿。

6.促进消化和排泄，促进脂肪代谢。

7.提高免疫功能，可以防癌、抗癌。

8.调整内分泌系统，可普遍改善各种慢性病：如高血压、糖尿病、心脏病、气喘、肾病、肝病、肩周炎、失眠等。

四、拉筋方法

1.颈项部拉筋方法

（1）斜方肌部拉筋法 受术者取坐位，保持上半身直立，头部微微后仰，医者立于受术者右边。医者左手手肘压在受术者的右肩峰处，另一手手掌置于受术者头部颞侧，嘱咐受术者缓慢深呼吸，当受术者呼气时，将受术者头部向对侧肩膀方向轻微发力压迫，达到最大限度，以受术者能忍受为止，患者自由呼吸，保持10秒，连续进行3次拉伸，此为右侧斜方肌部拉筋方法，左侧也以同样的方式拉伸。受术者头部后仰时重点拉伸。

（2）胸锁乳突肌部拉筋方法 受术者取坐位，保持上半身直立，医者立于受术者右边。医者左手手肘压在受术者的右侧肩峰处，另一手手掌置于受术者头部颞侧，嘱咐受术者缓慢深呼吸，当受术者呼气时，将受术者头部向对侧斜后方轻微发力压迫，达到最大限度，以受术者能忍受为止，受术者自由呼吸，保持10秒，连续进行3次拉伸，此为右侧胸锁乳突肌部拉筋方法，左侧同样按照以上方式拉伸。

（3）肩胛提肌部拉筋方法 受术者取坐位，保持上半身直立，先向前低头，然后向左侧转45°，医者立于患者右边。医者左手手肘压在受术者的右侧肩峰处，另一手手掌置于受术者头部后侧，嘱咐受术者缓慢深呼吸，当受术者呼气时，将受术者头部向对侧斜下方轻微发力压迫，达到最大限度，以受术者能忍受为止，受术者自由呼吸，保持10秒，连续进行3次拉伸，此为右侧肩胛提肌部拉筋方法，左侧同样按照以上方式拉伸。

2.胸部拉筋方法

胸大肌部拉筋方法：受术者坐在椅子上，两手在头后交叉；医者站在受术者后方。医者左右手分别压在受术者两侧肘关节屈曲处，嘱咐受术者缓慢深呼吸，当受术者呼气时，两手同时发力，将受术者手肘缓慢向后压，达到最大限度后，受术者自由呼吸，保持10秒，连续进行3次拉伸。

3.腹部拉筋方法

（1）腹直肌部拉筋方法　主要以自我拉伸为主。受术者俯卧于床上，双手伸直将上半身撑起，头往上仰，缓慢深呼吸，吸气时，双手发力使上半身有离开床面的趋势，感受腹部肌肉的拉伸，达到最大限度后，受术者自由呼吸，保持10秒，连续进行3次拉伸。

（2）腹外斜肌拉筋方法　主要以自我拉伸为主。受术者站立位，双足合拢身体尽量朝左侧做屈曲的动作，缓慢深呼吸，呼气时对右侧腹外斜肌施加压力直至有一定的牵扯感。然后在那个位置保持10秒，连续进行3次拉伸，此为右侧腹外斜肌的拉筋方法，左侧同样按照此方法操作。

4.腰背部拉筋方法

（1）背阔肌部拉筋方法　受术者取坐位，上半身直立，左上肢举过头顶，肘关节屈曲，置于脑后，医者站在受术者身后。医者左手置于受术者左手肘部，右手握住受术者左手前臂，嘱受术者缓慢深呼吸，呼气时医者左手发力，使受术者肘部向身体右侧拉伸，达到最大限度后受术者自由呼吸，保持10秒，连续进行3次拉伸，此为左侧背阔肌部拉筋方法，右侧同样按照此方法进行拉伸。

（2）菱形肌部拉筋方法　以自主拉伸为主。受术者取坐位，肩、肘关节屈曲90°，使上臂位于胸前，这一动作可使肩胛骨远离脊柱、牵伸菱形肌，用另一只手握住肘部，以固定手臂。试着让肩胛骨靠近脊柱，使菱形肌等长收缩6秒。等长收缩之后，使上臂在胸前伸向对侧更远处，达到最大限度后受术者自由呼吸，保持10秒，连续进行3次拉伸，两侧菱形肌部分别进行拉筋。

（3）冈上肌部拉筋方法　以自主拉筋为主。受术者取坐位或站位，左手肩关节背伸，使前臂紧贴背部，右手可以握住左手腕部帮助左肩关节最大限度背伸，缓慢深呼吸，达到最大限度后保持拉伸10秒，连续进行3次拉伸，两侧冈上肌部分别进行拉筋。

（4）冈下肌部拉筋方法　受术者取俯卧位，肩关节外展90°，肘关节屈曲90°，手臂尽力内旋，上臂完全放松置于床上，受术者在无痛的范围内最大限度地牵伸冈下肌。此时，医者一手置于受术者的肘部上面，一手握在腕部下面，提供阻力，使冈下肌等长收缩。然后医者指导受术者缓慢外旋肱骨，要求其注意力集中在旋转动作上。等长收缩冈下肌6秒，缓慢深呼吸，连续进行3次拉伸，两侧冈下肌部分别进行拉筋。

（5）竖脊肌部拉筋方法　受术者在床上取坐位，双腿自然伸直，医者站在受术者身后，受术者首先将上半身往腿部方向移动，到背部产生拉伸感后停止。此时，医者用双手将受术者背部向腿部方向轻微下压，受术者上半身做与医者发力相反方向的抵抗动作，使肌肉等长收缩6秒，然后完全放松，受术者深呼吸，呼气时医者再用双手将受术者背部向腿部方向下压，到达最大限度后受术者自由呼吸，保持10秒，连续3次拉伸。

（6）腰大肌部拉筋方法　受术者侧卧在床上，位于下方的腿屈髋屈膝，上方的腿自然伸直，医者站在受术者身后，受术者首先将上方的大腿往身后移动，到腹部及大腿内侧产生牵拉感后停止。此时，医者用一手置于受术者腰部，另一手置于受术者拉伸侧大腿内侧，将受术者大腿往受术者后方向轻微拉伸，受术者大腿做一与医者发力相反方向的抵抗动作，使肌肉等长收缩6秒，然后完全放松，受术者深呼吸，呼气时医者再用手将受术者大腿往后方向拉伸，到达最大限度后受术者自由呼吸，保持10秒，连续3次拉伸，两侧腰大肌部拉筋均按此方式进行拉伸。

（7）腰方肌部拉筋方法 受术者取侧卧位，背靠近在床边缘，上方的腿过伸悬于床缘外，另一腿尽力弯曲靠近胸部，保持其髋部正直位，右臂置于头上，这将拉长右侧的腰方肌，受术者能轻微感觉侧腰有牵拉感。此时医者站在受术者身后，手臂交叉，一手放在右侧髂嵴处，另一手张开放在胸腔侧面，医者左右手分别施加相反方向的力，受术者则做抵抗其力量的动作，使肌肉等长收缩6秒，然后完全放松，受术者深呼吸，呼气时医者再用左右手分别施加更大力量的相反方向的力，到达最大限度后受术者自由呼吸，保持10秒，连续3次拉伸，两侧腰方肌部拉筋均按此方式进行拉伸。

5.上肢部拉筋方法

（1）三角肌部拉筋方法 受术者取站位，左肩关节背伸，医者站在受术者身后。医者左手扶住受术者肘部稍上方，另一手握住受术者手腕部，嘱受术者缓慢深呼吸，呼吸时医者左手发力帮助受术者肩关节做更大程度背伸，受术者此时能明显感觉到左肩前部分有牵拉感，达到最大限度后自由呼吸，保持10秒，连续3次拉伸，左右分别进行拉伸。

（2）肱三头肌部拉筋方法 受术者取坐位，上半身直立，左上肢举过头顶，肘关节屈曲，置于脑后，医者站在受术者身后。医者左手置于受术者左手肘部，右手握住受术者左手前臂，嘱受术者缓慢深呼吸，呼气时医者右手发力，使受术者前臂往上臂方向靠近，达到最大限度后患者自由呼吸，保持10秒，连续进行3次拉伸，左右分别进行拉伸。

（3）肱三头肌部拉筋方法 受术者取半蹲位，弯腰向前，双手后伸，背伸腕关节使掌面朝向后方，医者站在受术者身后。医者双手分别与受术者手掌对握，嘱受术者缓慢深呼吸，呼气时医者将受术者双手微微上抬，然后手掌发力使受术者腕关节尽量背伸，达到最大限度后患自由呼吸，保持10秒，连续进行3次拉伸。

6.下肢部拉筋方法

（1）臀大肌拉伸 受术者取平卧位，一侧下肢屈髋屏膝，使膝关节靠近腹部，医者站在其身旁。医者双手置于受术者屈曲的膝盖处；扶住膝盖，嘱受术者缓慢深呼吸，呼气时医者重心下移压在受术者膝关节上方，利用自身体重帮助受术者髋关节做更大程度屈曲，受术者此时能明显感觉到臀部有牵拉感，到达最大限度后自由呼吸，保持10秒，连续3次拉伸，左右分别进行拉伸。

（2）梨状肌部拉筋 受术者取平卧位，一侧下肢屈髋屈膝，并外旋髋关节，医者站在其身旁。医者一手置于受术者屈曲的膝盖处，扶住膝盖，另一手置于受术者踝关节上方，握住小腿，嘱受术者缓慢深呼吸，呼气时医者重心下移，帮助受术者髋关节做更大程度屈曲，患者此时能明显感觉到臀部有牵拉感，到达最大限度后自由呼吸，保持10秒，连续3

次拉伸，左右分别进行拉伸。

（3）阔筋膜张肌部拉筋方法　受术者取平卧位，将左膝屈曲90°，内收髋关节，医者站在其身旁。受术者先用右手将弯曲的左腿往上拉，拉至右腿前侧；医者右手压在患者左侧髂骨处，左手压在左腿膝盖侧方，左右轻微发力使患者左腿压向地面，此时受术者能感觉到左侧大腿外侧有牵拉感；受术者缓慢深呼吸，呼气时，医者发力将受术者大腿更大程度压向地面，到达最大限度后自由呼吸，保持10秒，连续3次拉伸，左右分别进行拉伸。

（4）腹股沟韧带部拉筋方法　受术者取坐位，双足合十，医者站在受术者身后。医者上半身压在受术者背上，双手分别置于受术者双侧膝盖处，稍微发力下压，此时受术者能感觉到腹股沟处有牵拉感，嘱咐受术者缓慢深呼吸，呼气时，医者发力将受术者大腿更大程度压向地面，到达最大限度后自由呼吸，保持10秒，连续3次拉伸。

五、各体位自主拉筋方法

1.卧位拉筋法　将两张安全稳妥、平坦的椅子摆放近墙边或门框处。坐在靠墙或门框的椅边上，臀部尽量移至椅边。躺下仰卧，右脚伸直倚在墙柱或门框上，左脚屈膝落地，尽量触及地面，双手举起平放在椅上，做10分钟。期间左脚亦可作踏单车姿势摆动，有利于放松髋部的关节。移动椅子至另一面，再依上述方法，左、右脚转换，再做10分钟。

2.立位拉筋法　找到一个门框，双手上举扶两边门框，尽量伸展开双臂。一脚在前，站弓步，另一脚在后，腿尽量伸直。身体正好与门框平行，头直立，双目向前平视。以此姿势站立3分钟，再换一条腿站弓步，也站立3分钟。

3.颈位拉筋法　面朝上平躺于床或凳子上，将头伸到床缘或凳缘外，双手尽量向后伸展，头下垂让头部重量自行牵引头部3分钟。睡觉时不用枕头，仰卧平躺和侧躺皆可。

4.蹲式拉筋法　整个人缓缓蹲下去，尽量蹲到底，双脚并拢，两脚掌尽量贴地，双手抱腿并使劲埋头。

六、拉筋时的身体反应

1.第一类反应　痛、麻、酸、胀、痒、犯困（打呵欠），这是拉筋拍打自疗过程中会产生的自然现象，中医称之为"气冲病灶"，即人的正气被调动和启动后，正气与邪气相持和搏斗时在人体出现的生理反应，淤堵的经络正在被打通。

2.第二类反应　红斑、红疹、水泡、头晕、头痛、嗳气、恶心等，都是更剧烈的气冲病灶反应，也是排毒反应，出现这些症状，应继续拉筋和拍打。

七、注意事项

1.凡有高血压、心脏病、骨质疏松症、长期体弱的患者应慎重，一定要先请示医者是否适合做这类拉筋法，因为有筋缩的人在拉筋时一定会痛，忍受疼痛时心跳加快、血压升高。有骨质疏松的患者慎防骨折、骨裂；体弱者也可能因疼痛而晕厥，所以，凡老人、患者都不宜操之过急，可放一小枕头将头稍稍抬高，以避免血冲脑部。

2.如在拉筋时发现患者手脚发麻、冰凉、脸色变青、出冷汗，西医称之为过度呼吸综合征。处理办法是自然休息，约5分钟后症状会消失，恢复正常。

3.拉筋时间和强度没有绝对标准，因为人的体质、年龄、病况不同。时间和强度是相对而言的。年长者不可能一次拉到标准姿势，即上举腿直立而下放腿脚跟触地。但这并不重要，重要的是拉筋一定要拉到有痛、麻、胀感，这种感觉越强，则疗效越好，否则拉筋就无效或低效。

4.妇女在经期、经前和经后都可以拉筋，经痛患者在经期拉筋会更有效。

5.拉筋时最好配合拍打，疗效更好。尤其拉筋困难或不便的人，随时拍打关节、双手、双脚可缓解拉筋的痛苦。

6.拉筋时应避免室外风寒，在室内要避免直接面对着电扇或空调。

学习小结

1.学习内容

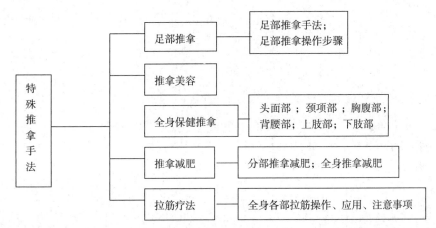

2.学习方法

本章要重点理解和掌握足部推拿、推拿美容、全身保健推拿、推拿减肥、拉筋疗法的涵义和作用，熟悉和了解足部推拿、推拿美容、全身保健推拿、推拿减肥、拉筋疗法的具体操作、要领和注意事项。

复习思考题

1.单食指扣拳法的手法操作、适用的反射区如何？

2.双指钳法的手法操作、适用的反射区如何？

3.足部操作手法的要领及注意事项、手法特点如何？

4.推拿美容的基本手法如何？

5.推拿美容有哪些注意事项？

6.推拿保健体现在哪四个方面？

7.头面部保健推拿的操作手法有哪些？

8.颈项部保健推拿的操作手法有哪些？

9.胸腹部保健推拿的操作手法有哪些？

10.胸腹部的保健推拿可以防治哪些疾病？

11.背腰部保健推拿的操作手法有哪些？

12.上肢部保健推拿的操作手法有哪些？

13.下肢部保健推拿的操作手法有哪些？

14.胸腹部推拿减肥的操作手法有哪些？

15.腰臀部推拿减肥的操作手法有哪些？

16.拉筋疗法的注意事项有哪些？

第十章　推拿手法的现代研究

要点导航

1.学习目的　通过学习推拿手法的现代研究，了解推拿手法现代研究的方法和方向，以及推拿手法多学科交叉科研的现状，使学生理解并掌握推拿手法临床疗效发生的途径及机制。为以后更加深入地开展临床研究、提高推拿临床疗效奠定基础。

2.学习要点　推拿手法的技术特征研究、推拿手法作用原理研究。

推拿是中医外治疗法之一，属物理疗法范畴。推拿手法研究是推拿研究中最基础、最基本的内容，主要包括手法临床应用规律研究、手法技术特征研究和手法作用原理研究三个方面。手法临床应用规律研究内容是指运用现代通用方法，对推拿手法在疾病预防和治疗中的确切作用和地位进行再评价，这部分内容将在推拿治疗学中详细阐述。推拿手法技术特征的研究目的在于科学、客观地描述手法操作过程，从而建立可重复操作的技术规范，这是一切手法研究的基础。推拿手法作用原理研究的目的是阐明手法的作用机制，丰富推拿手法学的理论知识，形成推拿手法学理论体系。本章主要就这两个方面的研究加以阐述。

第一节　推拿手法的技术特征研究

推拿手法作用的基本方式可以概括为力量、能量和信息。其中力量是基础，手法只有在一定量的力的作用下，才能产生有效的能量转换和生物电等信息，并进而刺激机体产生各种生物学效应。因此，推拿手法的技术特征研究成为其他研究的基础。就目前的研究成果来看，推拿手法从本质上属于以生物力学为特征的物理疗法。

一、推拿手法的力学特征研究

（一）推拿手法的运动学研究

推拿手法的运动学研究主要是利用图像测量技术，对推拿手法施术过程进行描述。通过测量和记录推拿手法动作的平面图像和运动轨迹，再经过一系列的操作与处理程序，获得推拿手法相关生物力学参数的数据资料。我们可以将推拿名家的手法以图像资料及动力学资料保留下来进行进一步研究，发现推拿手法发力的最佳方式，建立人体力学模型，分析骨骼和肌肉的受力状态，最终实现利用计算机3D技术精确模拟手法动作过程。

1993年，上海中医药大学与复旦大学合作，研制出新一代微机化的FZ-I型推拿手法测力分析仪，它采用电阻应变片传感器，将手法产生的三维方向力传入动态应变仪，经A／D卡转换，进入计算机处理。应用该仪器对擦法的测试分析表明，通过直观显示上肢各关节的运动学特征与擦法合力轨迹的变化存在密切关系，可以鉴别推拿手法动作的正确与否。通过微分处理，还可对分力、合力进行频域和时域的定量分析。

目前，推拿手法的运动学研究相对较少，因其所涉及的研究因素较为复杂，包括手法动作的时间、空间和时空特征需要进行研究，主要研究推拿动作在空间随时间的变化，需要使用的研究工具主要为录像解析系统，如PEAK系统、KODAK系统等。

（二）推拿手法的动力学研究

经典力学理论对力的描述有三要素，即作用力的大小、方向和作用点。但由于人体是个复杂的多杠杆复合生物体，不可能通过经典力学得到圆满的解释。现代生物力学的产生，使我们有了正确分析手法作用的思路和方法。现在手法动力学的研究主要是利用生物力学等现代科学技术来观察、分析和研究推拿手法动力学特征，借助电子探测技术和电子计算机等科学技术来探讨推拿手法作用机制。并且能对推拿手法的力进行量化和规范化。

自20世纪70年代开始，将运动生物力学的理论及实验方法引入推拿手法的研究中，王国才等采用TDZ-I型推拿手法动态测试仪应用皮肤表面电极测试了一指禅推法、振法等常用推拿手法操作时上肢肌肉运动的时间空间序列，发现肱二头肌、肱三头肌在一指禅推法过程中起着主要的动力肌群作用，由于肱二头肌、肱三头肌交替的兴奋收缩，带动着前臂、腕部和拇指在动作起始位的两侧进行往复的内外摆动。在振法操作中前臂的腕伸肌和腕屈肌则发生快速的交替收缩和放松，使伸肌群在每一短促的振动终了时迅速地发生逆转，于是就产生了持续的震颤。生物电子技术的运用，使得推拿手法操作方式的描述从经验和观察方式向客观检测方式转化。

目前，推拿手法的运动学研究主要围绕在松解手法和脊柱矫正手法两大类。松解手法是临床最常用的手法种类之一，主要是以力的形式作用于人体特定部位来产生治疗作用，近年来科学技术水平的不断进步，手法测试种类和仪器设备逐渐增多，各种手法研究逐步深入，以擦法为代表的研究已经发表众多论文。脊柱矫正手法运动学研究主要集中在颈椎、腰椎的旋转扳法，常用在体实验、离体实验、计算机模拟等形式，使用力、位移等传感器进行研究。

（三）推拿手法力学测试系统发展

21世纪是信息技术高速发展的时代。随着软件技术的不断革新，相关手法研究也逐步引入信息技术来解决实际操作中难以分析的问题。1987年，计算机技术开始应用于推拿手法测试仪的数据后处理.在APPLE-Ⅱ微机上对常用的"一指禅推法"和"擦法"两种手法的动力学数据进行了分析。结果显示，推拿手法信号是一种周期性随机振动信号，可以用峰值变异系数、时间变异系数、冲量变异系数等统计数据反映手法操作技能的高低，并有效识别手法动力曲线的正确与否。为了分析手法动力学特征，山东中医药大学与山东工学院共同研制了TDZ-I推拿手法动态测试仪，其原理是把力学传感器与电阻应变仪相连接，将手法力的变化转换成电信号，在长余辉慢扫描示波器上动态显示，并同步输入光线示波器实时打印。

随着科学技术的发展，利用计算机三维动画技术和三维力学分析软件对推拿手法动作技术特点进行定量分析。包括不同方向力的大小、时间波形图、作用点轨迹图、水平力向显示图、手法频率、每一个波形的运行时间、每一个完整波形的峰值和谷值。

（四）几种手法的力学特征

1.一指禅推法 一指禅推法是推拿手法的经典手法，手法接触面积较小，渗透力大。适用于全身各部穴位。施术时要求指实掌虚，悬腕垂肘。并且手法作用要达到均匀、柔和、持久、有力、深透。一指禅推法有四种发力方式，测试发现：①缠法操作以拇指端着力，腕关节悬屈约80°，摆动时拇指指间关节呈自然的小幅度屈伸；测试结果显示，手法周期短，频率快，纵向前推波振幅较大，峰顶较尖，回摆波位于下降支1/3处。②拇指端用力，腕关节悬屈约80°，摆动时拇指指间关节自然屈伸；测试结果显示，手法节律均匀适中，纵向前推波振幅较大，峰顶略圆，回摆波波幅较小。③拇指端略偏桡侧用力，腕关节悬屈约60°；测试结果显示，手法周期较短，频率较快，纵向波幅较低，回摆波与前推波波幅接近，呈双峰型，横向曲线与基线重叠。④拇指指腹发力，拇指指间关节背伸约12°，腕关节悬屈约80°；测试结果显示，手法周期较长，频率较慢，纵向前推波振幅较大，峰顶略圆，回摆波位于下降支中段。

2.㨰法 㨰法操作以掌背尺侧及小鱼际部位着力，以肘关节屈伸、前臂旋转及腕关节伸屈的协调运动，带动着力部位来回滚动。㨰法的合力作用点轨迹有四种："心"型、"葫芦"型、"8"字型和"棒槌"型。通过反复的实践发现，不同形状的合力轨迹代表着不同的意义，其中，"心"型和"葫芦"型手法基本符合㨰法的动作要领，可认为是正确的手法轨迹。㨰法各方向的分力进行频率分析之后发现，所有分力的主要成分集中在2~15Hz上，说明在㨰法施力过程中以低频作用力为主要成分，体现㨰法"柔"的特点，使受术者不会感到过度冲击。彩色多普勒超声仪和推拿手法动态信息测录系统测试结果显示，丁季峰的㨰法操作周期较长，频率适中，纵向前滚波振幅较高，波峰尖锐，可出现2~3个回摆波，波幅达前滚波的高度或相当于其1/3~1/2。

3.点法 通过对点按法的测量并研究，在平面的一个点（穴位），垂直作用力加"点"的接触面，而产生"力"的效应，既得气，而垂直作用力越大，接触面积越小，穴位的应力越大。推拿用点法时，用力由轻到重，刺激由浅入深，收力时由重到轻缓慢进行，受术者感觉舒服，与医者的配合较好，容易得气，即推拿效果较好。通过三维力学测量仪对于点法的研究可以说明点法操作要领中关于垂直用力、缓慢用力、缓慢收力的特点。

4.鱼际揉法 通过对揉法的时间波形图、水平力向图、作用点轨迹图分析发现揉法难点不是操作过程中频率，而是要求动作贵在柔和，揉转的幅度要由小到大，用力应先轻渐重，术手要吸定在操作部位上带动着力处皮肤一起回旋运动，不能在皮肤表面摩擦或滑动，频率一般为100~160次/分。

5. 拍法 对于拍法的研究，其力量和频率也不能统计分析出明显差异，只有手法的均匀柔和特性能够有差异。说明单个作用过程中力量的最高值不能说明手法好坏，在一定的作用时间内，每一个操作循环都有一个均衡的力值更能说明手法的好坏。动作要平稳而有节律，轻拍可以节律较快，一般为100~200次/分（单手操作）。

6. 平推法 手法操作以手掌着力，有节奏地来回推擦，前推时用实力，回推时用虚力。测试结果显示，平推法周期较长，频率适中，纵向波呈锥体形，上升支与下降支对称，波形光滑。

7. 振法 根据动态力波形曲线的不同，振法可分为平直型和起伏型两种。而振法动作中上肢肌肉的肌电图变化表明振法运动中主要参与肌肉是前臂屈腕肌群和伸腕肌群以及三角肌的部分肌群，其中又以屈腕肌群占支配地位，而肱三头肌、肱二头肌在动作中基本上是放松的。振法动作是在屈腕肌群和伸腕肌群的交替兴奋和抑制中完成的。

二、推拿手法的能量转化研究

推拿能防治疾病，主要是依靠不同手法做功来实现。推拿通过接触受术者皮肤将动能传导进入其躯体，可以与各种组织结合产生多种转换模式。常见的有热能转换，采用精度为0.1℃的热电耦测温仪，直接检测皮肤表面和皮下一定深度的温度变化，对手法作用的热能转化进行了研究。实验结果显示，手法的热能转化与手法技能水平、手法种类、手法作用部位、手法作用时间等有关，在被检测的几种手法中，擦法的热能转化效率最高，提示手法的热能转化可能仅局限在手法作用局部的一定深度范围内。随着手法作用时间的延长，局部温度并非呈持续性升高，从目前的研究资料看，作用时间超过5分钟后温度即不再升高。多种神经感受器具有将合适机械能转换为生物电能的功能，之后生物电能通过神经系统和效应器的功能实现向目标部位传导和向化学能转换的目的。推拿界把神经电能转换的机制作为作用机制之一。

三、推拿手法的生物信息研究

推拿手法作用于机体表面，可以理解为是对人体感受器一种的刺激，引起感受器发放动作电位，向中枢传入感觉性信号，随着手法的进行，感觉信号在向脊髓以及脊髓以上高级中枢传递过程中与不同的神经核团发生广泛的突触联系，影响其功能状态，从而发挥对人体固有整体调整功能的激活作用。即推拿手法产生的生物力学效应本身并不能缓解疾病造成的疼痛等临床症状，其效应的产生是通过神经生物，如感受器等的相关功能来实现的。推拿生物力学效应一方面通过影响中枢神经系统的功能，另一方面通过影响外周感受器的功能来产生治疗作用。但是推拿手法是一种复合感觉刺激，其确切的生物信息特征及其效应尚不清楚，从已知的推拿手法刺激具有镇痛作用的事实推测，手法刺激至少可以兴奋 A α 和 A β 两类较粗的感觉性和运动性神经纤维，至于手法刺激所引起的各种神经冲动在外周和中枢的整合过程和机制，尚有待于进一步研究。

推拿治疗是将机械力的刺激作用于人体体表的特定部位，引起作用部位的皮肤、皮下组织、深层组织感受器的变化，其效应产生可能是生物力学的刺激、疼痛感知、温度感知三者共同作用的结果，并通过神经系统发生复杂的生物反应，借助神经、体液、免疫系统发挥其治疗作用。

第二节　推拿手法作用原理研究

现代关于推拿手法防治疾病的学说颇多，在国内外比较有影响的有以下几种。

一、肌筋膜学说

从功能系统的角度研究人体由非特异性结缔组织（疏松结缔组织与脂肪组织）构成的筋膜支架与其他功能系统的组织器官相互关系的学术领域称为筋膜学，筋膜学说认为遍布全身的筋膜支架具备以下功能：支持功能，对维持器官位置与形态发挥物理支撑作用；储备功能，筋膜中丰富的血管为周围器官的新陈代谢提供必需的养分；自体监控修复功能，筋膜内分布的感觉神经能够监测机体的活动情况，调节功能细胞再生与更新，是人体的支持与储备系统。筋膜学是近年来提出的新学说。该学说理论结合中国传统医学中针灸理论及其经络的现代生物学研究的成果，认为人体的结缔组织是人体自体监控修复与支持储备系统，中医疗法中针灸、推拿、刮痧通过对人体筋膜结构产生机械刺激，从而激活、强化筋膜系统发挥自体监控修复与支持储备功能，产生生物信息（神经电信号、化学信号），调节人体功能细胞的生命活动（修复和再生）和机能活动（活性程度）。该学说部分内容在临床研究过程中已得到印证。有研究表明推拿治疗能改善筋膜的紧张度、粘弹性和结构，能促进筋膜进行自我调节以适应机体的张力和压力。

二、关节微小移位学说

关节微小移位学说认为，由于关节周围的韧带、关节囊、肌肉等稳定关节的因素受到削弱或损伤，关节面间或关节内结构会发生轻度的微小移位，但在X线上常不能显示，称为"关节微小移位"或"半脱位""关节紊乱症"等，中医称"骨错缝"。一般好发于联动关节和微动关节，如下颌关节、脊椎关节、骶髂关节、跖跗关节等。由于关节面间发生了微小离错，就会出现疼痛和功能障碍的症状体征。经过对该理论的修正与丰富，又进一步提出"半脱位复合体"的概念，即神经、肌肉、韧带、血管及其他结缔组织的病理变化及其复杂的相互作用导致运动节段功能失常（半脱位）的理论模型。该学说与中医学"骨错缝、筋出槽"理论相似，中医学认为"骨错缝"者必有"筋出槽"。《医宗金鉴·正骨心法要旨》云："手法者，正骨之要务……当先柔筋，令其和软，再按其骨，徐徐和缝，背脊始直"。推拿手法可以有效地恢复关节内结构的正常位置，使关节面正常对合，同时解除局部软组织病变的影响，缓解相关症状，达到"骨正筋柔"的目的。如果医者技术熟练并能选择好恰当的手法和施术时机，效果会立竿见影。

三、无菌性炎症学说

无菌性炎症学说认为任何刺激作用于机体，只要有适当的强度和时间，并超越了机体的防御能力都可引起炎症。一般致炎因子有四类：①生物性因子，如细菌、病毒、真菌、螺旋体、寄生虫等。②物理性因子，如高（低）温、放射线以及各种机械损伤。③化学性因子，如酸、碱等腐蚀性化学物质和战争及毒气。④过敏性因子，如花粉、皮毛、鱼、虾及其他粉尘可作为过敏原引起变态反应性炎症。由于非生物因子引起炎症，亦即非细菌之类的致炎因子所致，称之为无菌性炎症。外伤或劳损等是导致软组织无菌性炎症的主要因素。如肌腱炎、肌筋膜炎等。多数学者认为无菌性炎症的病理机制主要是局部微循环障碍，即是传统中医的"气血瘀滞"。无菌性炎症的疼痛可引起早期肌痉挛及晚期肌挛缩。现代研究认为，机体外周组织中存在着多种生物活性物质，如缓激肽、多巴胺、5-羟色胺、去甲肾上腺素、白介素、一氧化氮、内皮素及P物质。此类物质在无菌性炎症的局部含量较高，称炎性介质，均具有强烈致痛作用。现代基础研究表明：推拿手法可以活血化瘀，改善局部微循环障碍，使局部的血液循环加快，减少外周组织中致痛物质的堆积，使浓度下降，从而减轻疼痛。微循环障碍的改善，加速了致痛物质酸性代谢产物的清除，使被损组织中的电解质恢复酸碱平衡，改善了疼痛部位的微环境，使其得以尽快修复。阻断了疼痛与痉挛的恶性循环链，从而消除了无菌性炎症病变中的各种因素。

四、弓弦力学学说

弓弦力学系统最早由张天民教授提出，是以骨为弓，关节囊、韧带、肌肉、筋膜、内脏为弦，运用弓箭的组成结构和受力模式、力学传导方式，去认识人体解剖结构与人体特定功能的力学系统。系统分为单关节弓弦力学系统和多关节弓弦力学系统。单关节弓弦力学系统由动态弓弦力学单元和静态弓弦力学单元与辅助装置构成。静态弓弦力学单元是维持人体正常姿势的固定装置，以骨骼为弓，连接骨骼的关节囊韧带、筋膜为弦。动态弓弦力学单元与在静态弓弦力学单元共同以骨骼为弓，在静态弓弦力学单元的弦上新增骨骼肌为弦，是人体运动的动力装置。辅助装置包括两个部分：一是保证人体弓弦力学解剖系统发挥正常功能的解剖结构，如脂肪、皮下组织、皮肤等；二是辅助特定部位的弓弦力学解剖系统发挥正常功能的解剖结构，如籽骨、副骨、滑液囊等。单关节弓弦力学系统组成了如头面部、四肢、脊柱、头-脊-肢、内脏弓弦力学解剖系统等五个多关节弓弦力学系统。

人体弓弦力学学说提出弓弦力学系统力平衡失调是慢性软组织损伤的根本病因。不同的致病因素可引起人体相关弓弦力学系统解剖结构的形态变化，导致弓弦力学系统力平衡失调，引起机体的损伤性疾病。人体对这种平衡失调进行自我修复和自我调节，如果超过了人体的自我调节范围，就会引起相应组织、器官的功能异常，破坏了人体的生理平衡，引发临床表现。如肩关节属于脊-肢弓弦力学系统的一部分，弦受力异常，并长期处于这种力学失衡状态，机体通过肩关节周围的软组织黏连、瘢痕、痉挛等改变对弦组织进行代偿、修复，则诱发肩关节周围炎，推拿治疗多选用肩关节周围的痛点，而这样的关键点就是弓弦力学系统中的异常应力点，多位于弓弦结合部，也是病变严重的部位，通过点按、弹拨、一指禅推法等手法对痛点进行松解、剥离，可以恢复身体弓弦力学系统力平衡失调，从而达到治疗的目的。

五、全息生物学说

20世纪80年代，张颖清教授在研究了大量的生物现象和生物学事实的基础上，提出了全息胚的概念，创立了全息胚学说，并以此为中心创立了全息生物学。全息生物医学是近年来才发展起来介于中医学和现代生物学之间的一门边缘学科，主要是研究人体的任一相对独立部分的区域与人体整体部位对应之间的信息传递关系，根据相对独立局部能反映整体的特性应用于临床，研究疾病发生、发展、变化及预后，为诊疗疾病提供有价值的各种信息，如通过观察虹膜不同区位的异常变化，可以对某些器官的疾病做出诊断，虹膜上方出现某种亮点表示脑神经有异常，瞳孔周围区域出现凹点说明有肠溃疡病，心绞痛等疼痛感觉强烈的疾病会在虹膜上产生明显斑点等。鼻针、腕踝针、耳穴贴压法、全息穴位推拿及足部反射区推拿法都是根据全息生物学说而出现的全息诊疗法，是我国传统医学的宝贵遗产。近年来临床研究发现：运用不同手法在耳部、腕踝、足部不同反射区进行推拿治疗可以改善局部组织缺血、缺氧状态，促进血液循环，调节内分泌系统，从而增强机体各部分的机能，取得防治疾病、自我保健的效果，对失眠、高血压、落枕、腰椎间盘突出症、肩周炎等疾病均有良好的疗效。

六、闸门学说

闸门学说即闸门控制学说，其认为在脊髓后角存在有疼痛的闸门控制系统。这是1965年 Melzack 和 Wall 在特异学说和型式学说的基础上为疼痛控制所提出观点，该观点认为，在脊髓中有两种不同类型的神经传递素，在正常的神经脉冲中在脊髓中传导时，"闸门"是关闭的，但是中枢神经的疼痛信号非常多，闸门就会打开，把疼痛传递给中枢神经的各个地方。其基本论点是：粗纤维和细纤维的传导都能激活脊髓后角上行的脑传递细胞（T细胞），又同时与后角的胶质细胞（SG细胞）形成突触联系，当粗纤维传导时，只能兴奋SG细胞，使该细胞向T细胞发出抑制性冲动，从而阻断外周纤维向T细胞传导传递冲动，形成闸门关闭效应。而细纤维传达只抑制SG细胞，使其不能向T细胞发出抑制性冲动，形成闸门开放效应。另外，粗纤维传导之初，疼痛信号在进入闸门以前先经背索向高位中枢投射（快痛），中枢的调控机制在通过下行的控制系统作用于脊髓的闸门系统，也形成关闭效应。细纤维的传导使闸门开放，形成慢性钝通并持续增强。按照这一学说，推拿镇痛机理可能在于手法刺激并激活了大量外周粗神经纤维，此信号传入到脊髓后角，抑制了细神经纤维所传导的疼痛信号的传递，从而关闭了疼痛的闸门，达到镇痛的目的。闸门学说的核心内容是：在脊髓各个节段的背角都存在一个"闸门"，当外周各种感受器被机械、温度或伤害性刺激激活时，一系列传入冲动进入脊髓，而允许何种信息上传是由"闸门"来控制的。某种冲动能否成功通过"闸门"，一方面取决于刺激的强度和部位。另一方面也受到来自高级中枢的下行控制系统的调节。

七、系统内能学说

人体是个有机的大系统，这个大系统又包含着许多小系统，每个小系统都需要一定的能量，在能量的作用下才能完成它在整个机体和总的生命过程中所负有的特定任务。人体要进行正常的生命活动，大系统必须保持内外上下的统一和平衡。如果某一小系统的能量失调，就可导致该系统出现病变，而某一小系统发生病变也必然引起该系统能量的异常。通过对失调的系统内能进行适当的调整，使其恢复正常，就能起到积极的治疗作用。推拿所施的"力"具有能量。静止的力，产生的是势能，运动的力，产生的是动能，由运动产生的摩擦，可形成热能，这些"能量"传入肌体后转换成肌体内有关系统的内能。推拿手法所做的有用功能转换成能被人体吸收、利用的动能或生理电能等各种能量形式，并渗透到体内，以激发、补充人体相关的系统内能，从而起到治疗作用。如肌肉痉挛者，通过手法使有关肌肉系统内能得到调整，则肌肉痉挛就得到解除；气滞血瘀者通过手法使气血系统内能增加，加速气血循行，从而起到行气活血的作用，促进了因气滞血瘀而引起的各种病症的康复。

八、信息学说

信息学说即人体信息控制系统生理学，该学说认为人体医学由形态结构系统、信息控制系统、心理精神系统组成。疾病既可能是机体的形态结构和心理精神方面的异常，也可能是机体信息流的改变。近代生理学研究证明，人体客观存在着皮肤及内脏功能活动的两个双向信息控制系统，当机体发生病变时，有关的生物信息就会发生变化，当机体生物信息改变时会影响整个系统乃至全身的机能平衡。有学者认为经络是人体的信息通路，人体穴位是信息聚集点。信息学说为推拿手法治病提供了理论依据。各种推拿手法对人体的有效刺激都能产生某种形式的信息，对失常的生物信息进行调整，从而起到对病变脏器的治疗作用。祖国医学在信息疗法方面积累了丰富经验。如胃痛通过按揉足三里等腧穴，调整信息，可解痉止痛，从而缓解症状。

九、激痛点学说

激痛点是指按压机体时出现的局部敏感痛点，会引起远端疼痛，有时还可产生感传性自主神经症状及本体感觉障碍的部位。激痛点与肌筋膜痛综合征等多种疾病的发生发展有着密切联系，该学说认为激痛点是肌肉骨骼疼痛最常见的原因。激痛点会引起肌肉持续紧张，进而使肌肉无力，并且增加肌肉骨骼连接处的应力。这通常导致关节附近疼痛，激痛点区别于其他肌肉疼痛的一个显著特征就是——激痛点总是牵涉身体其他部位的疼痛。过去学者认为疼痛区域也就是疼痛的来源，激痛点学说认为真正的疼痛病因可能来自一个完全不同的位置。因此，激痛点可能直接导致牵涉痛和很多疾病。激痛点学说在推拿手法中有广泛应用前景，疗效确切。应用推拿手法中强刺激手法可以减轻疼痛，增加肌肉活动度，而肌肉牵张手法可以松弛肌肉，恢复肌肉到正常长度，从而恢复机体正常功能。

学习小结

1.学习内容

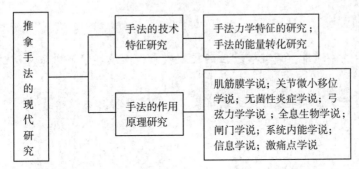

2.学习方法

本章要重点理解和掌握推拿手法的现代研究基本内容，熟悉和了解推拿手法的现代研究方向、趋势和发展。

复习思考题

1.推拿手法力学效应研究目的是什么？

2.推拿手法现代研究的主要内容有哪些？

第十一章　推拿手法的文献辑录

📍 要点导航

1.**学习目的**　通过学习推拿手法的文献辑录，熟悉和了解中医文献对推拿手法的认识。

2.**学习要点**　推拿手法概述文献辑录、推拿手法操作文献辑录。

第一节　推拿手法概述文献辑录

《素问·血气形志》："形数惊恐，经络不通，病生于不仁，治之以按摩醪药。"

《素问·异法方宜论》："其民食杂而不劳，故其病多痿厥寒热，其治宜导引按摩，故导引按摩者，亦从中央出也。"

《素问·阴阳应象大论》："其慓悍者，按而收之；其实者，散而泻之。"

《素问·调经论》："神不足者，视其虚络，按而致之，刺而利之，无出其血，无泄其气，以通其经，神气乃平。"

《素问·调经论》："按摩勿释，出针视之，曰我将深之，适人必革，精气自伏，邪气散乱，无所休息，气泄腠理，真气乃相得。"

《素问·调经论》："寒湿之中人也，皮肤收，肌肉坚紧，荣血泣，卫气去，故曰虚，虚者聂辟气不足，按之则气足以温之，故快然而不痛。"

《灵枢·官能》："爪苦手毒，为事善伤者，可使按积抑痹。"

《金匮要略》："若人能养慎，不令邪风干忤经络，适中经络，未流传脏腑，即医治之。四肢才觉重滞，即导引、吐纳、针灸、膏摩，勿令九窍闭塞。"

《一切经音义》："凡人自摩自捏，伸缩手足，除劳去烦，名为导引。若使别人握捋身体，或摩或捏，即名按摩也。"

《千金要方》："有阿是之法，言人有病痛，即令捏其上，……。"

《华佗神医秘传》："夫病有宜汤、宜圆、宜散、宜下、宜吐、宜汗、宜灸、宜针、宜按摩、宜导引、宜蒸熨、宜暖洗、宜悦愉、宜和缓、宜水、宜火等之分。"

《华佗神医秘传》："导引则可以逐客邪于关节；按摩则可以驱浮淫于肌肉；……宜导引而不导引，则使人邪侵关节，固结难通；宜按摩而不按摩，则使人淫随肌肉，久留未消；……不当导引而导引，则使人真气劳败，邪气妄行。不当按摩而按摩，则使人肌肉膹胀，筋骨舒张；……内无客邪勿导引；外无淫气勿按摩；……顺此者生，逆此者死耳。"

《华佗神医秘传》："凡人肢节脏腑郁积而不宣，易成八疾：一曰风，二曰寒，三曰暑，四曰温，五曰饥，六曰抱，七曰劳，八曰逸。凡斯诸疾，当未成时，当导而宣之，使内体巩固，外邪无从而入。迨既感受，宜相其机关，循其腠理，用手术按摩疏散之，其奏效视汤液圆散神速。"

《圣济总录》："可按可摩，时兼而用，通谓之按摩。按之弗摩，摩之弗按，按止以手，摩或兼以药，曰按曰摩，适所用也。血气形志论曰：形数惊恐，经络不通，病生于不仁，治之以按摩。此按摩之通谓也。阴阳应象论曰：其慓悍者，按而收之。通评虚实论曰：痛不知所，按之不应，乍来乍已，此按不兼于摩也。华佗曰：伤寒始得一日在皮肤，当摩膏火灸即愈。此摩不兼于按，必资之药也。世之论按摩，不知析而治之，乃合导引而解之。夫不知析而治之，固已疏矣。又合以导引，益见其不思也。"

《圣济总录》："大抵按摩法，每以开达抑遏为义，开达则壅蔽者以之发散，抑遏则剽悍者有所归宿。是故按一法也，有施于病之相传者，有施于痛而痛止者，有施于痛而无益者，有按之而痛甚者，有按之而快然者，概得陈之。……寒气客于脉外，则脉寒，寒则缩踡，缩踡则脉络急，外引小络，卒然为痛。又与热气相薄，则脉满而痛。脉满而痛，不可按也。寒气客于肠胃之间，膜原之下，血不得散，小络引急，是痛也，按之则血气散而痛止。迨夫客于侠脊之脉，其藏深矣，按不能及，故按之为无益也。风雨伤人，自皮肤入于大经脉，血气与邪并客于分腠间，其脉坚大，若可按也，然按之则痛甚。寒湿中人，皮肤不收，肌肉坚紧，荣血润，卫气除，此为虚也。虚由聂辟气乏，惟按之则气足以温之，快然则不痛。前所谓按之痛止，按之无益，按之痛甚，按之快然有如此者。夫可按不可按若是，则摩之所施，亦可以理推矣。"

《类经》："导引者，但欲运行血气而不欲有所伤也，故惟缓节柔筋而心和调者乃胜是任，其义可知。今见按摩之流，不知利害，专用刚强手法，极力困人，开人关节，走人元气，莫此为甚。病者亦以谓法所当然，即有不堪，勉强忍受，多见强者致弱，弱者不起，非惟不能去病，而适以增害。用若辈者，不可不慎。"

《一指定禅》："余今得秘授推揉捏之功，不用刀针并不服药，立数人命于顷刻者。……治痧大略，有三法焉：如在肌肤，推之则愈；在血肉者，揉之其痊，甚势虽重，其病犹轻，此皆浅也；至若深而重者，胀寒肠胃，壅阻经络，直攻少阴心主，命悬斯须，即危于旦夕，扶之不起，呼之不应，即当推揉而已。此法之外，非药不能救醒。如此三法兼备，庶可回生。"

《医宗金鉴》："夫手法者，谓以两手安置所伤之筋骨，使仍复于旧也。但伤有重轻，而手法各有所宜。其痊疴以迟速，及遗留残疾与否，皆关乎手法之所施得宜，或失其宜，或未尽其法也。盖一身之骨体，既非一致，而十二经筋之罗列序属，又各不同。故必素知其体相，识其部位，一旦临证，机触于外，巧生于内，手随心转，法从手出。或拽之离而复合。或推之就而复位。或正其斜，或完全阙，则骨之截断、碎断、斜断，筋之弛、纵、卷、挛、翻、转、离、合，虽在肉里，以手扪之，自悉其情，法之所施，使患者不知其苦，方称为手法也。况所伤之处，多有关于性命者，如七窍上通脑髓，隔近心君，四末受伤，痛苦入心者，即或其人元气素壮，败血易于流散，可能克期而愈，手法亦不可乱施；若元气素弱，一旦被伤，势已难支，设手法再误，则万难挽回矣。此所以尤当审慎者也。盖正骨者，须心明手巧，既知其病情，复善用大手法，然后治自多效，诚以手本血肉之体，其宛转运用之妙，可以一己之卷舒，高下疾徐，轻重开合，能达病者之血气凝滞，皮肉肿痛，筋骨挛折，与情志之苦欲也。较之以器具从事于拘制者，相去甚远矣。是则手法者，诚正骨之首务哉。"

第二节　推拿手法操作文献辑录

一、摆动类手法

《一指定禅》："病在肌肤，推法治之。病如在血肉之间，以揉法治之。恐入经络，定当以缠法治之。"

《一指禅推拿说明书》："推拿之术，自以一指禅为完备。一指禅之手术，即搓、抄、滚、捻、缠、揉、按、摩、推、拿十种。其效能与攻、补、汗、下之医理同。施术前应切脉以查病情，按筋以明征兆。患在何部，即施十门中之何法。"

《易筋经》："揉法：夫揉之为用，意在磨砺其筋骨也。磨砺者，即揉之为也。其法有三段，每段百日。一曰揉有节候。如春月起功，功行之时，恐有春寒，难以裸体，只可开襟。次行于二月中旬，取天道渐和，方能现身下功。渐暖乃为通便，任意可行也。二曰揉有定式。人之一身，右气左血。凡揉之法，宜从身右推向左，是取推气入于血分，令其通融。又取胃居于右，揉令胃宽，能多纳气。又取揉者右掌有力，用而不劳。三曰揉宜深浅。凡揉之法，虽曰人功，宜法天义。天地生物，渐次不骤，气至自生，候至物成。揉若法之，但取推荡，徐徐来往，勿重勿深，久久自得，是为合式。"

《幼科推拿秘书》："揉者，揉天枢，用大将二指，双揉齐揉。中脘全掌揉。曲池、阳池将指揉，脐与龟尾，皆搓掌心。用三指揉之，或用二指，视小儿大小。"

《医宗金鉴》："背者，自后身大椎骨以下，腰以上之通称也。其骨一名脊骨，一名膂骨，俗呼脊梁骨，其形一条居中，共二十一节，下尽尻骨之端，上载两肩，内系脏腑，其两旁诸骨，附接横叠，而弯合于前，则为胸胁也。先受风寒，后被跌打损伤，瘀聚凝结，若脊筋陇起，骨缝必错，则成伛偻之形。当先揉筋，令其和软；再按其骨，徐徐合缝，背脊始直。"

《按摩经》："摇动山河：人尾闾之旁有高骨，骨下有陷穴，是足太阳膀胱经所过，上下有闭塞凝滞、脊强、腰腿痛，治宜手指从骨下陷穴揉十余次，令气血流通。左右相同。"

《厘正按摩要术》："周于蕃曰：'揉以和之。'揉法以手宛转回环，宜轻宜缓，绕于其上也。是以摩法生出者，可以和气血，可以活经络，而脏腑无闭塞之虞矣。"

二、摩擦类手法

《遵生八笺》："涌泉二穴，人之精气所生之地，养生家时常欲令人摩擦。"

《保生秘要》："以手摩擦两乳下数遍，后擦背，擦两肩。定心，咽津降气，以伏其喘。"

《小儿推拿直录》："推摩转之为运。"

《小儿推拿广意》："运太阳，往耳转为泻，往眼转为补。"

《小儿推拿广意》："往上而推谓之凉，往下而推谓之热。"

《幼科铁镜》："大指面属脾，曲者旋也，于指正面旋推为补，直推至指甲为泻。"

《幼科铁镜》："推法，以两手围握儿手，将两大指在总筋中分推，各往侧旁。"

《幼科推拿秘书》："推者，一指往来去而不返，返则向外为泄，或用大指，或用三指，穴道不同。"

《幼科推拿秘书》："揉脐及龟尾并擦七节骨，此治泻之良法也。自龟尾擦上七节骨为补，水泻专用补，若赤白痢，必自上七节骨擦下龟尾为泄，推第二次，再用补。"

《石室秘路》："摩法，不宜急、不宜缓、不宜轻、不宜重，以中和之义施之。"

《厘正按摩要术》："周于蕃曰：'按而留之，摩以去之。'又曰：'急摩为泻，缓摩为补。'摩法较推则从轻，较运则从重。或用大指，或用掌心，宜遵《石室秘路》摩法，不宜急，不宜缓，不宜轻，不宜重，以中和之义施之。其后掐法属按，揉法、推、运、搓、摇等法，均从摩法出也。"

《厘正按摩要术》："推法：《广意》曰：'凡推而向前者，必期如线之直，毋得斜曲，恐伤动别经而招患也。'古人有推三回一之法。谓推去三次，带回一次。若惊风用推不可拘成数，但推中略带几回便是。其手法：手内四指握定，以大指侧着力直推之。推向前去三次，或带回一次。如干推则恐伤皮肤。《广意》春用热水，秋用葱姜水，以手指蘸水推之。水多须以手拭之，过干则有伤皮肤，过于湿得宜为妙。夏禹铸曰：'往上推为清，往下推为补。'周于蕃曰：'推有直其指者，则主泻，取消食之义。推有曲其指者，则主补，取进食之义。'内伤者用香麝少许和水推之，外感用葱姜煎水推之，抑或葱姜香麝并用，入水推之。是摩中之手法最重者。凡用推必蘸汤以施之。"

《厘正按摩要术》："周于蕃曰：'搓以转之。'谓两手相合，而交转以相搓也。或两指合搓，或两手相搓，各极运动之妙，是以摩法中生医者。"

《医宗金鉴》："按摩法：按者，谓以手往下抑之也。摩者，谓徐徐揉摩之也。此法盖为皮肤筋肉受伤，但肿硬麻木，而骨未断折者设也。或因跌仆闪失，以致骨缝开错，气血郁滞，为肿为痛，宜用按摩法，按其经络，以通郁闭之气，摩其壅聚，以散瘀结之肿，其患可愈。"

三、挤压类手法

《素问·举痛论》："寒气客于肠胃之间，膜原之下，血不得散，小络急引，故痛；按之则血气散，故按之痛止。寒气客于侠脊之脉，则深按之不能及，故按之无益也。"

《素问·举痛论》："寒气客于背俞之脉则脉泣，脉泣则血虚，血虚则痛，其俞注于心，故相引而痛，按之则热气至，热气至则痛止矣。"

《摄生要义》："凡人小有不快，即须按摩按捺，令百节通利，泄其邪气。凡人无问有事无事，须日要一度，令人自首至足，但系关节处，用手按捺，各数十次，谓之大度关。先百会，次头四周，次两眉外，次目眦，次鼻准，次两耳孔及耳后，皆按之；次风池，次项左右，皆揉之；次两肩甲，次臂骨缝，次腕，次手十指，皆捻之；次脊背，或按之，或捶震之；次腰及肾堂，皆搓之；次胸乳，次腹，皆揉之无数；次髀骨，捶之；次两膝，次小腿，次足踝，次十指，次足心，皆两手捻之；若常能行此，则风气时去，不住腠理，是谓泄气。"

《厘正按摩要术》："掐法属按。"

《厘正按摩要术》："周于蕃曰：'搓以转之。'谓两手相合，而交转以相搓也。或两指合搓，或两手合搓，各极运动之妙。是从摩法中生出者。"

《医学衷中参西录》："捏结喉法……其令人喉痒作嗽之力速。欲习其法者，可先自捏其结喉，如何捏法即可作嗽，则得其法矣。"

《医学衷中参西录》："然当气塞不通时，以手点天突穴，其气即通。"

《医宗金鉴》："推拿法：推者，谓以手推之，使还旧处也。拿者，或两手一手捏定患处，酌其宜轻宜重，缓缓焉以复其位也。若肿痛已除，伤痕已愈，其中或有筋急而转摇不甚便利，或有筋纵而运动不甚自如，又或有骨节间微有错落不合缝者，是伤虽平，而气血之流行未畅，不宜接、整、端、提等法，惟宜推拿，以通经络气血也。盖人身之经穴，有大经细络之分，一推一拿，视其虚实酌而用之，则有宣通补泻之法，所以患者无不愈也。"

《按摩经》："丹凤展翅：命患者正坐。用右手从左边掐患人水突穴，有动脉应手，按定觉腋下微痛，膊肘引痛，手指酸麻。将大指轻轻抬起，觉热气从胳膊手指出。又用左手从患人右边掐水突穴动脉，按法与上同，令四肢脉气发散，不至闭塞也。"

《按摩经》："足下生风：病人有上盛下虚，头目昏沉，胸膈痛楚，腹气胀满，疼痛不休，四肢沉重，腿膝酸麻，此气血不能散也。宜手法从上按穴拿到气冲、归来两穴。前阴旁有动脉，此上下通行之要路也，闭结不通，余热不能下降。令患者仰卧，用脚踏右气冲穴，稍斜，觉腿足沉重，将脚轻轻抬起，邪热下行如风。再用脚踏左边如前，所谓'扬汤止沸，不如去薪'，此之谓也。"

《按摩经》："拔树寻根：人病腰、膝、腿、足痛甚，上下走不停，乍寒乍热，阵阵昏迷，善于悲怒，如豚疝相似，发作无时，直中脏腑，其行走肾经，根结任脉。于胃旁有动脉一条，直贯腿足痛、麻木。将手重按轻抬，拿下有热气下降。此病为恶疾，缓缓而愈。此为寻根之手法也。"

四、叩击类手法

《按摩十法》："气滞宜多剁。"

《医宗金鉴》："振梃，即木棒也。长尺半，圆如钱大。或面杖亦可。盖受伤之处，气血凝结，疼痛肿硬，用此梃微微振击其上下四旁，使气血流通，得以四散，则疼痛渐减，肿硬渐消也。"

五、振动类手法

《按摩十法》："骨节屈伸不利宜多抖。"

六、运动关节类手法

《灵枢·周痹》："其瘈坚，转引而行之。"

《千金要方》："腰痛导引法：正东坐，收手抱心，一人于前据蹑其两膝，一人后捧其头，徐牵令偃卧，头到地，三起三卧，止便瘥。"

《仙授理伤续断秘方》："凡拔伸，且要相度左右骨如何出，有正拔伸者，有斜拔伸者。"

《素问玄机原病式》："凡破伤中风，宜早令导引摩按，自不能者，令人以屈伸按摩挽之，使筋脉稍得舒缓，而气得通行。"

《秘传推拿妙诀》："猿猴摘果：医人将手牵病人两手，时伸时缩，如猿猴摘果样。"

《厘正按摩要术》："周于蕃曰：'摇则动之。'又曰：'寒症往里摇，热症往外摇。'是摇也，摇动宜轻，可以活经络，可以和气血。亦从摩法之中变化而出者。"

《按摩十法》："筋缩不舒宜多伸。"

《医宗金鉴》："腰骨，即脊骨十四椎、十五椎、十六椎间骨也。若跌打损伤，瘀聚凝结，身必俯卧，若欲仰卧、侧卧皆不能也。疼痛难忍，腰筋僵硬，宜手法；将两旁脊筋向内归附膂骨，治者立于高处，将病人两手高举，则脊筋全舒；再令病人仰面昂胸，则膂骨正而患除矣。"

七、复合类手法

《素问·异法方宜论》（明吴崑注）："按，手按也""蹻，足蹻也。"

《肘后备急方》："拈取其脊骨皮，深取痛引之，从龟尾至顶乃止。未愈更为之。"

《石室秘录》："脏腑藏结之法，以一人按其小腿揉之。不可缓，不可急，不可重，不可轻。最难之事，总以中和为主。揉之数千下乃止。觉腹中滚热，乃自家心中注定病，口微微漱津，送下丹田气海，七次乃止。如是七日，藏结可消。"

《按摩经》："踏破双关十三：必当令患者平伏，两大腿根有横纹，名曰承扶穴，斯为背部总络，腿处大经，此穴若闭，气血不得流通。治从承扶穴以脚踏定，右脚蹬左腿，左脚蹬右脚，踏稳不宜摇撼，觉腿足麻，将脚轻轻抬起，有热气到足。此开关破壁之法也。"

学习小结

1.学习内容

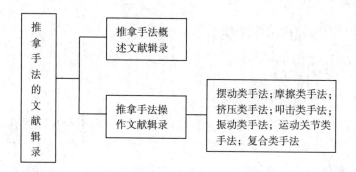

2.学习方法

通过本章的学习，熟悉和了解推拿手法文献辑录的主要内容和意义。

复习思考题

1.《黄帝内经》中是如何论述推拿的发源地的？

2.《黄帝内经》中是如何论述按法的作用机制的？

3.《肘后备急方》中是如何论述捏脊法的？

参考文献

［1］王之虹.推拿手法学［M］.北京：人民卫生出版社，2012.

［2］王之虹，严隽陶，韩永和.中国推拿［M］.长春：长春出版社，2000.

［3］吕明.推拿学［M］.北京：中国医药科技出版社，2012.

［4］吕明.推拿学［M］.北京：中国中医药出版社，2006.

［5］严隽陶.推拿学［M］.北京：中国中医药出版社，2003.

［6］赵毅.推拿手法学［M］.上海：上海科学技术出版社，2009.

［7］《职业技能鉴定教材》，《职业技能鉴定指导》编审委员会.按摩师[M].北京：中国劳动出版社，1995.

［8］吕明.推拿学［M］.北京：中国医药科技出版社，2016.